Ich helf Dir abnehmen

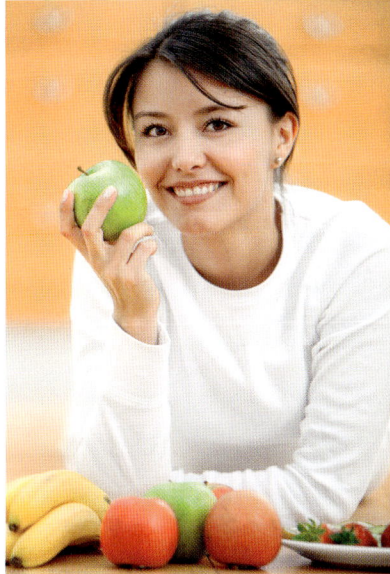

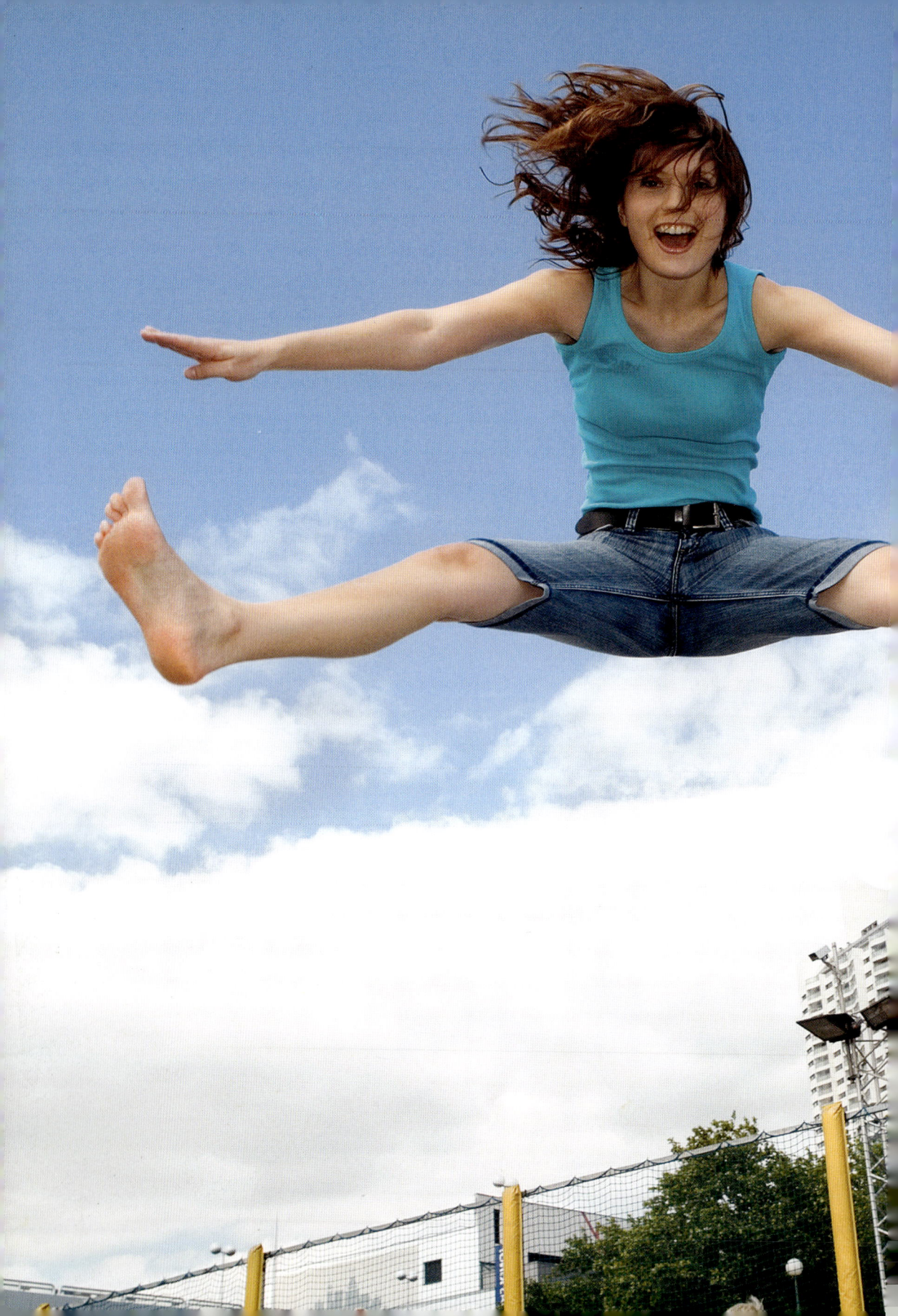

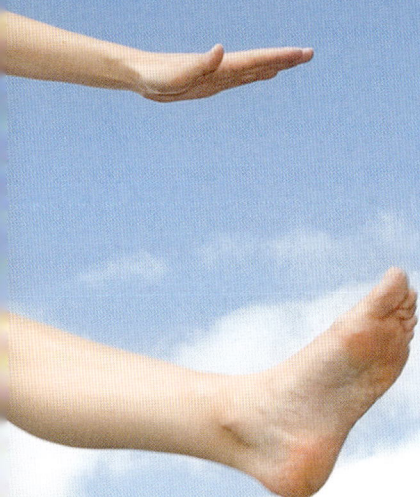

Ich helf Dir abnehmen

Das Baukastenprinzip

DR. MED.
HEIKE BUESS
SIMONE TATAY

unter Mitarbeit von
BIRGIT KALTENTHALER

blv

Inhalt

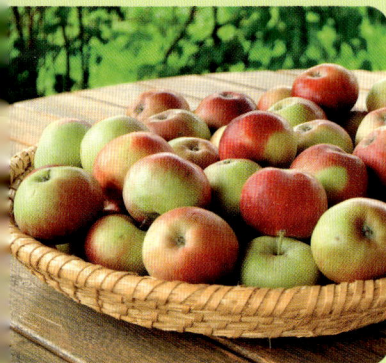

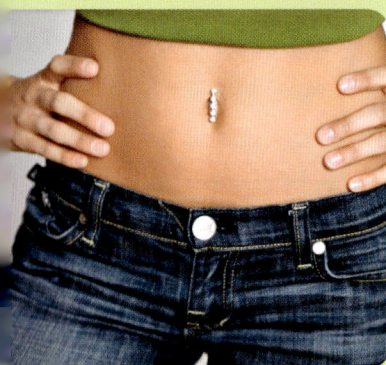

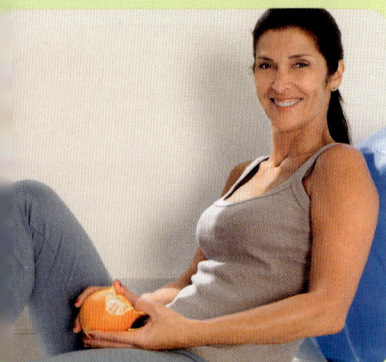

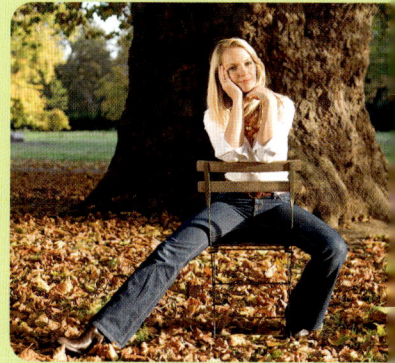

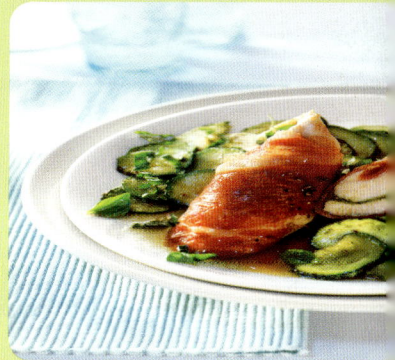

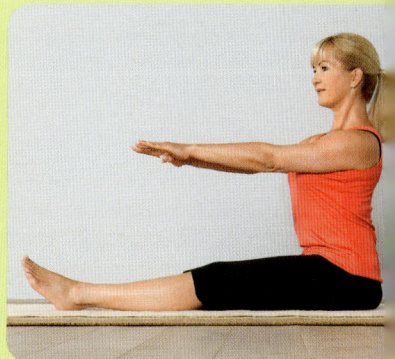

Ein Wort zuvor

Pünktlich zum Frühjahr kommt wieder die ganze Wahrheit ans Tageslicht: Ein paar Speckröllchen mehr an Hüften und Bauch, ein paar Fettpölsterchen zu viel an Po und Beinen – und schon ist die Vorfreude auf den nahenden Sommer, auf Sonne, Wärme und Freizeitspaß restlos dahin. Wer will sich schon als »Mockelchen« ins Schwimmbad begeben, wenn dort lauter Bikinischönheiten demonstrieren, wie toll Schlanksein ist?

■ Am Anfang steht ein fester Entschluss

Mindestens jede dritte Frau fühlt sich zu dick. Aber auch Männer grämen sich über Bierbauch, Doppelkinn und Specknacken. Um die lästigen Pfunde loszuwerden, geraten die meisten in den verhängnisvollen Kreislauf aus Diäten und Jo-Jo-Effekt, Zero-Kalorien-Kuren und Heißhungerattacken, Abnehmen und wieder Zunehmen.

■ Positive Beispiele helfen

Dabei gibt es eine einfache Lösung, die absolut zuverlässig wirkt und das Problem Übergewicht dauerhaft aus der Welt schafft! Alles, was Sie tun müssen, ist einen Entschluss zu fassen und ein paar Änderungen in Ihrem Leben vorzunehmen. Damit starten Sie automatisch ein Programm, das Ihnen nach und nach zu immer mehr Fitness, Vitalität, Wohlbefinden – und schließlich zu Ihrer Traumfigur verhilft.

Sie können nicht glauben, dass dies funktioniert? Tut es aber! In der SWR-Talksendung »Nachtcafé« vom 12. März 2010 schilderte Lars Sörensen in seiner eindrucksvollen Geschichte, wie er den Kampf gegen die Pfunde gewann. Der Comedian hatte 162 Kilogramm auf die Waage gebracht. Er schwang sich auf ein Spezialfahrrad, stellte seine Ernährung komplett um und nahm so innerhalb von zehn Monaten 70 Kilogramm ab!

Lars Sörensens Erfolgsrezept beruhte also auf einer Kombination von täglicher Bewegung und ausgewogener Ernährung. Der Kabarettist setzte dabei neben einem konsequenten Sportprogramm lediglich auf FdH (»Friss die Hälfte«), das heißt auf eine kalorien- und mengenreduzierte Kost sowie auf die Auswahl sehr gesunder Lebensmittel, die den Organismus mit wertvollen Nähr- und Vitalstoffen versorgen.

■ Programmieren Sie sich auf Schlankheit!

Schlank werden beginnt immer in Ihrem Kopf. Am Anfang stehen nämlich die Entscheidung, das Leben auf neuen Kurs zu bringen, sowie der feste Wille, dies in die Tat umzusetzen. Dazu gehört auch, mit »Durchhängern« (die mit Sicherheit auftreten werden) umzugehen und Rückschläge wegzustecken, besser gesagt, sich von diesen nicht aus der Bahn werfen zu lassen.

Erfolgstipp Stufentraining

Eine erfolgreiche Methode, um das eigene Verhalten ganz bewusst und dauerhaft in eine positive Richtung zu ändern, ist ein gezieltes Stufentraining: Setzen Sie sich (Etappen-)Ziele; machen Sie sich einen Plan, wie und in welcher Zeit Sie die einzelnen Ziele erreichen möchten; malen Sie sich Ihre Erfolge aus (z. B. das Gefühl, wieder in die alte Jeans zu passen), motivieren und belohnen Sie sich.

■ Mit individuellem Zuschnitt

Machen Sie sich auf den Weg! Dieses Buch wird Sie dabei begleiten und Ihnen mit zahlreichen Informationen, Tipps und Ratschlägen zur Seite stehen.

Es bietet Ihnen außerdem eine große Auswahl an Übungen und Rezepten, die Ihnen ermöglichen Ihr eigenes, ganz individuelles Abnehmprogramm zusammenzustellen.

Denn das ist ganz wichtig: Abnehmen darf Sie nicht quälen und frustrieren. Es soll Spaß machen, Ihnen leichtfallen und den Bedürfnissen Ihres Körpers, Ihres Geistes und Ihrer Seele entsprechen. Nur dann sind Ihnen dauerhafter Erfolg und ein neues Lebensgefühl garantiert!

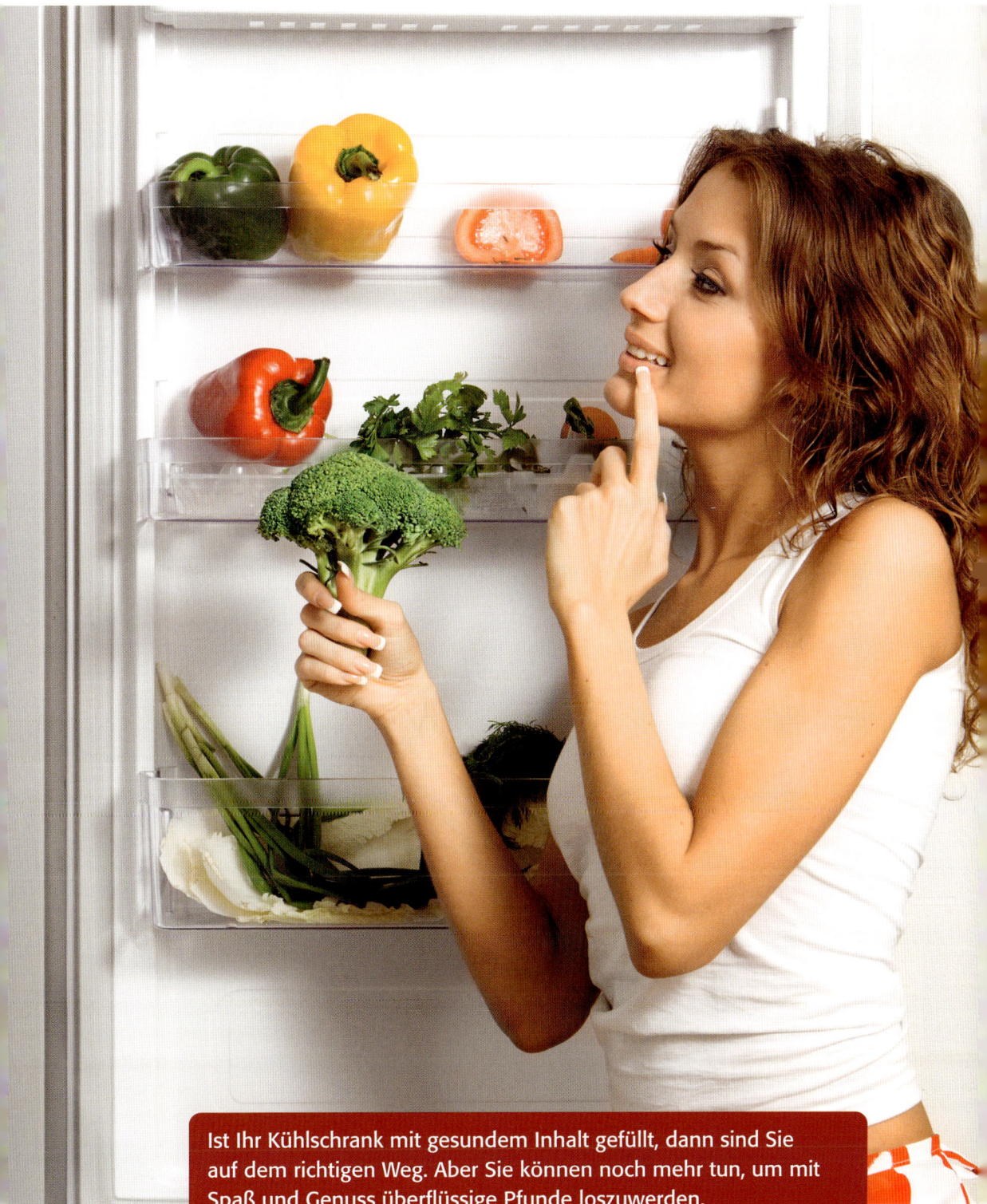

Ist Ihr Kühlschrank mit gesundem Inhalt gefüllt, dann sind Sie auf dem richtigen Weg. Aber Sie können noch mehr tun, um mit Spaß und Genuss überflüssige Pfunde loszuwerden.

Pfundige Fakten

Wir Deutschen sitzen alle in einem Boot. Wir sind ein Volk mit außerordentlich vielen zu gut genährten Menschen, die Tag für Tag gegen die überflüssigen Pfunde kämpfen und sie einfach nicht wegkriegen. Im Gegenteil: Die Zahl der Übergewichtigen wächst hierzulande jedes Jahr. Was machen wir falsch?

Warum wir immer dicker werden

Was uns die Amerikaner vorleben, können wir schon lange. So reagieren wir etwas zynisch, selbstironisch und vielleicht auch fatalistisch auf ein Problem, das in den USA schon längst zur Epidemie geworden ist und seit einiger Zeit auch bei uns immer größere Ausmaße annimmt: das Problem Übergewicht.

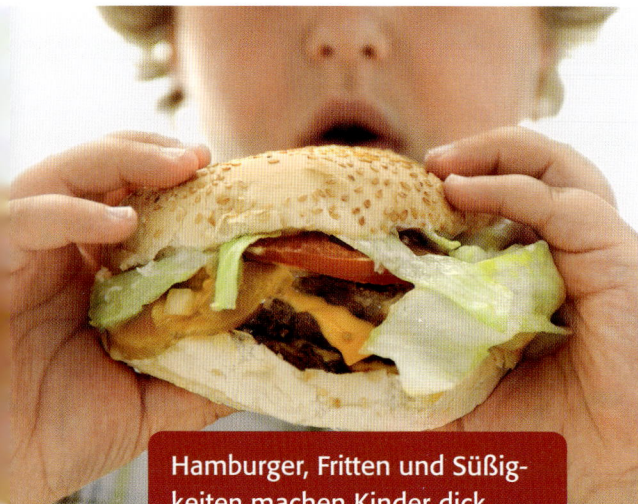

Hamburger, Fritten und Süßigkeiten machen Kinder dick.

Mehr als die Hälfte der Deutschen bringt zu viele Kilos auf die Waage. Dies ergab eine groß angelegte gesamtdeutsche Verzehrsstudie, die im Jahr 2008 vom damaligen Bundesverbraucherminister Horst Seehofer vorgestellt wurde.

Auf Frauen und Männer bezogen heißt das: 51 Prozent der Frauen sind hierzulande übergewichtig, und bei den Männern sind es sogar 66 Prozent. Besonders dramatisch und besorgniserregend ist der Trend bei den Jüngsten: Jedes dritte Schulkind schleppt heute zu viele Pfunde mit sich herum, und damit hat sich die Zahl der übergewichtigen Kinder in den letzten Jahren sogar mehr als verdoppelt!

■ Die einen hungern – die anderen kämpfen gegen Übergewicht

Eine erstaunliche Entwicklung: Rund 1,5 Milliarden Menschen leiden weltweit an Hunger, jedoch sind mindestens genauso viele von Adipositas – so der Fachausdruck für Fettleibigkeit – betroffen. Selbst in Bevölkerungsgruppen, die eher von graziler, schlanker Konstitution sind, z.B. bei den Chinesen, gibt es immer mehr Übergewichtige. In den 1960er und 1970er Jahren hingegen waren die meisten Menschen rank und schlank, sogar die der älteren Generation in dieser Zeit.

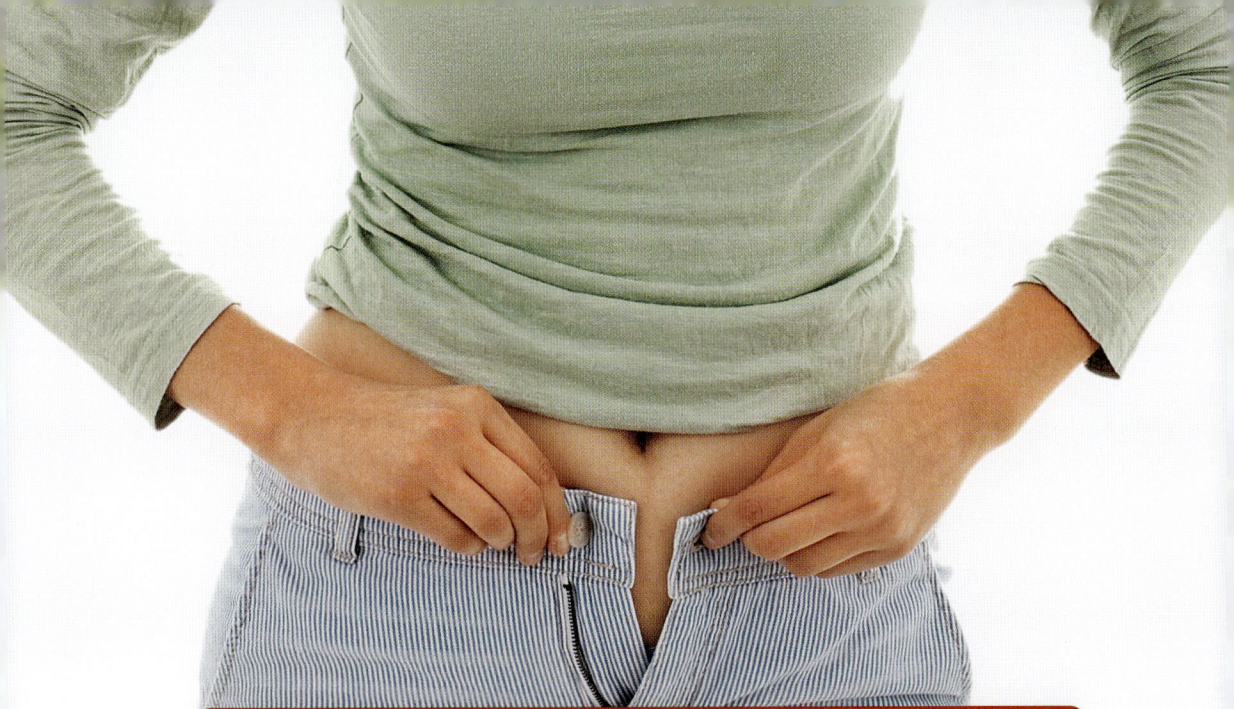

Abnehmen oder eine neue Hose kaufen? Wenn Sie einfach shoppen gehen, kann aus ein paar Pfunden zu viel schnell Übergewicht werden.

Die Schere geht also immer weiter auseinander, immer mehr Erdenbürger haben wenig bis nichts zu essen, aber auch die Zahl der Fettleibigen nimmt zu – und zwar dermaßen stark, dass es heute so viele Übergewichtige gibt wie niemals zuvor in der Geschichte der Menschheit.

▪ Fettpölsterchen – (k)ein Teufelswerk?

Wo liegt die Ursache für diese fatale Entwicklung? Im Fastfood, das viele nur allzu gerne zu sich nehmen? Und an der mangelnden Bewegung? Oder befinden sich heute Inhaltsstoffe in unseren Lebensmitteln, die früher nicht drin waren? Sind sie es, die das Übergewicht provozieren? Ist also die Nahrungsmittelindustrie schuld, die unsere Gaumen z. B. mit verstecktem Zucker und versteckten Fetten verwöhnt? Hat sich außerdem unser Essverhalten so grundlegend verändert? Die Fachwelt beantwortet all diese Fragen mit einem eindeutigen Ja. Nur bei wenigen Übergewichtigen sind Krankheiten, z. B. im Bereich des Stoffwechsels oder der Hormone, der Grund für

ihre schwerwiegende Misere. Meistens ist der viele Speck auf Rippen und Hüften hausgemacht. Er wird durch eine moderne Lebens- und Ernährungsweise verursacht, die ganz und gar nicht zu unserer evolutionären Entwicklung passt.

Überlebenswichtig: Fettdepots
Paradoxerweise ist genau das, was uns schon in früheren Zeiten lange Hungerperioden durchstehen ließ, auch das, was uns bis heute fett macht. Unsere Vorfahren (über)lebten vor Millionen von Jahren so: Sie waren den ganzen Tag in Bewegung, zu essen gab es nur manchmal. Sie verhungerten deshalb nicht, weil der Körper zwar viel Energie speichert, sie aber trotz aller Anstrengungen erst langsam wieder abgibt. Dieser natürliche Vorgang bewahrte nicht nur die Menschen von einst vor dem Hungertod, sondern er bedeutet auch heute in den zahlreichen armen Ländern die Rettung.
Doch was tun wir? Wir leben in Saus und Braus, in ständigem Nahrungsmittel-Überfluss, essen viel zu viel, obendrein noch zu süß und zu fett.

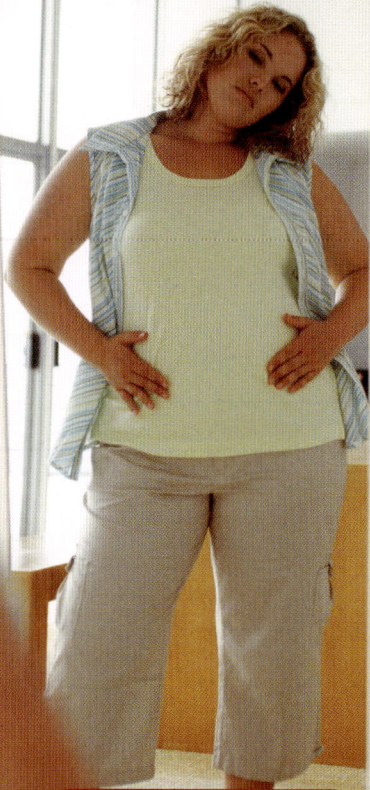

Das Spiegelbild kann ungnädig sein.

Ständig hungrig: falsche Nahrung

Viele von uns, vor allem die Übergewichtigen, essen nicht nur die falschen Nahrungsmittel in der falschen Zusammenstellung, sie begehen also nicht nur qualitative Fehler, sondern auch quantitative, das heißt, sie futtern immer mehr. Warum tun sie das? Sie haben ständig Hunger, weil die Nahrung sie nicht ausreichend sättigt. Auf den Teller kommen nämlich hauptsächlich Speisen mit einem hohen Kohlenhydratanteil, z. B. Nudeln, Kartoffeln und Brot. Die Kohlenhydrate rufen den hormonellen Botenstoff Insulin auf den Plan, der im Organismus das Gefühl von Hunger auslöst.

Damit beginnt ein Teufelskreis, aus dem es nur schwer ein Entrinnen gibt. Je mehr Kohlenhydrate wir essen, die uns immer dicker werden lassen, desto mehr Insulin wird von der Bauchspeicheldrüse ausgeschüttet, das uns wiederum noch hungriger macht.

Der Teufel heißt Insulin

Erst in den letzten Jahren haben Hormonforscher auf die Frage, warum wir heute viel mehr essen als noch in den 1960er-Jahren und immer hungriger werden, eine Antwort gefunden. Sie lautet: Schuld ist das Insulin.

Faul und bequem: Bewegungsmangel

Wir bewegen uns immer weniger, erledigen – meist aus Zeitgründen – so gut wie alle Besorgungen mit dem Auto. Selbst zum Brötchenholen

Wir stellen uns damit quasi der Evolution und unseren Genen entgegen. Der Grund, warum wir die Kilos nur unter großen Mühen wieder loswerden können, warum Wunderdiäten und Schlankheitspillen auf Dauer keine Wirkung zeigen, ist also, dass das Speichern von Energie in unseren Genen liegt.

///Große Kluft zwischen Hunger und Überfluss///////////////////////

Forscher wissen, dass es mittlerweile genauso viele hungernde wie übergewichtige Menschen gibt. Während die eine Hälfte der Welt nicht genügend Nahrung zur Verfügung hat und fast verhungert, hat die andere zu viel zu essen. Dazu gehören auch wir im Westen. Wir fühlen uns aber trotzdem nie wirklich satt, essen immer mehr und müssen am Ende hart gegen die überflüssigen Kilos kämpfen. Dieser Trend ist nicht nur erschreckend und vor allem ungesund, sondern auch ein Zeichen für unseren viel zu sorg- und gedankenlosen Umgang mit Nahrungsmitteln.

beim Bäcker um die Ecke kutschieren wir gemütlich im Wagen. Schon die Kleinsten verbringen viele Stunden vor dem Fernseher oder dem Computer. Sie futtern dabei raue Mengen an Chips und Crackern, schlürfen zuckersüße Limonaden, Cola und andere Energiegetränke, rühren sich dabei jedoch keinen Millimeter vom Fleck. Wenn Groß und Klein dann plötzlich das schlechte Gewissen überkommt oder wenn der Frust über die zunehmenden Speckröllchen an Bauch, Hüften und Po steigt, meldet man sich vielleicht voller Tatendrang im Fitnessstudio, im Fußball- oder Tennisclub an, versucht sich zwei- bis dreimal im Joggen oder geht zum Schwimmen. Diese euphorische Phase der Aktivität hält meist aber nur kurze Zeit an, dann bekommt der innere Schweinehund wieder die Oberhand, die Bequemlichkeit siegt.

Oder aber man übernimmt sich beim Sport so sehr, dass die Lust darauf rasch verfliegt und der Organismus allenfalls irritiert wurde durch den abrupten Wechsel von der Trägheit zur Überaktivität und wieder zurück zur Trägheit, zur Lethargie. So klappt es also nicht, das Abnehmen.

Gestresst: Lust- und Frustesser

Auch der Stress darf nicht außer Acht gelassen werden bei der Beantwortung der Frage, ob Fettpölsterchen und Co. denn ausschließlich ein Werk des Teufels seien. Stresskrankheiten wie etwa das Burnout-Syndrom sind heute keine Seltenheit, ja beinahe schon eine Modeerscheinung. Negativer Stress, der sogenannte Disstress, ist in unserer Zeit fast ebenso zur Epidemie geworden wie das Übergewicht.

Beide gehen häufig Hand in Hand, denn Leistungsdruck, Sorgen, Hektik, Überlastung, Reizüberflutung und die mangelnde Fähigkeit, sich Ruhe und Entspannung zu gönnen, versetzen den Organismus in Aufruhr, wirbeln die Hormone durcheinander, bringen den Stoffwechsel aus dem Gleichgewicht.

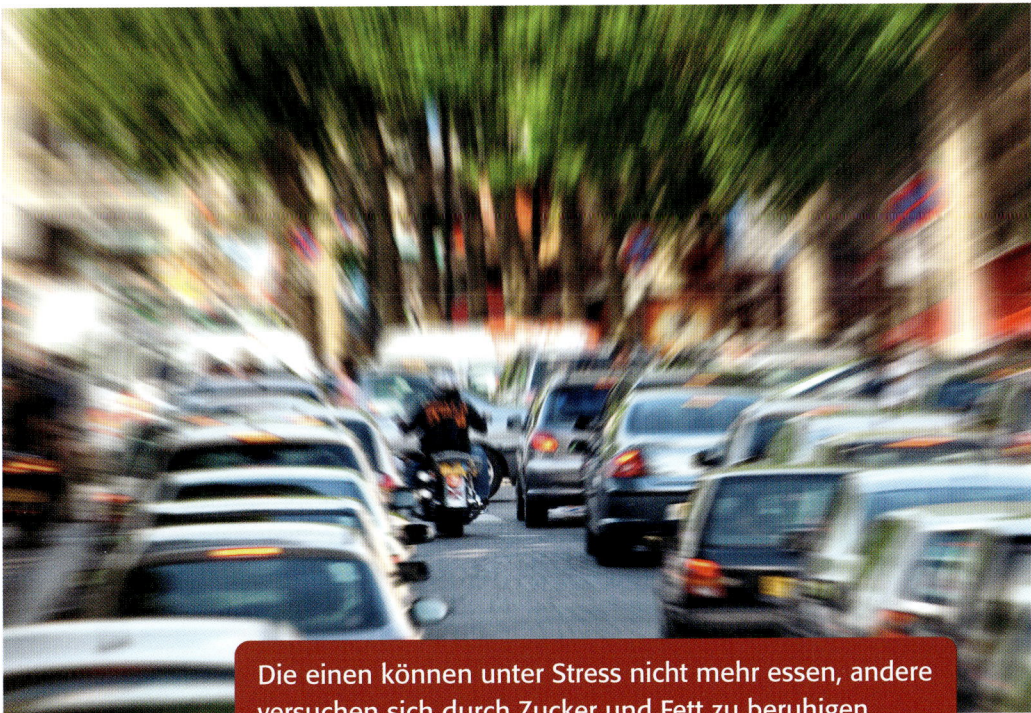

Die einen können unter Stress nicht mehr essen, andere versuchen sich durch Zucker und Fett zu beruhigen.

Trost spendende Dickmacher

Außerdem lauert bei Dauerstress eine große Gefahr: Man erliegt nur allzu leicht der Versuchung, ihm durch vermehrtes Essen und Trinken, vor allem von glückspendenden Zucker- und Kalorienbomben wie Schokolade, Kuchen und/oder den Genuss von Alkohol, zu entrinnen.

Und wieder beginnt die Spirale aus Lust und Frust, der Teufelskreis, der den Zeiger der Waage beständig in die Höhe treibt.

Denn je mehr Genussmittel wir uns zuführen, je mehr wir tanken von dieser vermeintlichen Energie, die uns immer größere Speckpolster beschert, desto tiefer fallen wir kurz danach, wenn die Wirkung nachlässt, wieder nach unten: Die Stimmung sinkt in den Keller, weiterer Nachschub an Zucker, Alkohol und ähnlichen Glücksstoffen wird benötigt … (siehe Seite 10).

Wenn Dicksein zum Gesundheitsrisiko wird

Vielleicht kennen auch Sie am Morgen den frustrierenden Blick auf das ungeliebte Spiegelbild, der die Erkenntnis mit sich bringt, dass der eigene Körper über Nacht nicht gerade schlanker, sondern im Gegenteil sogar noch ein bisschen molliger geworden ist.

Sie finden hier eine kleine zusätzliche Speckfalte, dort eine etwas stärkere Rundung. Die Seele rebelliert, die Gefühle dem eigenen Aussehen gegenüber werden immer negativer, man empfindet sich als Versager und meint, die einzige Person auf der Welt zu sein, die nicht genügend Disziplin an den Tag legen kann. Man traut sich gar nicht mehr, seinen rundlichen Körper zu zeigen, verhüllt ihn lieber in XXL-Klamotten.

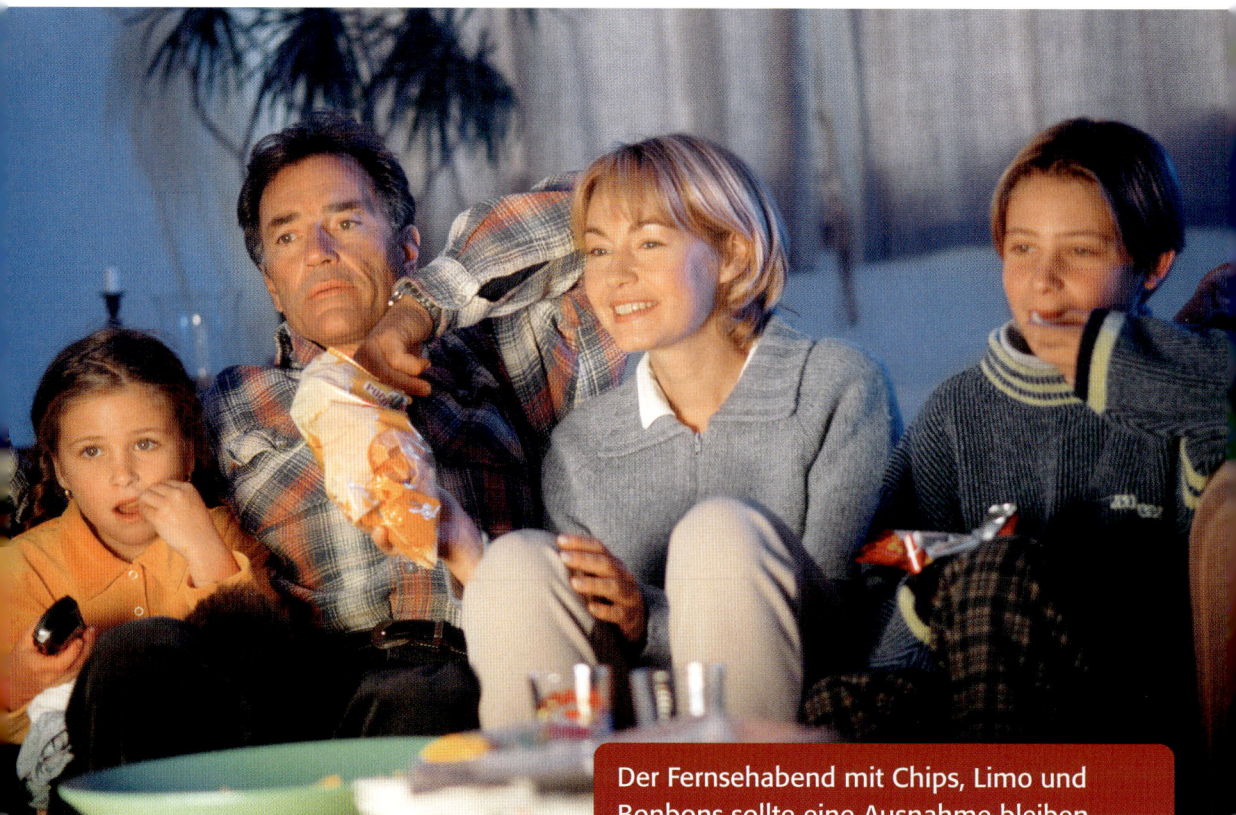

Der Fernsehabend mit Chips, Limo und Bonbons sollte eine Ausnahme bleiben.

Wer deutlich zu dick ist, hat nicht nur mit der körperlichen Gesundheit zu kämpfen, sondern leidet häufig auch unter psycho-sozialen Problemen. Übergewichtige – vor allem wenn sie nicht zu ihren Pfunden stehen – werden nicht selten im Freundes- und Bekanntenkreis, aber auch am Arbeitsplatz verlacht und diskriminiert. Sie gelten als willensschwach und unattraktiv. Es kann sogar passieren, dass sie im Job weniger verdienen als Normalgewichtige, obwohl sie genauso qualifiziert sind. Obendrein werden schlanken Menschen häufig bessere Aufstiegsmöglichkeiten geboten als beleibten. Diese leben daher in dem Gefühl, von der Norm abzuweichen, es mangelt ihnen an Selbstbewusstsein, mitunter kommt es zu Partnerkonflikten bis hin zur sozialen Isolation. Dann ist psychologische oder psychotherapeutische Hilfe unumgänglich.

Auch in diesem Punkt geraten viele in einen Teufelskreis: Es kommt zu Frust, Scham und Traurigkeit, die mit dem positiven Erlebnis des Essens, des Schlemmens bis hin zur Völlerei kompensiert werden sollen. Und dann folgt auf den kulinarischen Seelentrost der große Katzenjammer. Der Zeiger der Waage neigt sich beharrlich stets in die falsche Richtung.

Und irgendwann, wenn Bewegung immer schwerer fällt, wenn die Trägheit immer mehr die Oberhand gewinnt, wenn zig Diätversuche nur im niederschmetternden Jo-Jo-Effekt endeten, kommen solche Gedanken auf: »Jetzt ist eh alles egal, jetzt esse ich, was ich will und so viel ich will, es nützt ja doch alles nichts!«

■ Der Körper schlägt Alarm

Dann kommt der Tag, an dem die vielen aus Lust und Frust angefutterten Pfunde nicht mehr nur ein rein kosmetisches Problem darstellen, sondern auch noch zu einem handfesten Gesundheitsrisiko werden. Denn wie jeder weiß, belastet Übergewicht den gesamten Organismus ganz erheblich und fördert die Entstehung zahlreicher Krankheiten.

Vor allem das Knochengerüst, Herz, Kreislauf und Stoffwechsel werden in Mitleidenschaft gezogen. Diese Krankheiten treten gehäuft bei Übergewicht auf:

/ Diabetes: Mit zunehmendem Körpergewicht steigt das Risiko, an Diabetes Typ 2 zu erkranken. Etwa 80 Prozent solcher Diabetes-Patienten bringen zu viele Pfunde auf die Waage. Eine Gewichtsreduktion hilft, die Blutzuckerwerte deutlich zu verbessern.

/ Herz-Kreislauf-Erkrankungen: Bei Übergewichtigen ist die Gefahr, Bluthochdruck und andere Herz-Kreislauf-Erkrankungen, z. B. Arteriosklerose, zu entwickeln, mehr als doppelt so hoch wie bei Normalgewichtigen. Werden die Speckröllchen aber nach und nach abgebaut, so sinkt der Blutdruck, auch das Arteriosklerose-Risiko wird geringer.

/ Arthrose: Mit zunehmendem Alter entsteht bei weitgehend allen Menschen eine mehr oder weniger starke Gelenkabnutzung. Bei Adipösen werden die Gelenke durch das höhere Gewicht allerdings wesentlich stärker belastet. Es kann hier schon viel früher zu einer Arthrose kommen als bei Normalgewichtigen.

/ Krebserkrankungen: Laut Statistik gibt es einen Zusammenhang zwischen Übergewicht und Brustkrebs sowie Gebärmutterhalskrebs bei Frauen. Bei Männern treten eher Darmkrebs und Prostatakrebs gehäuft auf.

/ **Gallenblasenerkrankungen:** Die Wahrscheinlichkeit für Gallensteine steigt deutlich mit zunehmendem Körpergewicht.

/ **Atemwegserkrankungen:** Die obstruktive Schlafapnoe mit Atemstillständen während der nächtlichen Ruhe wird durch Übergewicht begünstigt. Die Betroffenen bekommen nicht genügend Sauerstoff und schlafen sehr schlecht. Tagesschläfrigkeit und Konzentrationsstörungen sowie eine erhebliche Belastung von Herz und Kreislauf sind die Folge.

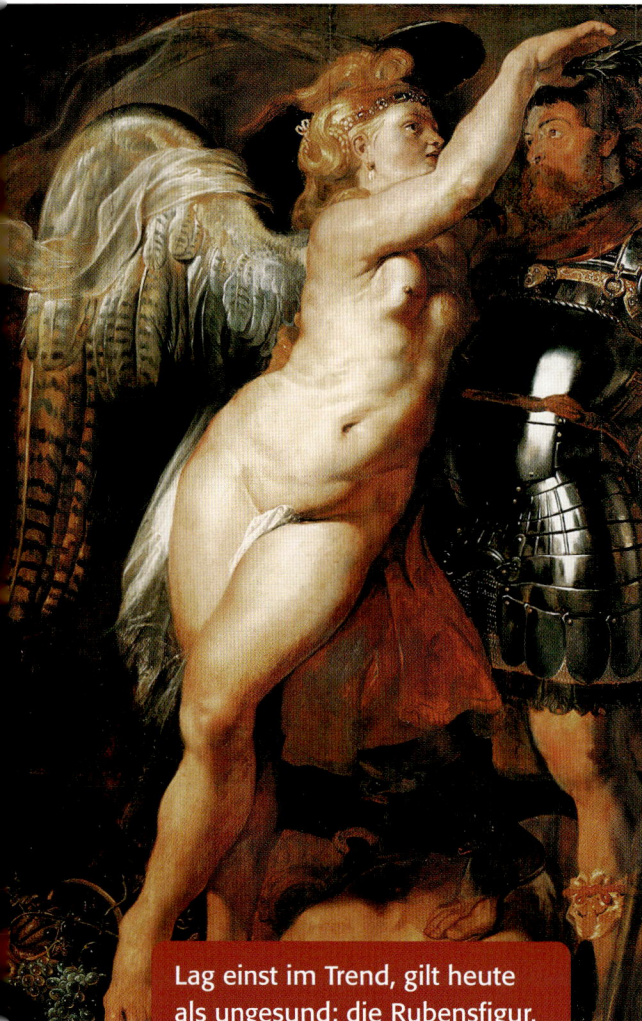

Lag einst im Trend, gilt heute als ungesund: die Rubensfigur.

Idealgewicht – Normalgewicht – Übergewicht

Was ist eigentlich dick, und was ist dünn? Hierbei handelt es sich um ziemlich vage Begriffe, die ganz stark vom Auge des Betrachters abhängen und zudem noch vom subjektiven Empfinden geprägt sind. Während der eine die äußere Erscheinung eines bestimmten Menschen als viel zu dick einschätzt und ihn damit für unattraktiv hält, findet der andere diese Person anziehend, schön und ausgewogen in ihren Proportionen. Besonders augenfällig wird eine derartige höchst subjektive Wahrnehmung – die übrigens sogar von der Tagesform und von der momentanen Stimmung des Betrachters abhängen kann –, wenn Männer eine Frau in ihrer Erscheinung beurteilen.

■ Männer lieben Rundungen

Stellen Sie sich einmal diese typische Situation vor: Zwei Herren sitzen in einem Straßencafé. Als eine gut gebaute Frau an ihnen vorbeispaziert, sagt der eine: »Schau mal, die da, was hat die für einen fetten Hintern!« Der andere Mann hingegen äußert mit einem Anflug von Begehren, dass er die Frau ziemlich sexy und ihren Po sehr sinnlich finde.

Ist es nicht generell so, dass Männer nicht unbedingt die ultraschlanken Laufsteg-Schönheiten attraktiv finden, sondern dass ihnen die Frauen besser gefallen, die einige weibliche Rundungen vorzuweisen haben?

Dies bestätigt auch eine Studie, bei der englische Wissenschaftler jungen Männern Fotos von Playboy-Models zeigten. Die Herren fanden tatsächlich die Frauen am attraktivsten, bei denen mehr Figur zu sehen war und weniger Knochen.

Diktat der Modeindustrie

Das ehemalige amerikanische Topmodel Tyra Banks beispielsweise, das heute bei einer Größe von 1,77 Metern 73 Kilo auf die Waage bringt, steht zu seinen Rundungen. Tyra entsprach figür-

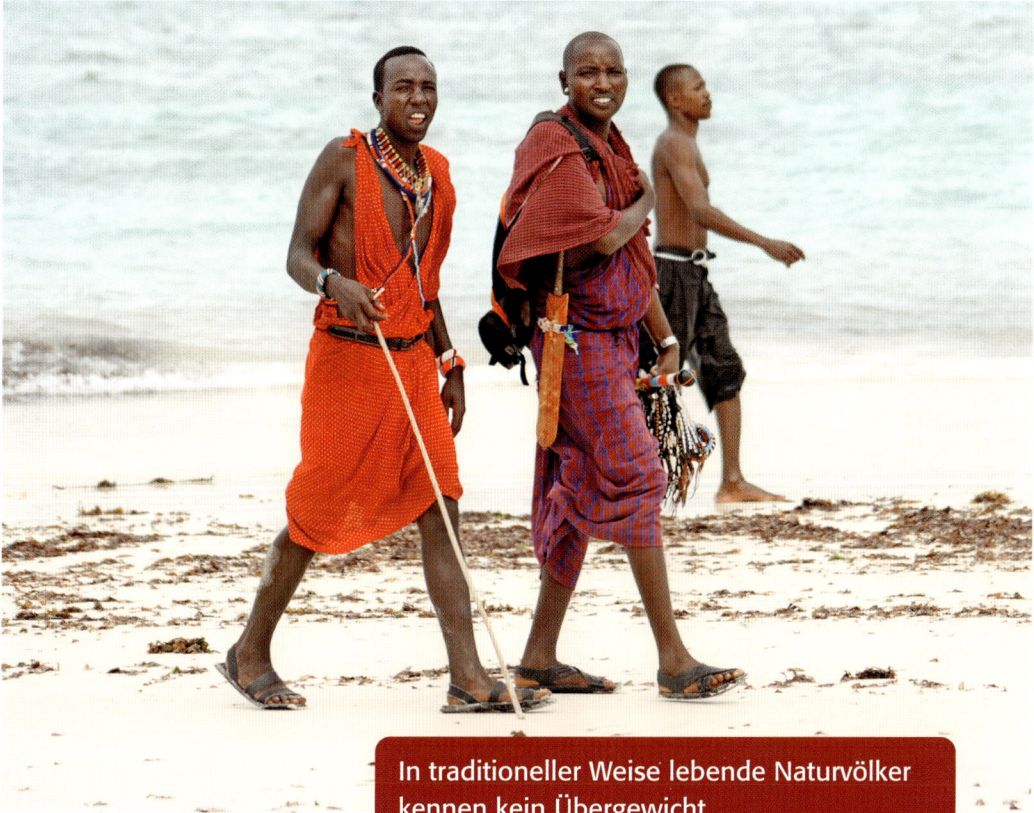

In traditioneller Weise lebende Naturvölker kennen kein Übergewicht.

lich nie dem Ideal des superdünnen Models. Sie wog sogar damals schon zu viel, als sie noch Seite an Seite mit Heidi Klum in aufreizender Unterwäsche für »Victoria's Secret« über den Laufsteg schwebte. Als man ihr dann irgendwann den Spitznamen »Top Moppel« verpasste, bekam die Öffentlichkeit ihr Fett weg. Banks stellte sich demonstrativ hinter all jene Frauen, die von der Modeindustrie als »zu dick« eingestuft wurden, und sagte: »Ich bin hier, um den Frauen die Stärke zu geben, sich in der Gesellschaft zu behaupten.« Und das alles völlig unabhängig von der Konfektionsgröße!

Frauen sind kritischer als Männer

Aber nicht alle Frauen sind so selbstbewusst und akzeptieren ihre weiblichen (Aus-)Maße, so wie Tyra Banks es tut. Im Unterschied zu der Figurbewertung vonseiten der Herren gehen Frauen nämlich im Allgemeinen wesentlich strenger und kritischer in ihrer Selbsteinschätzung vor.

Nach Umfragen findet sich nahezu jede zweite Frau zu mollig und steht mit ihrem Körper auf Kriegsfuß – auch wenn sie locker Kleidergröße 36 oder 38 tragen kann! Dies ist ein besonders häufiges Phänomen, vor allem bei Frauen, die zu Essstörungen und Magersucht neigen. Sie entdecken beim überkritischen täglichen Blick in den Spiegel immer noch dort Speckröllchen und Kurven an ihrem Körper, wo längst keine mehr sind, wo kein Gramm Fett mehr zu finden ist. Diese Frauen haben ein gestörtes Selbstbild und eine völlig falsche Wahrnehmung ihrer eigenen Körpersilhouette.

Freundschaft mit sich selbst schließen

Frauen, die eine natürliche, gelassene Einstellung zu ihrer Figur und ihrem Körper entwickeln und sich nicht mehr von dem Zerrbild der Medien manipulieren lassen, sind immer noch in der Minderzahl. Doch inzwischen vollzieht sich langsam ein Umdenken, das vor allem durch Vorreiterinnen wie die Fernsehmoderatorin und Buchautorin Susanne Fröhlich eingeleitet wurde. Sie kennt das Auf und Ab auf der Waage zur Genüge, die Selbstkasteiung, das jahrelange Zählen jeder einzelnen Kalorie, um zu dem zu gelangen, was in den Medien als »schön und schlank« propagiert wird – und um es dann doch niemals zu erreichen.

In ihrem Bestseller »Und ewig grüßt das Moppel-Ich« schreibt sie über das Leben jenseits der Konfektionsgröße 40 und plädiert dafür, nicht einem Idealbild nachzujagen, sondern auf die eigenen Bedürfnisse zu achten, auf das, was dem Körper guttut. Sie ist ausgestiegen aus dem Kreislauf von »Diät – essen – Diät – essen – mehr essen – Diät …« und kommentiert dies so:

»Ich glaube, man sollte lernen, sich mit sich selbst anzufreunden. Frauen neigen zu einer grässlichen Unzufriedenheit, egal, wie schlank sie auch sind.«

Die Autorin betont allerdings auch, dass man ein gesundes Mittelmaß finden, sich aber nicht völlig gehen lassen solle und ein wirklich hohes Übergewicht ebenso wie die Magersucht, die mit gesundheitlichen Risiken verbunden sind, therapeutisch angehen müsse. Und meint weiter, dass nicht jede Frau in »Größe null« passen müsse, sondern auch mit Größe 42 ein »verdammt schönes Leben« haben könne.

■ Körpergewicht besteht aus vielen Komponenten

Das Körpergewicht setzt sich aus den Gewebestrukturen, Organen und Flüssigkeiten des Organismus zusammen. Der relativ konstante Anteil der Knochen macht etwa 14 Prozent des Gesamtgewichts aus. Auch die Organe wiegen immer etwa gleich viel. Die Leber eines Erwachsenen beispielsweise bringt rund 1500 Gramm auf die Waage, das Herz – je nach Trainingszustand – zwischen 300 und 500 Gramm.

Auf das Gehirn kommen bei Frauen etwa 1250 Gramm, bei Männern 1370 Gramm. Dies hat, nebenbei bemerkt, übrigens keinen Einfluss auf die Intelligenz!

Eine viel bedeutendere Rolle für das Gesamtgewicht und die äußere Erscheinung spielen jedoch die Muskelmasse und der Körperfettanteil. Diese sind bei jedem Menschen unterschiedlich und hängen hauptsächlich von der Lebens- und Ernährungsweise des Einzelnen ab, also von seinen körperlichen bzw. sportlichen Aktivitäten und der Qualität sowie der Quantität der täglichen Nah-

///Frauen haben's einfach schwerer! ///////////////////////////////////

Diese Zahlen sagen alles: Junge Männer im Alter von 20 Jahren haben einen durchschnittlichen Körperfettanteil von 18 Prozent, bei jungen Frauen hingegen sind es 25 Prozent. Mit zunehmendem Lebensalter steigt die Fettmasse an, während die Magermasse durch den Verlust an Muskelgewebe beständig abnimmt.

Auch wenn das Gewicht immer gleich bleibt, erhöht sich dennoch der Anteil des Fettes im Lauf des Lebens. Mit 45 Jahren weisen Männer einen durchschnittlichen Körperfettanteil von etwa 22–24 Prozent auf, bei Frauen sind es zirka 30 Prozent.

Das gesunde Maß an Fett beträgt bei Männern etwa 20–25 Prozent, bei Frauen 25 bis maximal 30 Prozent. Dieser Unterschied zwischen Mann und Frau ist biologisch bedingt.

rung. Auch der Körperbau, das Alter und das Geschlecht bestimmen mit über das Gewicht.

Der kleine biologische Unterschied

In jungen Jahren, etwa mit 20, hat man das Fett noch nicht zum Feind – vorausgesetzt, man ernährt sich einigermaßen ausgewogen und bewegt sich gerne und regelmäßig. Kurze Zeit später aber geht es mit der Muskelmasse stetig abwärts, mit dem Körperfettanteil hingegen aufwärts.

Den Frauen macht die Natur das Leben wesentlich schwerer als Männern, Frauen müssen viel härter kämpfen, um sich das Fett vom Leib zu halten. Hinzu kommt bei ihnen noch das Thema Kinderkriegen: Mit jeder Schwangerschaft gesellen sich ein paar Pfunde dazu, die nicht einfach so und ohne große Mühe wieder verschwinden.

■ BMI – allgemeine Richtschnur

Wie Sie oben gelesen haben, kommt es auch auf die ganz persönlichen körperlichen Gegebenheiten und Erbanlagen an, ob Sie ein gesundes Gewicht auf die Waage bringen oder nicht.

Aber trotz aller individuellen Unterschiede und trotz subjektiver Wahrnehmung ist ein objektives Mess-System notwendig, um feststellen zu können, ob man in Sachen Gewicht in der Norm, eher darunter oder darüber liegt. Der bekannte BMI (Body-Mass-Index) stellt hierfür eine gut geeignete Richtschnur dar.

Er lässt sich nach einer ganz einfachen Formel berechnen, bei der das Gewicht ins Verhältnis zur Körpergröße gesetzt wird.

Die Formel lautet:

Körpergewicht in Kilogramm dividiert durch das Quadrat der Körpergröße, also kg/m^2 = BMI

Beispiel:

$$BMI = 59\ kg/(1{,}68\ m)^2 = 59\ kg/2{,}8224\ m = \mathbf{20{,}9\ [kg/m^2]}$$

Setzen Sie in diesem Beispiel nun Ihre ganz persönlichen Zahlen für Ihr Körpergewicht und Ihre Körpergröße ein und berechnen Sie Ihren BMI.

Die folgende Tabelle hilft Ihnen festzustellen, ob Sie Normalgewicht, Über- oder Untergewicht haben.

///BMI-Tabelle ///

Frauen

Alter	18–24	25–34	35–44	45–54	55–64	über 64
Untergewicht	< 19	< 20	< 21	< 22	< 23	< 24
Normalgewicht	19–24	20–25	21–26	22–27	23–28	24–29
Leichtes Übergewicht	24–29	25–30	26–31	27–32	28–33	29–34
Übergewicht	29–39	30–40	31–41	32–42	33–43	34–44
Extremes Übergewicht	> 39	> 40	> 41	> 42	> 43	> 44

Männer

Alter	18–24	25–34	35–44	45–54	55–64	über 65
Untergewicht	< 19	< 20	< 21	< 22	< 23	< 24
Normalgewicht	19–24	20–25	21–26	22–27	23–28	24–29
Leichtes Übergewicht	24–29	25–30	26–31	27–32	28–33	29–34
Übergewicht	29–39	30–40	31–41	32–42	33–43	34–44
Extremes Übergewicht	> 39	> 40	> 41	> 42	> 43	> 44

Schlank mit allen Mitteln?

Zuerst futtert man sich über Monate und oft sogar über Jahre hinweg die immer größer werdenden Speckpolster an, und dann sollen Wundermittel oder Turbodiäten die überflüssigen Pfunde auf einmal ganz schnell wieder zum Verschwinden bringen. Aber leider funktioniert das nicht so einfach! Warum das so ist, erfahren Sie im folgenden Kapitel.

Ananasdiät & Co. – mehr Schaden als Nutzen?

Eigentlich wissen wir es alle: Einseitige Ernährung, die Einnahme von Schlankheitspräparaten (siehe Seite 20 ff.) oder gar Hungern bringen vielleicht einen kurzzeitigen Erfolg, langfristig aber fördern sie den Jo-Jo-Effekt mit seiner beständigen Gewichtszunahme. Und trotzdem lassen wir uns doch immer wieder zu ungesunden drakonischen Abspeck-Maßnahmen hinreißen. Wir hoffen, dass die jüngste Ausgabe der Frauenzeitschrift mit ihrer neuen Diät, die garantiert unsere letzte sein wird, uns endlich dauerhaft zum Wunschgewicht führt. Und diesmal klappt es völlig mühelos und vor allem ganz schnell – meinen wir. Selbstverständlich gibt es auch immer die Bekannte von Bekannten, die es mit dieser oder jener Blitzmethode angeblich geschafft hat. Denn wer möchte nicht all den lästigen Speck im Turbotempo wieder loswerden! Bis zum großen Sommerball in sechs Wochen muss das Abendkleid wieder perfekt sitzen, und bis zum nächsten Strandurlaub in zweieinhalb Monaten soll die Figur für den Bikini dann schließlich makellos sein.

■ Endlich Schluss mit dem Frust!

Dabei vergessen wir natürlich völlig, dass sich die Pfunde auch nicht binnen weniger Wochen auf Rippen, Bauch, Po und Hüften angesammelt haben, sondern dass das Gewicht ganz langsam hinaufkletterte. Erst als der Hosenknopf nicht mehr richtig zuging und der Bund ordentlich zwickte oder als der Reißverschluss zu platzen drohte beim Versuch, das Kleid zu schließen, fiel auf, dass sich die Figur ziemlich gewandelt hat. Das ist dann oft der Punkt, an dem man sich der Veränderung erstmals richtig bewusst wird, an dem der große Frust einsetzt und die Stimmung in den Keller sinkt.

Natürlich ist es verständlich, dass man aus dem Gefühlstief so schnell wie möglich wieder herauskommen und rasch einen Abnehmerfolg verzeichnen möchte. Von den Anbietern der unzähligen Wunderdiäten wird die Illusion geschürt, dass das Turbo-Abnehmen tatsächlich funktioniere, dass man quasi im Schlaf sein Traumgewicht erreichen und dauerhaft halten könne.

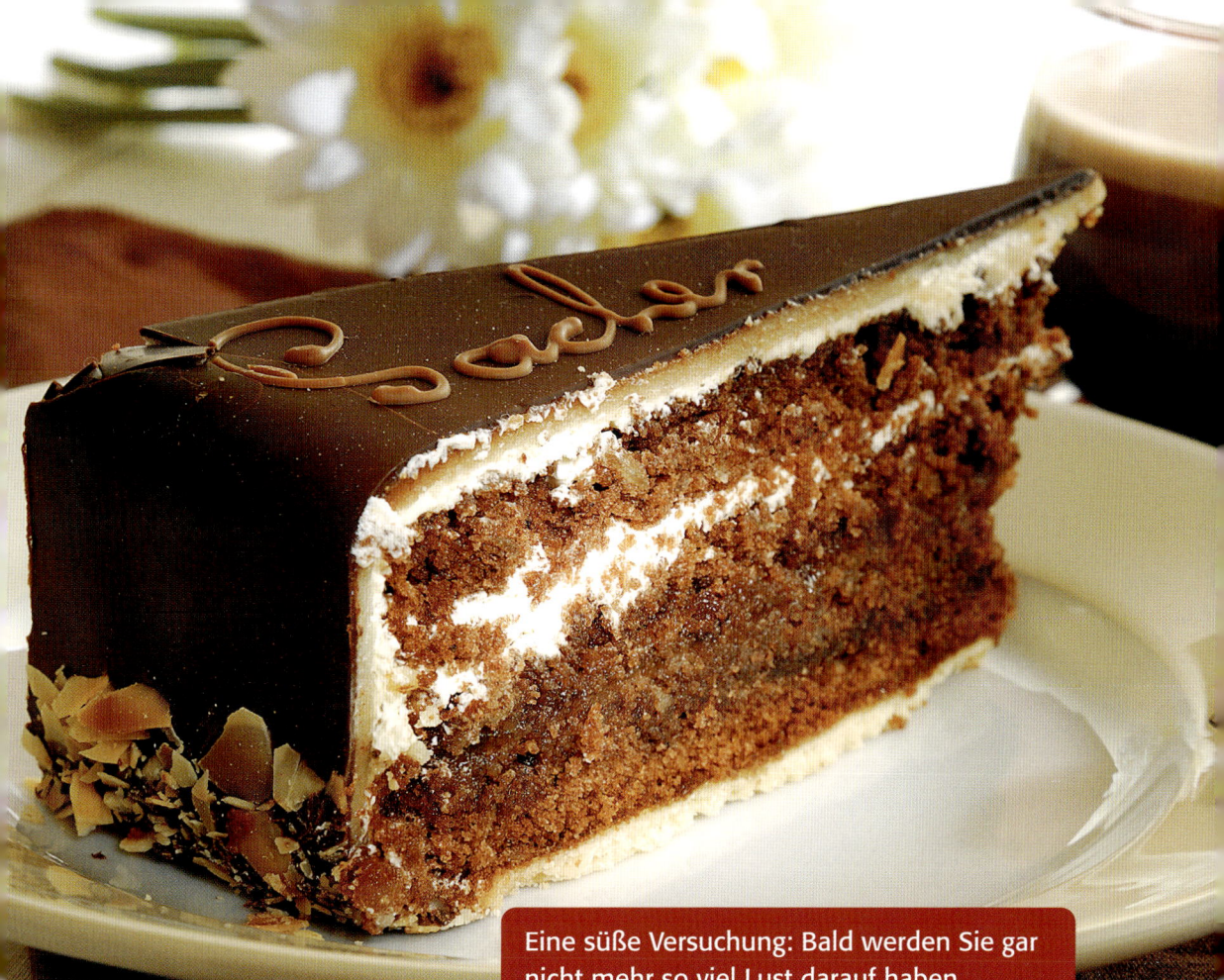

Eine süße Versuchung: Bald werden Sie gar nicht mehr so viel Lust darauf haben.

■ Diäten – ein schlechter Hexenzauber

Es ist jedoch wissenschaftlich bewiesen, dass bei (Blitz-)Diäten meist das Gegenteil eintritt und dass alles viel zu schön klingt, um wirklich wahr werden zu können. Während einer kurzen Phase von zwei, drei oder vielleicht auch vier Wochen purzeln zunächst tatsächlich ein paar Pfunde. Aber dann bleibt der Zeiger der Waage auf einmal stehen. Oder er klettert sogar wieder nach oben, und zwar in noch höhere Bereiche als vor der Diät!

Der Körper schaltet auf Notprogramm

Warum kommt es dazu? Jede Abspeckkur senkt die Stoffwechselrate um 15 bis 30 Prozent. Der Körper schaltet um auf ein Notprogramm und verwertet jegliche zugeführte Nahrung doppelt so gut. Und sobald man dann – ausgehungert und gierig auf die süßen Sünden – zur alten Ernährungsweise zurückkehrt, steigt das Körpergewicht sofort wieder an. Auch ein ständiger Wechsel von großen Essensportionen zur Null-Kalorien-Aufnahme führt nicht zur Speckreduktion, sondern schürt eher das Risiko für Essstörungen.

Wer nämlich abwechselnd zu viel und zu wenig isst, programmiert sich auf Heißhunger, denn die aufgeblähten Fettzellen geben einmal Erobertes nicht so leicht wieder ab. Und obendrein züchtet er eine Vielzahl von sogenannten Alpha-2-Rezeptoren auf der Oberfläche der Fettzellen heran, die nur eine Aufgabe haben: Fett zu horten – besonders an den frauentypischen Problemzonen Hüfte, Bauch und Oberschenkel.

Die gebräuchlichsten Mittel unter der Lupe

Vitamine, Mineralien und Co. – harmlos, aber auch nutzlos

Die unterschiedlichsten Naturstoffe wie Vitamine, Mineralien, Enzyme, Joghurtkulturen, Maisstärke, Kombucha-Extrakt, Pu-Erh-Tee, exotische Früchte und viele andere werden als sogenannte Diäthilfen verkauft, die die Pfunde mühelos purzeln lassen würden. Sie sind zwar völlig unschädlich, haben aber laut wissenschaftlicher Untersuchungen in den angebotenen Dosierungen kaum Einfluss auf den Stoffwechsel und können deshalb auch nichts am Körpergewicht bewirken. Wichtig ist allerdings, auf die Qualität der Nahrungsergänzungspräparate zu achten, denn hier gibt es große Unterschiede.

Wildkräuter – Kraftquellen und Schlankmacher zugleich

Verschiedene Untersuchungen zeigen, dass Wildkräuter wie Brennnessel, Giersch, Spitzwegerich, Löwenzahn und viele andere Pflanzen, die auf unseren heimischen Wiesen wachsen, einen sehr hohen Anteil an wertvollen Bitterstoffen, grünem Chlorophyll, speziellen Enzymen, Mineralien und verschiedensten sekundären Pflanzenwirkstoffen haben. Als Rohkostsalat oder Wildkräuter-Cocktail zubereitet, vermögen die pflanzlichen Stoffe Schlacken abzubauen, den Stoffwechsel anzukurbeln und so das Gewicht nach und nach zu normalisieren.

Antifett-Pillen – problematisch und wenig effektiv

Viele Produkte versprechen, Polster an Po, Bauch und Beinen zu beseitigen, indem sie gezielt genau dort die Fettzellen auflösen. Reine Illusion, denn Fettzellen lassen sich allenfalls zum Schrumpfen bringen – und dies nur mit ausgewogener Ernährung und viel Bewegung. Das gilt übrigens auch für rezeptpflichtige Fettbremsen. Solche Arzneimittel sind nur bei schwerem Übergewicht (Body-Mass-Index über 30) und nur für eine begrenzte Einnahmedauer geeignet. Sie blockieren Fettmoleküle im Darm und verringern so deren Aufnahme in den Blutkreislauf. Beim Essen ist außerdem Disziplin angesagt: Wer sich üppige Mahlzeiten einverleibt, wird mit starken Durchfällen bestraft.

Appetitzügler – mit Vorsicht zu genießen!

Vor allem bei Arzneistoffen mit Ephedrin können gesundheitliche Probleme auftreten. Die Wirksubstanz stimuliert Nervensystem, Kreislauf und Stoffwechsel. Bei empfindlichen Menschen kann dies zu Blutdruckanstieg, Herzrasen, Kopfschmerzen, Schlafstörungen und Konzentrationsproblemen führen.

Auch die verschreibungspflichtigen Schlankheitspillen haben es in sich. Ihre Wirkstoffe zeigen zwar nicht mehr die lebensgefährlichen Nebenwirkungen früherer Appetitzügler wie Lungenhochdruck und Herzklappenversagen, sie können aber Herzschlag und Blutdruck in die Höhe treiben.

Quellstoffe – tatsächlich leicht sättigend

Substanzen, die sich zusammen mit Flüssigkeit wie ein Schwamm ausdehnen, füllen den Magen aus und erzeugen so das Gefühl der Sättigung. Die Hersteller bieten unterschiedliche Quellstoffe an, beispielsweise Zellulose, Kollagen, Guarkernmehl, pflanzliche Ballaststoffe oder Algenextrakte. Studien haben gezeigt, dass die Probanden nach der Einnahme von Quellstoffen in der Tat weniger essen als sonst.

Ganz wichtig ist allerdings, viel zu trinken, wenn viel von den Quellstoffen eingenommen wird. Denn sonst kann sich ein zäher Pfropf bilden, der die Speiseröhre oder den Darm verklebt!

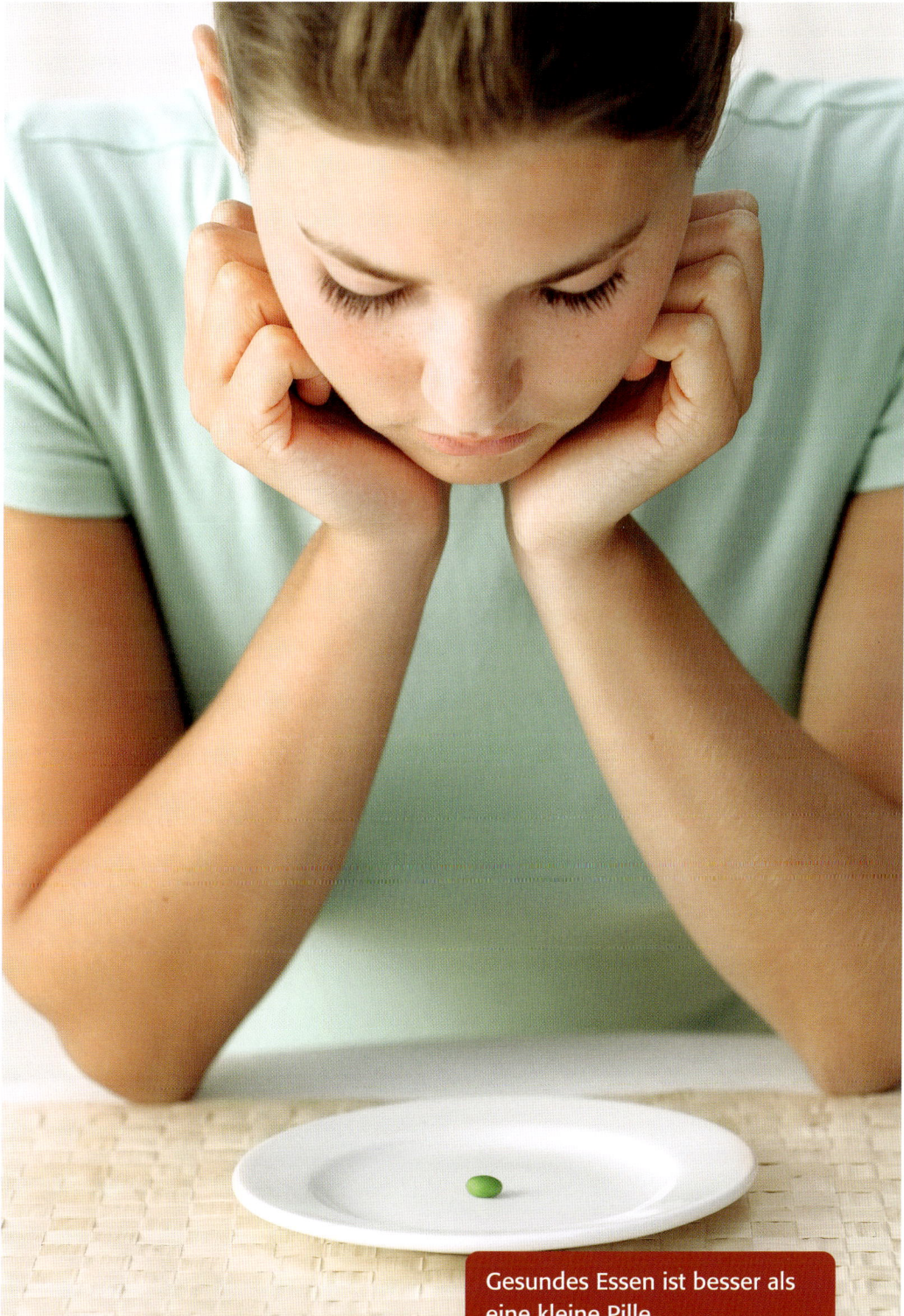

Gesundes Essen ist besser als eine kleine Pille.

///Das Auf und Ab beim Jo-Jo-Effekt /////////////////////////////////

Wer immer wieder Diäten macht, kennt das Sinken und das darauf folgende Hochschnellen des Gewichts, so wie sich ein Jo-Jo sehr rasch auf und ab bewegt. Der Körper ist nach einer Diät leichter und braucht weniger Energie als vor dem Abspecken. Muskeln verbrennen normalerweise viel Energie, aber während einer Gewichtsabnahme wird meist Muskelgewebe abgebaut, vor allem dann, wenn man sich nicht viel bewegt. Dies sowie eine radikale Unterversorgung mit Kalorien lässt den Grundumsatz sinken. Der Körper ist gezwungen, sich anzupassen und auf »Sparflamme« zu schalten, um sein Überleben zu sichern. All das bildet die Basis für eine rasend schnelle Gewichtszunahme, wenn die alten Ernährungs- und Lebensgewohnheiten nach beendeter Diät wieder aufgenommen werden. Bald wiegt man mehr als vor der Diät.

■ Mit Pillen zur Traumfigur?

Sättigungspillen fürs Gehirn, Quellstoffe zur Magenfüllung, Verdauungsblocker gegen das Fett im Darm: Schlankheitsmedikamente haben Hochkonjunktur und machen frustrierte Kalorienzähler und Dauerdiätler jährlich um mehrere Hundert Millionen Euro ärmer.

Vom Psychopharmakum bis zur Zitrusfaser wird von den Herstellern so ziemlich alles als Wunderwaffe gegen den Körperspeck angeboten und mit noch gigantischeren Versprechen beworben als die verschiedenen Diätprogramme: »20 Pfund in zwei Wochen!«, »Ohne Sport zum Traumgewicht!«, »Essen Sie sich satt, und werden Sie trotzdem schlank!«.

Dass aber die angepriesenen Mittel nicht den Körper, sondern nur das Portemonnaie leichter machen und manchmal sogar gesundheitlichen Schaden anrichten können, haben verschiedene Untersuchungen, z. B. von der »Stiftung Warentest«, gezeigt.

■ Die genetischen Kontrolleure aktivieren

Nach allem, was Sie bis jetzt gelesen haben, ist also klar, dass Diätprogramme und Schlankheitspillen – bis auf wenige Ausnahmen (siehe Diäten-Check auf Seite 24 ff.) – nicht geeignet sind, um langfristig das Wunschgewicht zu erreichen und dann auch halten zu können. Zum dauerhaften Erfolg führt nur eine Methode, die auf einer ausgewogenen Ernährung basiert und auf die physiologischen und biochemischen Funktionen unseres Organismus abgestimmt ist. Diese Funktionen sind so alt wie der Mensch selbst und in seinen Genen verankert.

Wissenschaftler aus den USA haben erkannt, dass nur eine derartige Methode die optimale Voraussetzung bietet, um sinnvoll Gewicht zu reduzieren und schlank zu bleiben. Wir müssen die genetischen Urprogramme in uns wieder zum Laufen bringen, die den Fettstoffwechsel kontrollieren und das Körpergewicht ganz automatisch auf einer gesunden Stufe halten, so wie Sie es sich wünschen. Diese Programme sind bei uns Menschen wie auch bei den Tieren in jeder Zelle installiert. Denn schließlich hat die Natur für kein Lebewesen auf der Welt Übergewicht vorgesehen. Allerdings wurden die genetischen Kontrolleure von uns durch Wohlstand und Überfluss »müde gemacht«. Wir müssen sie nun wieder aktivieren und richtig auf Trab bringen.

Der natürliche Weg zum Wunschgewicht

Die Strategie ist sehr einfach und ganz natürlich. Sie besteht aus nur drei Maßnahmen, die Sie im nächsten Kapitel dieses Buches kennenlernen werden.

Wichtig ist allerdings, dass Sie sich von falschen Versprechungen nicht mehr locken lassen, dass Sie nicht mehr in die »Schlank-in-zwei-Wochen-Falle« tappen und stattdessen etwas Geduld aufbringen. Ja, die brauchen Sie! Lassen Sie sich Zeit mit der Gewichtsabnahme, setzen Sie sich langfristige Ziele, gehen Sie alles locker an und erzwingen Sie nichts.

Natürlich können Sie zwischendurch ein wenig fasten oder auch einmal nur Reis oder nur Ananas zu sich nehmen. Wenn es bei einem Kurzprogramm bleibt, ist nichts dagegen zu sagen, und es schadet auch Ihrer Gesundheit nicht. Ihr Weg ist Ihr Ziel. Alles, was Ihnen hilft, das Bewusstsein für Ihren Körper zu stärken, ist gut und sinnvoll für Sie.

▌ Das Säure-Basen-Gleichgewicht neu ausbalancieren

Im Gegenteil: Fastenzeiten oder Tage, an denen Sie nur Gemüsesaft trinken oder nur eine bestimmte Obstsorte zu sich nehmen, haben unter anderem den gesundheitsfördernden Effekt, den Körper von überschüssigen und schädlichen Säuren zu befreien. Der Begriff der Übersäuerung wird in der Naturheilkunde und ebenso in der Ganzheitsmedizin verwendet. Er meint ein Ungleichgewicht des Säure-Basen-Haushalts im Organismus, das schwerwiegende Folgen für den gesamten Stoffwechsel haben kann.

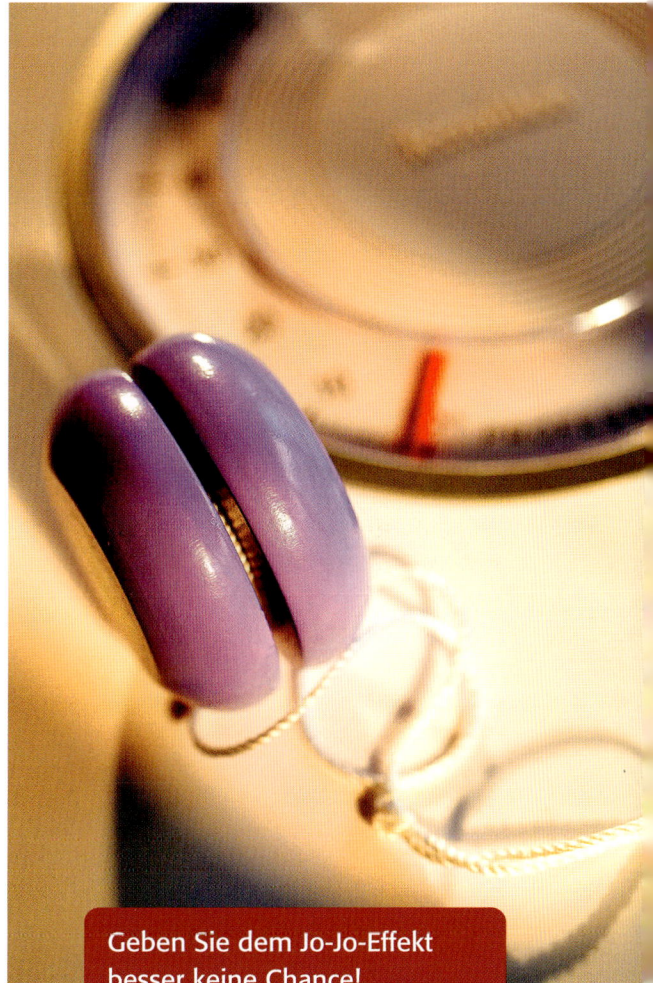

Geben Sie dem Jo-Jo-Effekt besser keine Chance!

Zu viel Säure stört den Stoffwechsel

Eine Übersäuerung des Organismus zieht eine Veränderung der pH-Werte der Flüssigkeiten nach sich, was schließlich die Aktivität innerhalb und außerhalb der Zellen aus der Balance bringt. Viele Stoffwechselfunktionen können in einem sauren Milieu bei einem pH-Wert unter 7 überhaupt nicht ablaufen. Ein gesunder Organismus braucht überwiegend basische pH-Werte. Kommt es durch ungesunde Ernährung, Bewegungsmangel, Umweltbelastung sowie eine stressige Lebensweise zu einer verstärkten Säureansammlung im Körper, wirkt sich das nicht nur negativ

auf das Körpergewicht aus (Abnehmen fällt immer schwerer, weil die Stoffwechselfunktionen erlahmen), sondern es stellen sich auch vielfältige chronische Beschwerden sowie ein chronisches Energiedefizit ein, die den Alltag beeinträchtigen sowie Leistungsfähigkeit und Vitalität vermindern.

Fastenkuren oder eine gezielte Nahrungseinschränkung helfen oft auch sehr gut, um den Einstieg in einer verändertes Lebens- und Ernährungsprogramm zu finden, sozusagen als Initialzündung für einen Neuanfang.

Der große Diäten-Check

Die bekanntesten Diätprogramme kommen hier auf den Prüfstand. Sicher haben auch Sie schon mit der einen oder anderen dieser Diäten einen Versuch gemacht. Hier erfahren Sie, warum letztlich kein noch so raffiniert konzipiertes Programm zu dauerhaftem Erfolg führt.

Nährstoff-Diäten

Nährstoff-Diäten sind nach dem Prinzip aufgebaut, dass durch eine Veränderung der verhältnismäßigen Anteile der Grundnährstoffe Eiweiß, Kohlenhydrate und Fette in den einzelnen Mahlzeiten eine Gewichtsabnahme herbeigeführt wird.

▮ Fett-Eiweiß-Diäten

Prinzip: Basieren auf den Untersuchungen von Dr. Robert C. Atkins, die besagen, dass eine sehr hohe Zufuhr von Kohlenhydraten die Fettverbrennung im Körper blockiere.
Daher sollen kaum Kohlenhydrate wie Brot, Reis, Nudeln, Kartoffeln und Süßigkeiten gegessen werden. Fett und eiweißreiche Lebensmittel genießt man jedoch nach Belieben.
Es gibt Eier und Speck zum Frühstück, mittags Steaks, zwischendurch Frikadellen und abends üppige Portionen an fettem Fisch und Käse, dazu zweimal täglich Salat.

Bewertung: Gefährlich nicht nur für Menschen, die an Gicht oder Herz-Kreislauf-Problemen leiden, da die hohe Aufnahme von gesättigten Fettsäuren und Purinen schädlich ist.
Langfristig entsteht ein Defizit an Mikronährstoffen, vor allem an Kalium, Magnesium, Beta-Carotin und Vitamin C. Es kommt häufig zu Heißhungerattacken.

Fazit: strikt abzulehnen.

Beispiele

/ Dr. Atkins neue Diätrevolution; starke Beschränkung der Aufnahme von Kohlenhydraten während der Anfangsphase auf täglich 20 g; später sind täglich bis zu 90 g Kohlenhydrate erlaubt. Die zusätzliche Einnahme von Vitamin- und Mineralstoffpräparaten wird empfohlen.
/ Lutz-Diät, ähnliches Konzept, erlaubt sind Fleisch, Fisch, Eier, Sahne, Joghurt und alle Fette; maximal 72 g Kohlenhydrate am Tag, z. B. als Gemüse oder Obst; Brot ist absolut tabu.

▮ Kohlenhydrat-Diäten

Prinzip: Basieren auf Kohlenhydraten, den Dickmachern von einst, sowie Ballaststoffen. Zirka 80 Prozent der Kalorien sollen durch Kohlenhydrate abgedeckt werden, der Rest zu je 50 Prozent durch Fett und Eiweiß. Fettarme tierische Produkte sind in Maßen erlaubt.

Bewertung: Im Prinzip ist eine fettarme Kost mit vielen hochwertigen Kohlenhydraten und Ballaststoffen günstig, da sie einen positiven Einfluss auf den Fettstoffwechsel hat und chronischen Erkran-

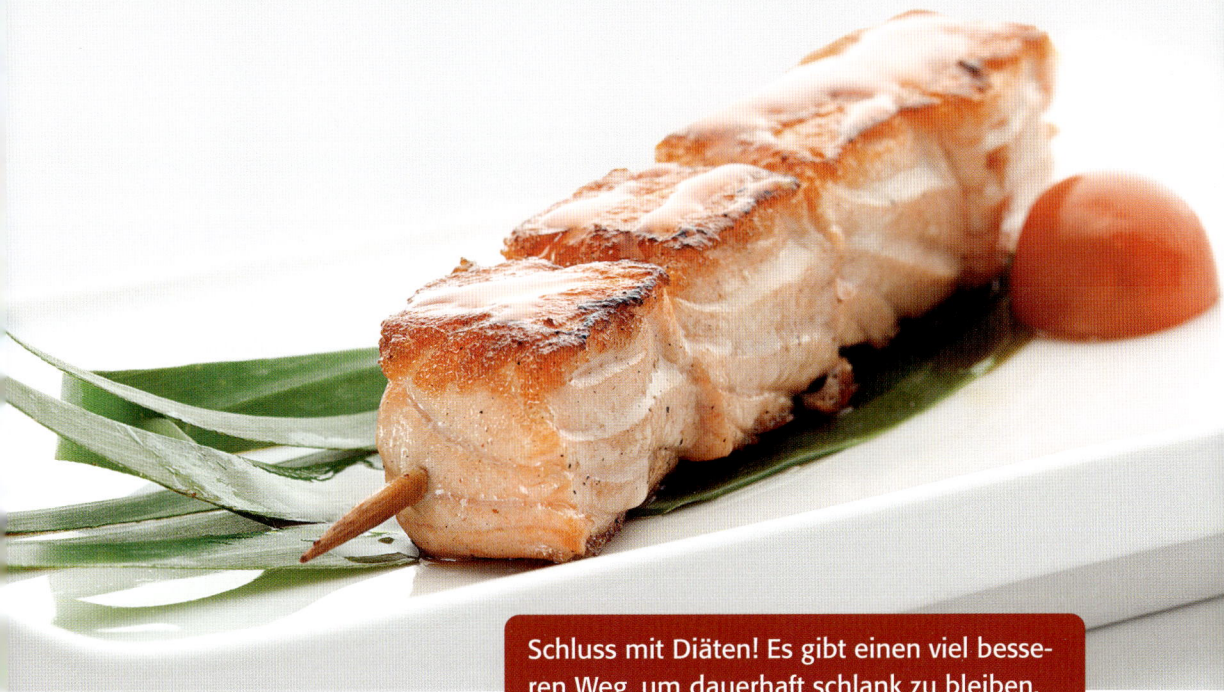

kungen vorbeugt. Jedoch ist eine so extreme Nährstoffzusammensetzung kaum zu verwirklichen, es entsteht ein Mangel an wichtigen Nährstoffen, denn es fehlen Vitamine, essenzielle Fettsäuren, Kalzium und Jod. Damit ist eine Ausgewogenheit nicht gegeben.

Fazit: nicht zu empfehlen, zu einseitig.

Beispiele

/ Dr.-Haas-Diät, speziell für Sportler entwickelt, um Kraft und Energie für den Wettkampf zu bekommen; tägliche Kalorienaufnahme zwischen 1000 und 2000; zusätzliche Einnahme von Nährstoffpräparaten wird empfohlen.

/ Pritikin-Diät, ganz ähnlich wie Dr.-Haas-Diät, jedoch mit noch weniger Fleisch; tägliche Energieaufnahme zwischen 650 und 1000 Kalorien; Kaffee, Tee und Rauchen streng untersagt.

▮ Trennkost

Prinzip: Entwickelt zu Beginn des 20. Jahrhunderts von dem amerikanischen Arzt Dr. Howard Hay; der menschliche Körper kann angeblich Eiweiß und Kohlenhydrate nicht gleichzeitig verdauen, es führt zu einer Übersäuerung des Organismus. Dies gilt besonders für »unnatürliche« Nahrungsmittel wie Zucker, weißes Mehl und Brot.

Milch ist nur für Tiere geeignet und daher vom Speiseplan zu streichen; stattdessen gibt es viel Obst, Gemüse und Vollkornprodukte, fettes Fleisch und Wurst eher nicht. Hay empfiehlt ausreichend Bewegung.

Bewertung: vernünftige Ernährungsregeln, vor allem das Maßhalten, der reduzierte Fettkonsum sowie die reichliche Zufuhr von Obst und Gemüse; jedoch nicht praxistauglich wegen des ständigen Trennens von Eiweiß und Kohlenhydraten, das neuen Erkenntnissen zur Verstoffwechselung von Nährstoffen nicht standhält. Man weiß inzwischen, dass Eiweiß und Kohlenhydrate an getrennten Orten verstoffwechselt werden.

Fazit: zu kompliziert.

Beispiele:

/ Hay'sche Trennkost, eiweißhaltige und kohlen-
hydrathaltige Lebensmittel werden nicht gleichzeitig gegessen; Methode zur Gewichtsreduktion, ohne dass Kalorien gezählt werden.

/ KFZ-Diät nach dem Münchner Arzt Olaf Adam,
bei der Fett und Kohlenhydrate getrennt werden.

Stoffwechsel-Diäten

Stoffwechsel-Diäten beruhen darauf, durch Veränderungen der Nahrungszusammensetzung Stoff-
wechselprozesse zu beschleunigen, insbesonde-
re die Fettverbrennung anzuheizen.

■ Omega-Diät

Prinzip: Basiert auf neuen Erkenntnissen der
Gehirnchemie; es werden Kohlenhydrate mit

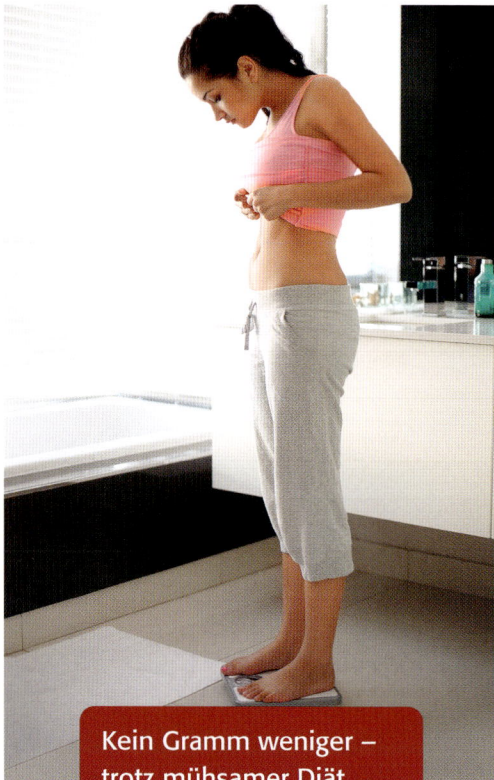

Kein Gramm weniger –
trotz mühsamer Diät.

niedrigem glykämischen Index verwendet, viel
Eiweiß und reichlich essenzielle Fettsäuren; Gehirnchemie und Energieumsatz des Organismus
sollen positiv beeinflusst werden.

Bewertung: Grundsätzlich nicht schlecht, da gute
Kohlenhydrate sowie Eiweiß und essenzielle Fettsäuren miteinander kombiniert werden; jedoch
keine wissenschaftliche Anerkennung; kaum zu
unterscheiden von einer ausgewogenen Ernährung
mit viel frischem Obst und Gemüse, fettige und
zuckerhaltige Nahrungsmittel werden gemieden.

Fazit: schwer umzusetzen, da man erst lange
Listen studieren muss.

■ Glyx-Diät

Prinzip: Glyx ist die Abkürzung von »glykämischer
Index« (GI); der Begriff wurde in der Diabetesfor-
schung entwickelt; bei der Nahrungsaufnahme
steigt der Blutzucker an, wodurch dem Körper
mehr Insulin zugeführt wird. Die Insulinmenge ist
abhängig vom Nahrungsmittel, man unterschei-
det zwischen guten und schlechten Kohlenhydraten; bei schlechten wie etwa Weißbrot steigt der
Blutzuckerspiegel schnell an, es wird viel Insulin
ausgeschüttet.

Man geht davon aus, dass bei einem hohen Blutzuckerspiegel Fett gespeichert wird und eine
Gewichtsabnahme nicht möglich ist; die Fettspei-
cherung hängt jedoch auch noch von anderen
Faktoren ab wie beispielsweise dem Flüssigkeits-
gehalt der Nahrung, der Temperatur sowie dem
Fett- und Ballaststoffgehalt einer Mahlzeit.

Bewertung: Man nimmt gute Kohlenhydrate zu
sich, dazu ausgewogenes Eiweiß und essenzielle
Fettsäuren; außerdem werden keine »leeren«
Kalorien zugeführt. Aber die Berechnung der
Glyx-Werte und das Zusammenstellen aus den
Nahrungsmittellisten sind sehr zeitaufwändig.

Fazit: wissenschaftlich umstritten und wie die
Omega-Diät zu kompliziert.

Weglass-Diäten

Weglass-Diäten sind Mangeldiäten: Durch Vorenthalten wichtiger Nährstoffe soll der Körper gezwungen werden, auf die eigenen Reserven zurückzugreifen. Es versteht sich von selbst, dass dies nicht über längere Zeit ohne gesundheitliche Beeinträchtigungen durchgehalten werden kann.

▌ Fasten

Prinzip: Keine Nahrungsaufnahme, man trinkt nur, z. B. Wasser, Tee und Molke. Darüber hinaus gibt es viele Abwandlungen von Fastenkuren. Sie stellen keine Diät dar, sondern vielmehr ein Gesundheitsritual, bei dem man auch nicht hungert. Unter religiösen Aspekten hat das Fasten eine besondere Bedeutung: Reinigung des Körpers, Klärung des Geistes, Verzicht und bewusste Hinwendung zu Spiritualität.

Bewertung: Fasten kann als Einstieg in ein verändertes Ernährungsprogramm dienen und zum Entschlacken sowie Reinigen des Körpers genutzt werden. Es sollte nicht länger als eine Woche dauern und dann nur unter ärztlicher Kontrolle gemacht werden.
Es kann in manchen Lebenssituationen sehr sinnvoll sein und die körperliche Gesundheit verbessern: Blutdruck, Cholesterinspiegel und die Produktion von Stresshormonen sinken beispielsweise. Die Methode ist jedoch untauglich fürs langfristige Abnehmen, da es zu Nährstoffmangel kommt; auch bleibt ein Lernerfolg aus, wenn nicht gleichzeitig eine bewusste Änderung der Lebens- und Ernährungsweise erfolgt.

Fazit: hohes Risiko für den Jo-Jo-Effekt, weil der Körper auf Sparflamme schaltet und bei Rückkehr zur normalen Essweise umso stärker verwertet und umso schneller wieder Gewicht ansetzt!

▌ Ananas-Diät

Prinzip: Besteht nur aus einem Nahrungsmittel, der Ananas, deren Enzyme die Verdauung ankur-

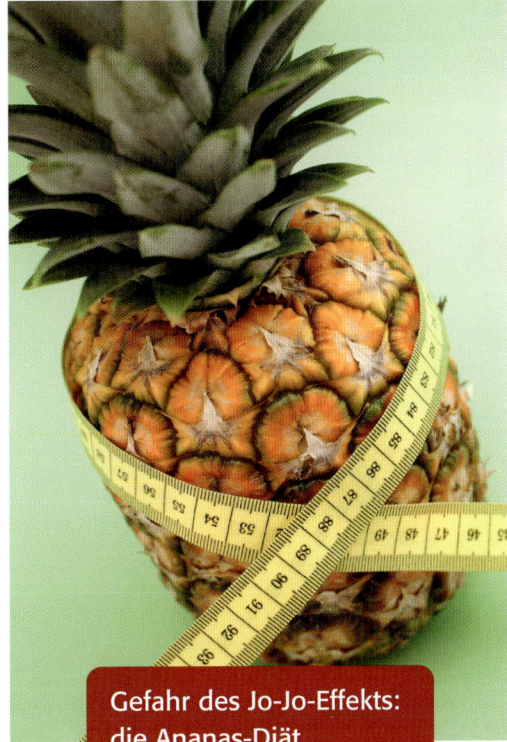

Gefahr des Jo-Jo-Effekts: die Ananas-Diät.

beln und den Stoffwechsel aktivieren. Dies vermag diese Frucht viel besser und in höherem Maße als anderes Obst oder Gemüse.

Bewertung: Aufgrund der Einseitigkeit kommt es schon nach kurzer Zeit zu einem Mangel an wichtigen Vitaminen, Mineralstoffen, Ballaststoffen und Eiweiß.
Es handelt sich hier um eine echte Crash-Diät, ähnlich wie andere Weglass-Diäten, die von Ernährungswissenschaftlern keinesfalls empfohlen werden, da sie lediglich zu einem Wasserverlust, jedoch nicht zu einem echten Gewichtsabbau führen.

Fazit: strikt abzulehnen, zu schneller Gewichtsverlust ohne langfristigen Erfolg; außerdem kein Lernerfolg, keine Änderung der Ernährungsgewohnheiten, Gefahr des Jo-Jo-Effekts.

allem an den Vitaminen D, B2, B12, an Niacin sowie den Mineralstoffen Zink, Kalzium und Jod; außerdem wird der Körper mit lebenswichtigen Fetten, unter anderen den Omega-3-Fettsäuren, sowie Proteinen langfristig unterversorgt. Auf Dauer kann dieser Nährstoffmangel der Gesundheit Schaden zufügen, zudem zieht der hohe Anteil an Ballaststoffen bei vielen Menschen Durchfall, Völlegefühl und Blähungen nach sich.

Fazit: aufgrund der Einseitigkeit sowie der schlechten Bekömmlichkeit abzulehnen.

Mengen- und kalorienreduzierte Diäten

Diese Diäten gehen von der schlichten Tatsache aus, dass Fettleibigkeit mit überhöhtem Nahrungskonsum einhergeht. So muss eine Reduktion der Portionen allmählich zu eine Normalisierung des Gewichts führen. Unbeachtet bleibt dabei, dass Übergewichtige nicht nur zu viel, sondern vor allem das Falsche essen.

▮ Rohkost-Diät

Prinzip: Sie erfreut Menschen, die nicht gerne kochen und Zeit sparen wollen; gegessen werden nur naturbelassenes Obst und Gemüse, Salate und Nüsse; auch Karotten, Paprika und Staudensellerie werden roh aufgetischt, Getreide spielt lediglich eine kleine Nebenrolle.

Bewertung: Im Rohzustand ist der Vitamingehalt von pflanzlichen Lebensmitteln am höchsten, jedoch ist das Nahrungsspektrum ziemlich limitiert, denn Kartoffeln und Hülsenfrüchte beispielsweise sind roh ungenießbar. Und Getreide wird von den meisten besser vertragen, wenn es geröstet oder gebacken wird (z. B. als Brot oder Flocken). Auch die Verwertbarkeit von Milcheiweiß erhöht sich, wenn es durch Säuren (Joghurt, Quark) oder durch Erhitzen verändert wird. Die Aufnahme von Nährstoffen ist unzureichend, es fehlt vor

▮ FdH

Prinzip: FdH steht für »Friss die Hälfte«, also von allem nur noch die halbe Portion. Es geht nicht um eine Ernährungsumstellung, auch nicht um ein striktes Diätprogramm, sondern man ernährt sich wie bisher, jedoch in reduzierter Menge. Statt zwei Riegel Schokolade isst man nur noch einen, aus einem großen Glas Bier wird ein kleines, zum halben Schweinebraten lässt man sich nur noch einen Kloß servieren.

Bewertung: Man kann sich leicht selbst beschummeln, indem man die aufgenommene Nahrungsmenge damit rechtfertigt, dass man sonst ja doppelt so viel essen würde. Wenn man von allem nur noch die Hälfte isst, nimmt man auch nur die Hälfte der Nährstoffe zu sich. FdH ist also nur dann sinnvoll, wenn man gleichzeitig

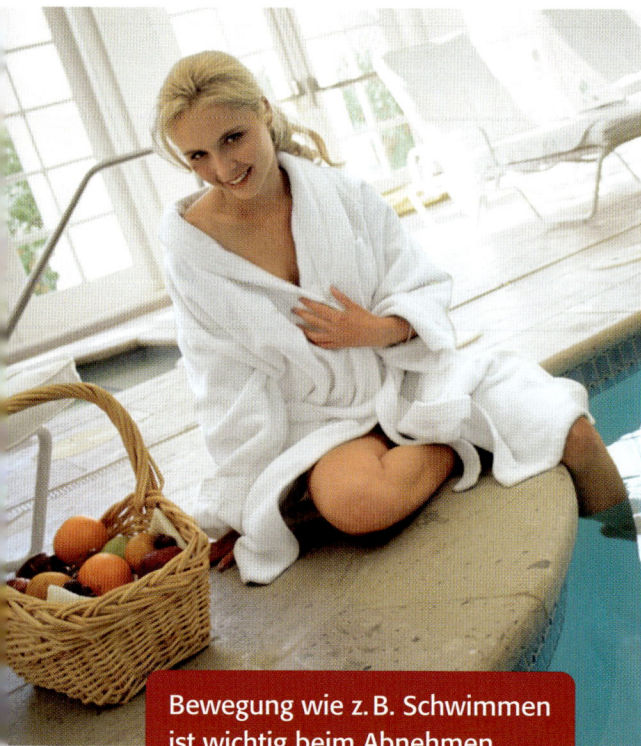

Bewegung wie z. B. Schwimmen ist wichtig beim Abnehmen.

eine Ernährungsumstellung auf gesunde Speisen vornimmt und zusätzlich reichlich trinkt. Denn wer weiterhin hauptsächlich Pommes und Burger isst, tut seiner Gesundheit und seinem Gewicht langfristig keinen Gefallen.

Fazit: sehr einfach und praktisch in der Durchführung, jedoch keine Lernerkenntnis und Gefahr des Jo-Jo-Effekts.

■ Kalorienzählen

Prinzip: basiert darauf, dass man anhand von Tabellen den Kaloriengehalt der Nahrungsmittel ermittelt und dann addiert; man soll mindestens den Grundumsatz zu sich nehmen, das heißt die Menge, die der Körper im Ruhezustand verbrennt; zum Gesamtbedarf kommen dann noch die verbrauchten Kalorien aus Bewegung und Sport dazu. Kalorienrechner vereinfachen das Berechnen.

Bewertung: Auf Kalorien zu achten kann den Abnehmerfolg zwar unterstützen, jedoch ist diese Methode sehr mühsam und frustrierend, außerdem bringt sie keinen Essensgenuss; durch das ständige Kalorienzählen verliert man andere wichtige Faktoren wie beispielsweise die Nährstoffe aus den Augen. Manche kalorienreichen Nahrungsmittel wie etwa Avocados sind vitalstoffreich und aufgrund ihrer essenziellen Fettsäuren echte Fatburner. Sie würden das tägliche Kalorienkonto sehr schnell auffüllen, daher vermeidet man solche gesunden Früchte dann eher. Das Zählen allein macht nicht schlank – im Gegenteil, es verursacht zusätzlichen Stress. Wichtiger ist es, sich einen guten Überblick über die Nährstoffgehalte der einzelnen Nahrungsmittel zu verschaffen und diese überdies nach ihrer Energiedichte (siehe Seite 46 f.) auszuwählen. Hinzu kommt, dass es gar nicht so einfach ist, den genauen Kaloriengehalt der Speisen zu bestimmen. Beim Prozess der Ernährungsumstellung ist das lästige Kalorienzählen also eher von Nachteil. Viel wertvoller sind Sport, Bewegung und andere angenehme Freizeitvergnügen.

///Diäten ohne Verzicht //////////

Bestimmte Diäten wie beispielsweise die Brigitte-Diät oder die Fit-for-Fun-Diät setzen auf genussvolles Essen ohne Verzicht und achten auf eine gesunde, ausgewogene Auswahl von Nahrungsmitteln sowie eine Reduktion von gesättigten Fetten und Zucker. Im Grunde genommen sind solche Diäten keine wirklichen Diäten, sondern sie bieten einen gut ausbalancierten Speiseplan, der nach ernährungswissenschaftlichen Erkenntnissen sehr zu empfehlen ist.

Fazit: viel zu komplizierte Methode, nimmt den Spaß am Essen.

■ Formula-Diäten

Prinzip: Man spart sich Kochen und Einkauf, es wird einfach nur ein Pulver eingerührt – fertig. Viele mögen diesen einfachen Weg zur angeblichen schlanken Linie, die Kost ist industriell hergestellt, ihre Nährstoffzusammensetzung gesetzlich geregelt. Der Grundbedarf an Nährstoffen einschließlich der Vitamine und Mineralstoffe ist gedeckt, man nimmt täglich zwischen 800 und 1200 kcal zu sich.

Bewertung: Diese Diäten bringen nichts, da keine langfristige Ernährungsumstellung erlernt wird. Meist hält die Gewichtsreduktion nur kurzzeitig an, da man hinterher schnell wieder in alte Verhaltensmuster verfällt. Die Nahrung ist eintönig, das Essen ist keine Gaumenfreude. Nicht selten tritt Verstopfung auf, da es an Ballaststoffen fehlt.

Fazit: nur unter ärztlicher Kontrolle bei massiver Fettsucht zu empfehlen, außerdem unbedingt in Kombination mit einem Verhaltenstraining und einer guten Ernährungsberatung.

Stressfrei abnehmen – so klappt's!

Ihre Schlankheitsformel ist ganz einfach. Sie lautet: »Seelenbalance plus gesunde Ernährung plus viel Bewegung«. Das ist alles. Diese Formel führt Sie zum Ziel – garantiert!

Das ganzheitliche Prinzip

Eigentlich wissen wir alle ziemlich genau, was uns guttut, und wir wissen auch, was uns schadet. Uns ist klar, dass eine entspannte, stressfreie Gestaltung des Alltags für unser Seelenheil eine zentrale Bedeutung hat, dass wir ausgeglichener und lockerer sind, unsere Arbeit konzentrierter erledigen können und freundlicher mit unseren Mitmenschen umgehen, wenn wir uns immer wieder Pausen gönnen. Tun wir dies jedoch nicht, jagen wir völlig gehetzt von einem Termin zum anderen, gönnen wir uns keine Unterbrechung bei unserer Arbeit, so reagieren wir irgendwann gereizt auf jede Person, die auch nur in unsere Nähe kommt.

Wir können dann womöglich nachts vor lauter Grübeln und Gedankenkreisen nicht mehr schlafen und sind tagsüber umso schlechter gelaunt.

■ Bewegung bringt gute Laune

Uns ist es außerdem bewusst, dass regelmäßige Bewegung unseren Organismus stärkt, unsere Muskeln aufbaut, Kreislauf und Stoffwechsel in Schwung hält und unser Gehirn mit »Glückshormonen« durchflutet, die uns frisch und fröhlich machen.

Aber auf der anderen Seite rosten wir im wahrsten Sinne des Wortes ein, wenn alles in uns ins Stocken gerät, wenn wir tagtäglich nur noch vor dem Computer oder dem Fernseher sitzen und jeden Kilometer mit dem Auto statt zu Fuß zurücklegen.

■ Frischkost hält fit

Wir sind uns im Klaren, dass eine ausgewogene Kost auf der Basis von viel frischem Obst und Gemüse, Milch- und Vollkornprodukten sowie Fisch und magerem Fleisch unserem Körper jede Menge Nähr- und Vitalstoffe liefert, die uns vor Krankheiten und Gebrechen schützen – gemäß dem Motto »Der Mensch ist, was er isst«.

Dass aber Fritten, Hamburger, Bockwurst, Chips und Süßigkeiten uns eher krank machen, haben wir auch gelernt und womöglich schon am eigenen Leib erfahren.

Prinzipien für das Wohlfühlgewicht

Es gibt ganz bestimmte wichtige Grundprinzipien, ja man könnte sogar sagen Naturgesetze, die dem Leben übergeordnet und dafür verantwortlich sind, ob es uns gut geht oder nicht.

Diese sind ganzheitlich (holistisch) ausgerichtet, das heißt, ein Prinzip kommt ohne das andere nicht aus. Nur wenn eine Synergie zwischen ihnen besteht, wenn sie alle möglichst perfekt zusammenwirken, bilden sie eine Einheit. So gehören eben auch die drei großen Faktoren »Seelenbalance, gesunde Ernährung, viel Bewegung« zusammen. Sie gewährleisten unser seelisch-leibliches

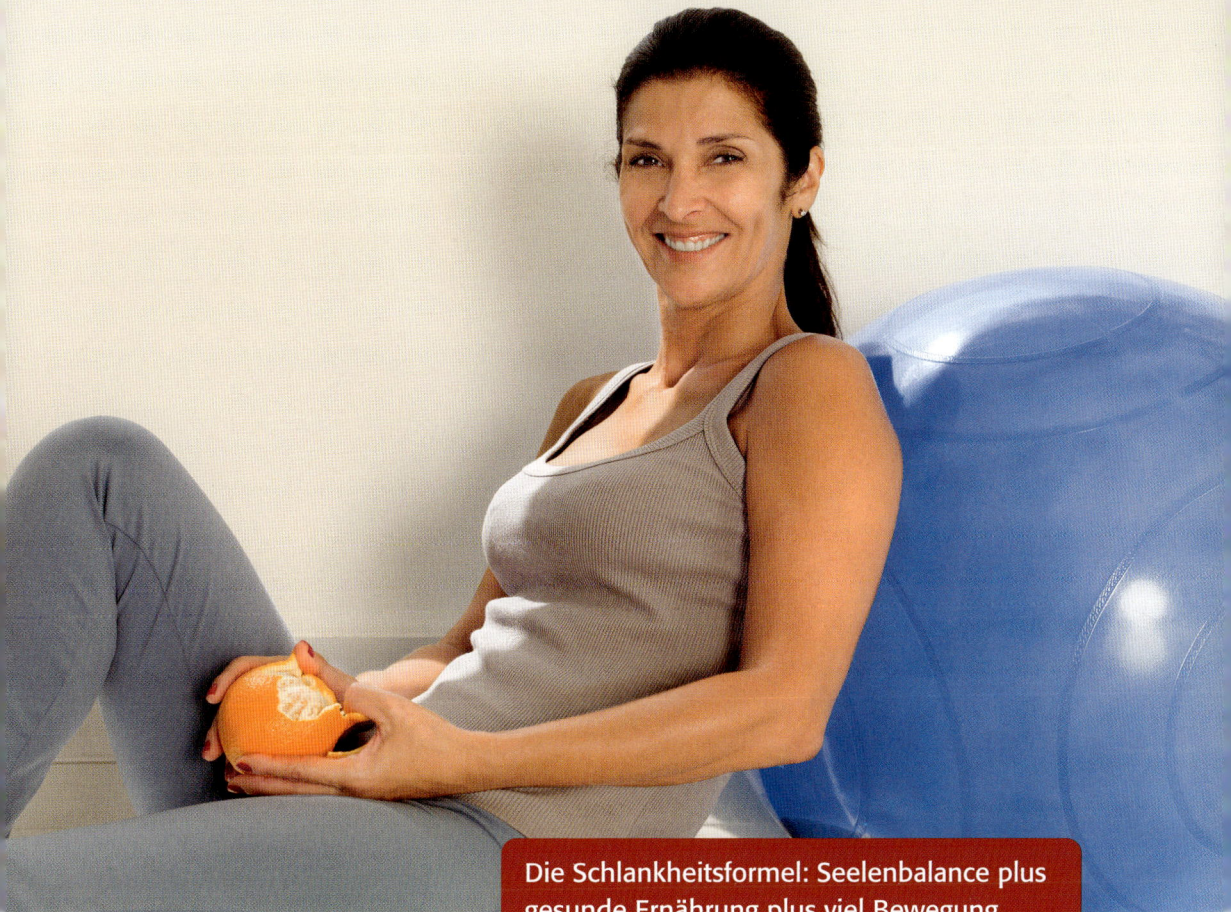

Die Schlankheitsformel: Seelenbalance plus gesunde Ernährung plus viel Bewegung.

Wohl und ermöglichen es uns, dass wir zu unserem natürlichen, gesunden Gewicht finden.

Die drei Säulen der Gesundheit

Dass diese Einheit ganz wichtig ist, wussten schon die alten Griechen. Von ihnen stammt nämlich das Wort »Diaita«, von dem sich unser Begriff Diät ableitet. Es heißt ganz einfach »Lebensweise«. Die Menschen in der Antike meinten damit alles, was unserer Gesundheit zugutekommt. Auch all die anderen großen Kulturen, die bedeutende Gesundheitslehren entwickelten, hatten und haben dies als Ziel, die Inder beispielsweise mit ihrer Lehre des Ayurveda oder die Chinesen mit der jahrtausendealten Traditionellen Chinesischen Medizin (TCM). Jede dieser Lehren, ebenso die naturheilkundlichen wie etwa die von Pfar-

rer Sebastian Kneipp oder von der Äbtissin Hildegard von Bingen, schenkt dem ganzheitlichen Prinzip mit den drei Säulen Seelenbalance, Ernährung und Bewegung allergrößte Beachtung.

Ihr persönliches Fett-weg-Programm

Auf den folgenden Seiten dieses Ratgebers erfahren Sie, wie Sie die drei wichtigen Faktoren »Seele«, »Ernährung« und »Bewegung« auf gesunde und harmonische Weise in Ihrem Leben etablieren können. Dabei erhalten Sie eine Vielzahl von Infos, Tipps, Übungen und Rezepten, die es Ihnen ermöglichen, Ihr ganz individuelles, auf Ihre

Vorlieben und Bedürfnisse zugeschnittenes Programm zusammenzustellen. Denn welche Art von Entspannung uns besonders guttut, was wir als richtig lecker empfinden und welche Bewegungsform uns in Schwung bringt und Spaß macht, hängt natürlich vom jeweiligen Typ ab. Jeder ist anders, und das Schlankheitsprogramm Ihrer besten Freundin kann ganz anders aussehen als Ihres.

■ Der Seelenfaktor

Unser heutiges Verständnis von Diät bezieht sich auf die Kombination von oder den Verzicht auf bestimmte Lebensmittel, aufs Zählen von Kalorien, auf die Einnahme bestimmter Pulver bzw. Tabletten und vieles mehr. Wenn wir aber schon von Diät sprechen wollen, dann sollten wir dies in einem ganz anderen Zusammenhang tun. Dann sollten wir ihn dort verwenden, wo er wirklich seine Berechtigung hat, wo der Startpunkt fürs Zu- oder Abnehmen liegt, wo die Weichen fürs Dick- oder Schlanksein gestellt werden: nämlich in unserem Kopf! Denn Schlankwerden beginnt nirgendwo anders als dort. Und so kann man mit Fug und Recht sagen: Die wichtigste Diät ist die Diät der Gedanken! Und dass diese »frei« wie im Volkslied seien meint nur, wer nie versucht hat, von eingefahrenen Denkmustern fortzukommen.

■ Programmieren Sie sich um

Sein Wohlfühlgewicht zu erreichen bedeutet, in einen ganz bestimmten mentalen Prozess einzutreten, sein Unterbewusstsein langfristig und stabil neu zu programmieren. Das klingt nicht ganz einfach, ist es aber. Über die Steuerung unserer Gedanken beeinflussen wir auch die in der Tiefe verborgenen Schichten unseres Gehirns, den Bereich unseres Unterbewusstseins. Er ist natürlich viel schwerer zugänglich als unsere bewussten Gedanken. Jedoch kann man ihn durch beständige, konsequente Impulse längerfristig in eine andere, erwünschte Richtung lenken. Dies braucht allerdings etwas Zeit, die Sie sich unbedingt gönnen sollten.

Mit Impulsen sind positive Gedanken und Gefühle gemeint, die man durch positive Imaginationen (Vorstellungen) vom eigenen Ich hervorrufen kann. Denken Sie nicht mehr dauernd daran, dass Sie dick sind, weil das nämlich dazu führt, dass sich in Ihrem Kopf das körperliche Gefühl des Dickseins einnistet. Programmieren Sie Ihren Geist um, stellen Sie sich immer wieder Ihre schlanke Silhouette vor, spüren Sie, wie Ihr Körper schön und leicht ist. Ihr Gehirn wird sich an diese Vorstellung immer mehr gewöhnen, so dass es nach einiger Zeit nur noch die Hunger- und Sättigungssignale aussendet, die Ihrem

///Das meint die Psychoneuroimmunologie ///////////////////////

Psychoneuroimmunologie ist das Zusammenspiel von Seele, Nerven und Immunsystem sowie Kreislauf und Stoffwechsel. Es handelt sich also um ein ganzheitliches System von Körper-Geist-Seele, die in ganz enger Wechselbeziehung zueinander stehen und sich gegenseitig beeinflussen. Es gibt beispielsweise Studien mit Menschen, die sich mental auf Gesundheit und Wohlbefinden programmiert und sich selbst mit schönen Suggestionen motiviert hatten, was zur Folge hatte, dass in ihrem Blut dann tatsächlich viel mehr Abwehrzellen messbar waren als bei einer Kontrollgruppe ohne positive Einstellung. Dies kann man auf alle Lebensbereiche übertragen, auch aufs Körpergewicht. Wer sich schlank denkt, kurbelt andere Neurotransmitter in seinem Gehirn an, aktiviert ganz andere Hormone und Stoffwechselfaktoren als jemand, der sich dick denkt. Also noch einmal: Schlankwerden beginnt im Kopf!

Wunschgewicht entsprechen, bis Sie schließlich wirklich abnehmen.

Das Gehirn überlisten

Vielleicht sagen Sie jetzt, dies sei ein billiger Selbstbetrug, eine reine Illusion. Eine Illusion ist es zunächst tatsächlich, denn die Vorstellung, dass man beispielsweise Größe 36 oder 38 trägt, stimmt ja nicht mit der traurigen Wirklichkeit überein, die vielleicht eher einer Größe 44 oder 46 entspricht.

Aber genau das ist der Trick, das ist genau die Information, die das Gehirn benötigt, um eine neue Programmierung zu akzeptieren und schließlich auch in die Realität umzusetzen. Über die bewusste, vom Willen gesteuerte Gedankenzentrale regen Sie auf diese Weise Ihre unbewussten Hirnregionen an, die wiederum alle vegetativen Zentren und Nervenbahnen beeinflussen, welche für die Nahrungsaufnahme, die Verdauungsfunktionen, das Hunger- und das Sättigungsgefühl sowie letztendlich für Ihr gesamtes Wohlbefinden und Ihre innere Harmonie verantwortlich sind.

Hungerfantasien Einhalt gebieten

Dieser Trick ist auch für die Essgelüste selbst anzuwenden, er funktioniert garantiert. Er muss nur im richtigen Moment zum Einsatz kommen. Ein großer Feind der erfolgreichen Gewichtsabnahme ist der Umstand, dass die Betroffenen dauernd nur ans Essen denken müssen, vor allem wenn sie gerade versuchen, eine strikte Diät einzuhalten. Während sie vor einem kalorienarmen Salat sitzen, sind sie in ihren Gedanken ganz erfüllt von dem Genuss eines fetten Bratens oder eines Eisbechers. Und je krampfhafter sie ihre unbändige Lust in den Griff bekommen wollen, umso größer wird der Wunsch nach dem »Verbotenen«. Die Tatsache und das Wissen darum, dass gerade diese leckeren Speisen ungesunde Dickmacher sind, nützen überhaupt nichts. Die prachtvollen Bilder der kulinarischen Verführer sind so dominierend, dass die unerfüllte Lust darauf immer

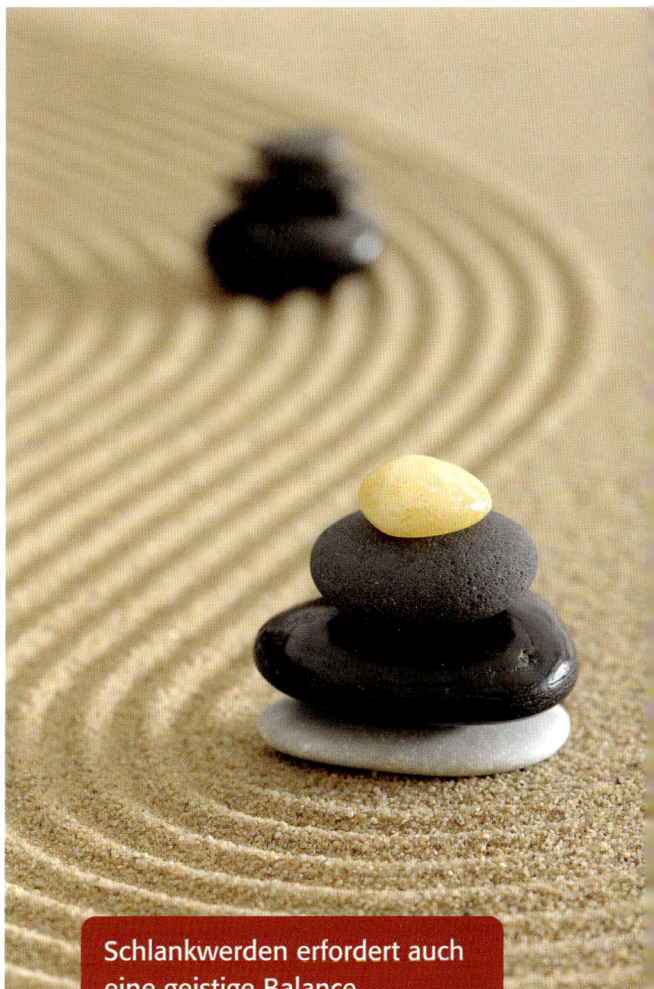

Schlankwerden erfordert auch eine geistige Balance.

stärker wird und in der fatalen Hungerfantasie wahre Kapriolen schlägt.

Die Vorstellungen von Nahrungsmitteln beeinflussen also grundsätzlich sehr stark das Essverhalten. Dicke Menschen sehen Sahnetorten, Schokolade und Schweinebraten in ganz großen Bildern vor ihrem inneren Auge, ja sie verschmelzen förmlich damit, während Schlanke derlei Köstlichkeiten eher als unbedeutende Nebensache ansehen, so dass diese mit ihrem Körper und ihrem Körpergefühl nicht wirklich verbunden sind.

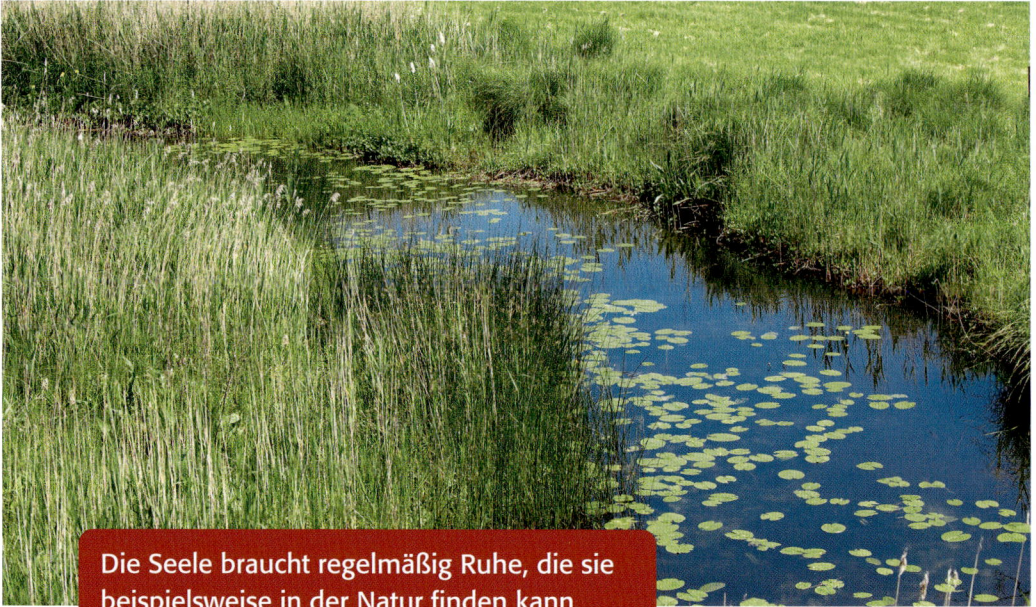

Die Seele braucht regelmäßig Ruhe, die sie beispielsweise in der Natur finden kann.

Genau das macht es aus, genau das lässt die Schlanken schlank und die Dicken dick sein. Nein, das ist kein Humbug, sondern es lässt sich mit den Erkenntnissen der Hirnforschung und den Forschungen aus der Psychoneuroimmunologie wirklich untermauern (siehe Kasten S. 32).

■ Den Tag bewusst gestalten

Mental befinden Sie sich nun schon auf dem Schlankheitsweg. Sie haben Ihre geistige Energie, Ihre Gedanken und Vorstellungen entsprechend programmiert. Geben Sie nun auch Ihrer Seele das, was Sie braucht, damit Sie in einen Zustand innerer Ruhe und Ausgeglichenheit kommen. Dafür ist zunächst ein gewisses Gleichmaß in der Gestaltung Ihres Alltags notwendig, nach dem Motto »Carpe diem«, »pflücke/nutze den Tag«. Diese lateinische Redewendung aus einer Ode des römischen Dichters Horaz (65–8 v. Chr.) will dazu auffordern, keinen Tag der Woche ungenutzt verstreichen zu lassen, sondern jeden bewusst und sinnerfüllt zu leben sowie für das eigene Wohl zu nutzen. Wenn Ihnen das gelingt,

dann wird sich das auch in Ihrem Äußeren widerspiegeln.

Ganz wichtig für Ihre innere Balance, für Gesundheit und Wohlbefinden, ist eine Regulierung des natürlichen Rhythmus von Schlafen und Wachsein, von Anspannung und Entspannung, Konzentration und Relaxation, (Arbeits-)Leistung und (Ruhe-)Pausen.

Dieses natürliche Wechselspiel zwischen Aktivität und Passivität wird hauptsächlich vom vegetativen Nervensystem gesteuert, das Sie selbst ganz gezielt durch Ihr Verhalten beeinflussen können – positiv wie negativ.

■ Strukturen bringen Ruhe

Wenn Sie Ihren Alltag gut strukturieren, bringen Sie Ruhe und Ausgeglichenheit in Ihr Leben. Sie können sich dann bewusst und voller Freude den Dingen zuwenden, die Ihnen Spaß machen, Ihnen guttun und Ihre Gesundheit fördern. Das soll natürlich nicht heißen, dass Sie nur noch Ihren Hobbys nachgehen und Ihre täglichen Aufgaben und Pflichten wie Job, Haushalt und Familie vernachlässigen sollen. Hektische Momente, die Sie ganz und gar fordern, werden sich nie ganz umgehen lassen, auch Kummer und Sorgen kann man nicht einfach abstreifen.

Wenn Sie aber achtsam mit sich selbst umgehen und auch in Zeiten der höchsten Anspannung sich selbst nicht aus dem Blick verlieren und immer wieder zu Ihrem eigenen Lebensrhythmus zurückfinden, dann wird es Ihnen gut gehen.

Kein Kummer – kein Speck

Eine gute Ökonomie in der Alltagsgestaltung sowie ein Bewusstsein für die wichtigen und nützlichen Dinge lassen Stress, Frustration und Beschwerden aller Art gar nicht erst aufkommen. Dies vermeidet außerdem auch Übergewicht. Denn wer gut entspannen kann, wer sich Pausen gönnt und sein Leben in Harmonie gestaltet, erliegt nicht der Versuchung, Stress durch übermäßiges Essen abzubauen.

Es kann nämlich schnell zu einem festgefahrenen Verhaltensmuster werden, wenn man sich durch Nahrungszufuhr entspannt oder damit gar Sorgen und Konflikte zu verdrängen versucht, sich bei Kummer trösten und vor Verletzungen schützen will. Derlei Programmierung wieder zu ändern ist oft sehr schwer. Daher spricht der Volksmund auch gerne vom berühmten Kummerspeck, der nun erst recht kein Trost ist.

Die passende Entspannungsmethode

Eine Entspannungstechnik, die genau zu Ihrem Typ passt und Ihrem Wesen gerecht wird, vermag dazu beizutragen, ein solches negatives Verhaltensmuster zu durchbrechen oder gar aufzulösen. Sie vertreibt den Kummerspeck, da sie hilft, die Stressfaktoren, die dem Organismus so zusetzen, sowie negative Empfindungen, etwa Niedergeschlagenheit, Traurigkeit, Gereiztheit und innere Unruhe, abzuleiten.

Eine typgerechte Entspannung ist gerade deshalb wichtig, weil nicht jeder auf die gleiche Weise zu innerer Ruhe und Gelassenheit findet. Der eine kann gut die Seele baumeln lassen, indem er sich im Liegestuhl auf eine Meditationsreise begibt. Der andere braucht vielleicht eher körperliche Bewegung, um abzuschalten, beispielsweise einen Spaziergang, eine sportliche Aktivität oder die Arbeit im Garten. Wieder andere gelangen nur durch gezielte Übungen wie etwa beim Yoga oder Qigong zu innerer Harmonie, und manche finden zu seelischem Ausgleich, indem sie ein Konzert besuchen oder ein interessantes Buch lesen. Fazit: Schenken Sie also Ihrer Psyche die Aufmerksamkeit, die sie verdient, und bewahren Sie sie vor Stressfaktoren wie Überforderung, sorgenvollem Grübeln und unterdrückten Gefühlen. Halten Sie Ihr Yin und Yang, die beiden gegensätzlichen Pole, stets im Einklang

///So gleichen Sie Ihre Seele aus /////////////////////////////////////

/ Sorgen Sie für einen geordneten Tagesablauf mit regelmäßigen Zeiten fürs Aufstehen, Essen und Zubettgehen.

/ Erledigen Sie immer nur eine Aufgabe.

/ Machen Sie mindestens alle zwei Stunden oder wenn ein Arbeitsteil abgeschlossen ist, eine kleine Pause.

/ Tun Sie sich täglich etwas Gutes.

/ Erfreuen Sie sich an schönen Dingen, etwa Ihrer Lieblingsmusik, einem guten Buch oder einem entspannenden Bad.

/ Machen Sie regelmäßig und immer zur gleichen Zeit Ihre Entspannungsübungen. Bewährte Techniken finden Sie in diesem Buch ab Seite 38.

/ Achten Sie auf ausreichend Schlaf.

Test – Wie seelisch ausgeglichen sind Sie?

Sind Sie im Einklang mit sich und der Welt? Oder fühlen Sie sich gehetzt, getrieben und völlig aus dem Gleichgewicht? Dieser Test gibt Ihnen Aufschluss und ermöglicht Ihnen eine Selbsteinschätzung.

1

◆ Es gibt manchmal Tage, an denen mir alles über den Kopf wächst und ich nicht mehr so recht weiß, wo ich anfangen und wo ich aufhören soll.

■ Ich fühle mich schon lange überfordert, schaffe es nicht einmal mehr, wichtige Aufgaben termingerecht zu erledigen.

● Ich empfinde meine Arbeit nicht als Belastung, sondern als Bereicherung. Wenn die Termine sich mal überschlagen, erledige ich die Aufgaben nach ihrer Dringlichkeit, manches muss eben warten.

2

◆ Es passiert mir schon hin und wieder, dass ich mir viel zu viel auflade und ohne Unterbrechung durcharbeite.

■ Ich mache ständig mehrere Dinge gleichzeitig und gönne mir keine Pausen.

● Es ist mir wichtig, meine Aufgaben konzentriert zu erledigen und zwischendurch etwas auszuruhen, um wieder Kraft zu tanken.

3

◆ An manchen Tagen erscheint mir alles sinnlos und leer, aber das ist kein seelischer Dauerzustand, sondern vergeht auch wieder.

● Ich empfinde mein Leben als reich und glücklich.

■ Ich fühle mich schon lange schlecht, bin frustriert und traurig.

4

■ Ich grübele viel und hadere mit mir selbst.

◆ Konflikte und Sorgen plagen mich manchmal über längere Zeit, aber dann kann ich auch wieder loslassen.

● Ich weiß, dass ich bestimmte Dinge nicht ändern kann, und habe einfach das Vertrauen, dass sich letztlich alles zum Guten entwickelt.

5

◆ Bei Problemen, die mich belasten, telefoniere ich lange mit meiner besten Freundin, um wieder ruhiger zu werden.

■ Wenn ich Sorgen oder Stress habe, trinke ich Alkohol, um abzuschalten, oder flüchte mich mit einer Tüte Chips vor den Fernseher.

● Ich verfüge über bewährte Entspannungstechniken wie Meditation, die mir besonders in belastenden Situationen gut helfen.

6

● Für die innere Ordnung brauche ich auch die äußere Ordnung. Deshalb achte ich auf Regelmäßigkeit im Alltag, sogar weitgehend an den Wochenenden und in den Ferien.

◆ Manche Tage laufen bei mir gut, und ich komme mit allem klar. Dann wieder gerät alles aus den Fugen, und jegliche Struktur ist dahin.

■ Mein Tagesrhythmus ist eigentlich immer unregelmäßig, so auch meine Schlafenszeiten.

7

● Ich merke, dass sich andere Menschen freuen, wenn sie mich sehen, und ich gehe gerne offen und freundlich mit meinen Mitmenschen um.

■ Ich werde von anderen angesprochen, weil ich so unausgeglichen und unleidlich bin.

◆ Es gibt Phasen, da kann ich andere Menschen nicht gut ertragen, dann wieder bin ich gesellig und aufgeschlossen.

■ Ich bin schon lange Zeit nervös, gereizt und ungeduldig, bereits Kleinigkeiten regen mich auf.
◆ Hin und wieder haben es meine Mitmenschen schwer mit mir, da ich öfter mal aus der Haut fahre oder mürrisch wirke.
● Wenn ich mal schlechte Laune habe, gehe ich in mich und versuche, sie nicht an anderen auszulassen.

■ Auswertung

Zählen Sie zunächst zusammen, wie viele Symbole Sie bei den einzelnen Fragen angekreuzt haben, und lesen Sie dann, wie es um Ihre seelische Balance bestellt ist:

Überwiegend ●

Glückwunsch! Sie verfügen über eine vollkommen ausgeglichene Seelenlage, die es Ihnen ermöglicht, immer wieder den richtigen Kurs in Ihrem Leben einzuschlagen und einen vernünftigen Lebensrhythmus mit einem gesunden Wechselspiel zwischen Aktivität und Ruhe beizubehalten. In der Traditionellen Chinesischen Medizin entsprechen Sie damit dem Menschentyp, bei dem Yin und Yang in Einklang stehen. Dadurch haben Sie den besten Schutzwall gegen Stress jeglicher Art. Und Sie verfügen über die besten psychischen Voraussetzungen für ein erfolgreiches Schlankheitsprogramm!

Überwiegend ◆

In bestimmten Phasen, vielleicht sogar über viele Wochen und Monate hinweg, geht es Ihrer Psyche eigentlich prima. Sie fühlen sich im Gleichgewicht, kommen gut mir Ihren Mitmenschen aus, sind in der Lage, Ihre Seele baumeln zu lassen und sich mit angenehmen Dingen wie einem entspannenden Bad oder der Lektüre eines interessanten Buches zu verwöhnen. Aber es gibt dann auch immer wieder mal Zeiten, in denen Sie gar nicht mit sich im Reinen sind und alles aus dem Ruder zu laufen scheint – vielleicht aufgrund größerer Arbeitsbelastung oder durch Probleme im Job und/oder in der Familie. In diesen Perioden fällt es Ihnen schwer, ein gutes Stressmanagement aufrechtzuerhalten, die Schwierigkeiten überrollen Sie wie eine Lawine, und Sie fühlen sich überfordert.

Nehmen Sie sich in Phasen erhöhten Stresses immer wieder kleine Auszeiten, in denen Sie Ihre Gedanken sortieren, sich einen (Arbeits-)Plan machen und sich Ihrer Kraftressourcen besinnen, die ja zweifellos vorhanden sind. Versuchen Sie, gerade jetzt ganz bewusst so oft wie möglich zu entspannen, und bauen Sie beispielsweise kleine Meditationsübungen in Ihren Alltag ein.

Überwiegend ■

Ihr Seelenwohl befindet sich eindeutig in der Schieflage. Wahrscheinlich ist Ihr Leben eine ziemliche Hetzjagd von Termin zu Termin. Eine Pause einlegen, Ruhe finden, abschalten – das alles sind wohl eher Fremdwörter für Sie. Bestimmt schlafen Sie auch nicht gut, wahrscheinlich haben Sie Schwierigkeiten beim Einschlafen aufgrund des vielen Grübelns. Am nächsten Tag wachen Sie dann wie gerädert auf und können sich nicht gut auf Ihre Arbeit konzentrieren. Werden Sie womöglich von Heißhungerattacken heimgesucht, drängt es Sie oft in Richtung Kühlschrank, weil Ihnen der Stress über den Kopf wächst und Sie sich durch Nahrung trösten wollen? Achtung – Sie befinden sich in der Kummerspeck-Falle! Was Sie unbedingt brauchen, ist ein vernünftiges Zeitmanagement mit vielen Pausen zwischendurch, in denen Ihr Körper, Ihre Seele und Ihr Geist zur Ruhe kommen dürfen. Verteilen Sie Ihre Arbeit gleichmäßig über den Tag, und planen Sie gezielt kleine Inseln der Stille mit ein. Schalten Sie Reize, die Sie noch zusätzlich belasten, etwa Fernseher, laute Musik im Radio etc., aus, und nehmen Sie sich Zeit für Entspannendes: Lesen Sie ein schönes Buch, gönnen Sie sich ein wohltuendes Bad, gehen Sie spazieren. Achten Sie ganz besonders darauf, dass Sie nicht mehrere Dinge gleichzeitig tun.

Die besten Seelen-balancer im Überblick

Autogenes Training

Methode: konzentrative Selbstentspannung nach Dr. J. H. Schultz
Wirkung: entspannt den ganzen Körper; beeinflusst Muskulatur, Blutgefäße, Herz, Atmung, Bauchorgane und Kopf
Typ: wer rasch zwischendurch im Alltag abschalten will

Yoga

Methode: ganzheitlicher Heilweg mit Körperübungen (Asanas) und Atemübungen (Pranayama)
Wirkung: bringt Körper und Seele in Einklang
Typ: wer Blockaden lösen und über den Körper zu seelischer Ausgeglichenheit finden möchte

Qigong

Methode: lässt die Kraft sanfter Bewegungen erleben
Wirkung: bringt Körper, Geist und Seele in Balance
Typ: wer feste Rituale oder Bewegungsabläufe mag

Progressive Muskelentspannung

Methode: durch Anspannung und Entspannung dem Alltagsstress entgegenwirken – nach Edmund Jacobson
Wirkung: reduziert die allgemeine Muskelspannung
Typ: wer auf einfache Weise eine bewusste Körperwahrnehmung erzielen und entspannen will

Meditation

Methode: durch Konzentration beispielsweise auf ein Objekt in eine tiefe Versenkung gelangen
Wirkung: führt zur absoluten Entspannung und innerer Stille
Typ: wer sich der Spiritualität öffnen will

Achtsamkeitsübung

Methode: im Hier und Jetzt leben, jeden Moment bewusst wahrnehmen
Wirkung: bringt mehr Zeit; hilft, den Alltag aufmerksam und ohne Hektik zu bewältigen
Typ: wer in jeder Sekunde seines Daseins entspannt sein will

Bewegung

Methode: z. B. spazieren gehen oder Sport treiben
Wirkung: lockert den Körper, macht den Geist frei
Typ: wer in der Natur etwas für sein körperliches und seelisches Wohlbefinden tun möchte

Kreative Tätigkeit

Methode: Malen, Basteln, Schreiben, Musizieren, Komponieren etc.
Wirkung: befreit vom Alltagsstress, lässt die Energien fließen
Typ: wer gerne gestalterisch tätig und in Kontakt mit seiner inneren Quelle ist

Intellektuelle Tätigkeit

Methode: Lesen, Musikhören, Forschen etc.
Wirkung: fördert die Konzentration, befreit von belastenden Gedanken
Typ: wer es liebt, einer geistigen Beschäftigung nachzugehen

Verwöhnprogramm für die Sinne

Methode: Baden, Massage, Aromatherapie, Heilen mit Farben, Zärtlichkeit
Wirkung: entspannt und streichelt die Seele
Typ: wer es genießt, seinen Körper zu spüren und zu umsorgen

▮ Der Ernährungsfaktor

Wenn Sie sich optimal ernähren, dann sind Sie genau auf dem richtigen Weg zu Gesundheit und Wohlbefinden. Sehen Sie Ihre Nahrungsmittel als Ihre Heilmittel an, die Ihnen Vitalität, eine schöne Ausstrahlung und eine gute Figur schenken. Ganz wichtig für die Auswahl der Speisen sind natürlich die richtige Mischung und die richtige Menge! Ernährungswissenschaftler sprechen von einer ausgewogenen Ernährung. Was heißt das genau? Im Grunde ist die ausgewogene tägliche Kost das Gegenteil einer einseitigen Ernährung, die leider trotz des Überflusses und Überangebots an Lebensmitteln von vielen Menschen praktiziert wird. Sie essen zu viel Fleisch, zu viele Süßigkeiten, zu viel Fastfood und zu viel Konservenkost. Eine ausgewogene Ernährung ist natürlich etwas ganz anderes, sie ist abwechslungsreich, nutzt die Vielfalt, die uns die Natur bietet, und enthält alle wichtigen Nähr- und Vitalstoffe, die unser Organismus braucht, um optimal zu funktionieren und gesund zu sein. Bestimmt kennen Sie diese Nahrungsbausteine schon weitgehend, trotzdem hier noch einmal eine Übersicht:

/ **Eiweiß:** Das ist eine wichtiger Stoff, den der Organismus vor allem für den Aufbau von Substanzen wie Muskelfasern, Enzymen, Hormonen etc. benötigt. Trotzdem sollten nur etwa 15 Prozent der gesamten Kalorienmenge aus Eiweiß bestehen. Zu viel davon belastet den Körper nämlich. Gute pflanzliche Eiweißquellen sind Brot und andere Getreideprodukte, auch Kartoffeln, Nüsse und Hülsenfrüchte. Ideale tierische Lieferanten sind Fisch, mageres Fleisch, Milch und Milchprodukte.

/ **Kohlenhydrate:** Sie sind die wichtigsten Energielieferanten und bringen schnell Energie. Sie sollten etwa die Hälfte der täglichen Kalorienmenge ausmachen.

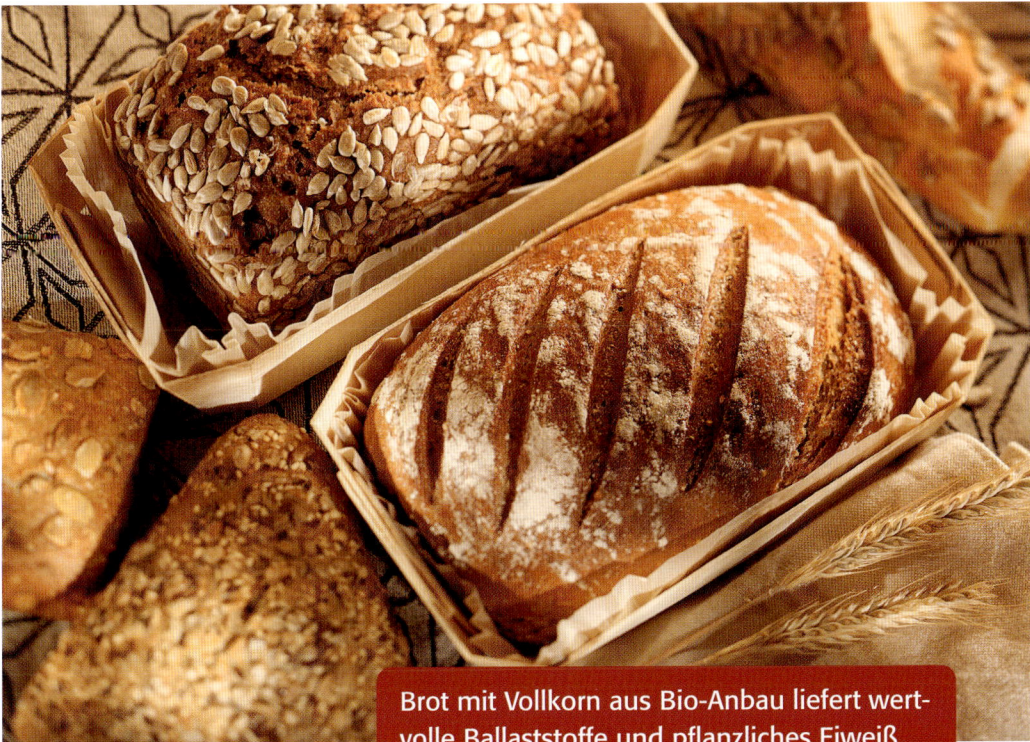

Brot mit Vollkorn aus Bio-Anbau liefert wertvolle Ballaststoffe und pflanzliches Eiweiß.

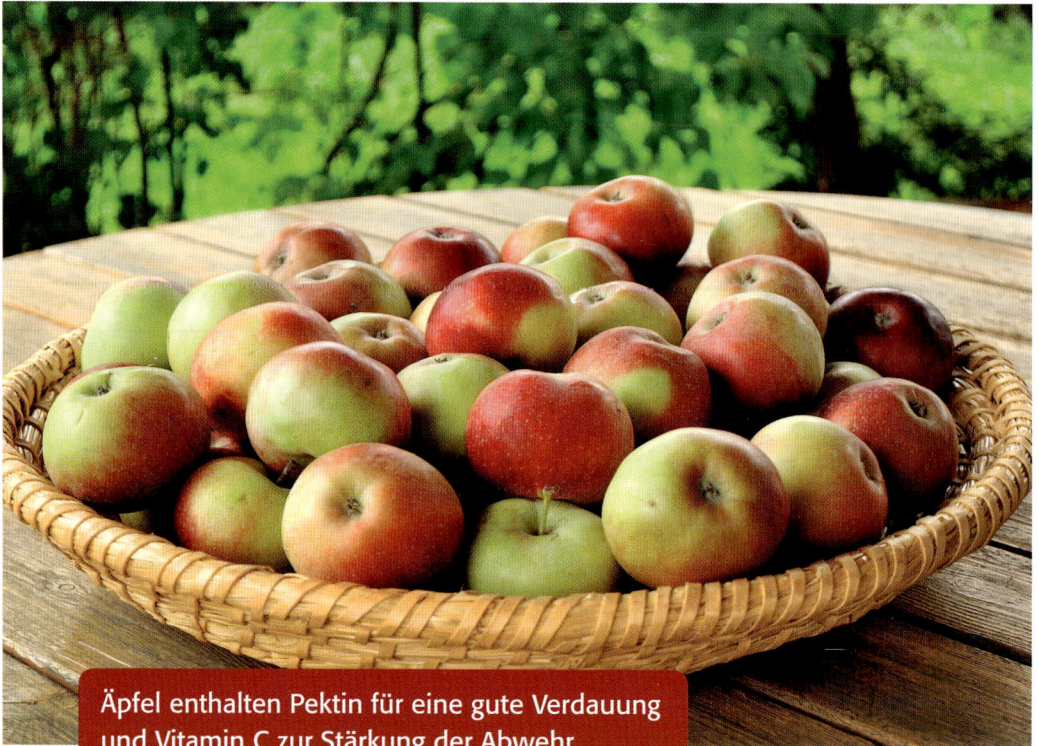

Äpfel enthalten Pektin für eine gute Verdauung und Vitamin C zur Stärkung der Abwehr.

Wählen Sie jedoch die richtigen Kohlenhydrate aus, die keine Dickmacher sind. Hochwertige Kohlenhydrate liefern Obst, Gemüse und Vollkornprodukte. Sie können vom Organismus auch wirklich genutzt, also »verbrannt« werden. Nicht empfehlenswert hingegen sind die »leeren« Kalorien in Süßwaren und auch süßen Limonaden.

/ **Fette:** Sie spielen bei der Energieversorgung des Körpers ebenfalls eine Rolle und sind am Organstoffwechsel beteiligt. Auch bei den Fetten kommt es sehr auf die Qualität an. Empfehlenswert sind Nahrungsmittel, die mehrfach ungesättigte Fettsäuren enthalten. Diese finden Sie z. B. in Keimölen wie Soja-, Maiskeim- und Sonnenblumenöl oder Oliven- und Rapsöl. Minderwertige Fette stammen vor allem aus tierischen Erzeugnissen und können als »versteckte Fette« in Wurst, Fleisch oder Käse verborgen sein.

Diese Fette schlagen sich direkt als Polster auf Bauch, Po, Schenkel und Hüften!

/ **Mineralstoffe:** Diese Substanzen sind vor allem für den Stoffwechsel wichtig. Zusammen mit den Vitaminen und Spurenelementen sorgen die Mineralien für ein reibungsloses Funktionieren der Regulationsprozesse, zudem sind sie am Aufbau der Körpersubstanz beteiligt. Der Mineralstoff Kalzium beispielsweise sorgt für gesunde Knochen. Wichtige Mineralstoffe sind auch Kalium, Natrium, Phosphor, Kalzium und Magnesium. Diese finden Sie hauptsächlich in Gemüse und Obst. Ganz hervorragende Kalziumlieferanten sind vor allem Milch und Milchprodukte.

/ **Vitamine:** Sie werden auch Vitalstoffe, also Lebensbausteine, genannt. In der Tat haben Vitamine lebenswichtige Funktionen in allen Stoffwechselabläufen. Da unser Körper diese Stoffe kaum selbst bilden kann, müssen sie mit der täglichen Nahrung in ausreichender Menge zugeführt werden. Ein Mangel an den Vitaminen A, B, C, D, E und K kann schlimme Folgen für die Gesundheit haben. Allerdings sind mit einer ausgewogenen Ernährung, die reichlich frisches (!) Obst und Gemüse, Milch, Vollkornprodukte sowie mageres Fleisch und Fisch enthält, kaum Mangelerscheinungen zu erwarten.

/ **Spurenelemente:** Das sind, wie der Name schon sagt, Stoffe, die nur in winzig kleinen Mengen im Körper vorkommen. Trotzdem sind sie sehr wichtig und für viele Stoffwechselleistungen unverzichtbar. Die bekanntesten Spurenelemente sind Jod und Eisen. Aber auch Zink, Mangan, Kupfer und Selen spielen eine große Rolle.

Jod ist für den Aufbau der Schilddrüsenhormone nötig; sein Bedarf kann im Wesentlichen nur durch den regelmäßigen und häufigen Verzehr von Seefisch sowie durch die Verwendung von Jodsalz gedeckt werden.

Eisen hat eine bedeutungsvolle Aufgabe bei der Blutbildung. Es ist in rotem Fleisch in reicher Menge vorhanden. Andere Spurenelemente finden sich in Gemüse. Sie sind unabdingbar für das Immunsystem und wirken beispielsweise bei der Hautfunktion (Zink) mit.

/ **Ballaststoffe:** Man nennt sie auch Faserstoffe. Diese bilden die unverdaulichen Bestandteile von Obst, Gemüse und Vollkornprodukten. Sie regeln die Verdauung auf natürliche Weise, indem sie schädliche Stoffwechselprodukte binden. Besonders reich an Ballaststoffen sind Hülsenfrüchte,

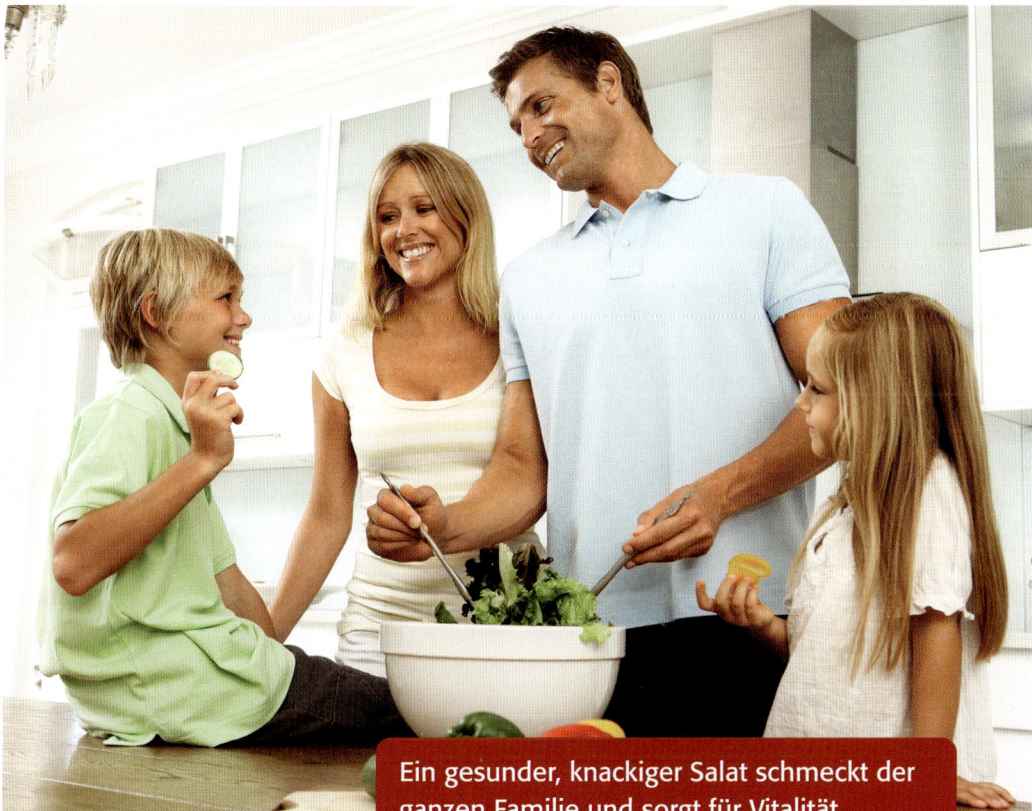

Ein gesunder, knackiger Salat schmeckt der ganzen Familie und sorgt für Vitalität.

wie z. B. Bohnen oder Linsen, aber auch Getreideflocken und Obstsorten wie Ananas. Achtung: Ernähren Sie sich ballaststoffreich, aber achten Sie gleichzeitig darauf, viel zu trinken! Die Faserstoffe saugen nämlich Flüssigkeit auf, und bei einem Mangel daran kommt es dann möglicherweise zu Verstopfung.

/ **Nutraceuticals:** Hierbei handelt es sich um die sekundären Pflanzenwirkstoffe, die im Konzert mit Vitaminen, Mineralstoffen und Spurenelementen wirken. Diese Substanzen geben Ihnen Kraft und Vitalität, sie stärken die Immunabwehr und schützen dadurch vor Krankheiten.

Und sie helfen auch sehr wirksam beim Abnehmen, denn sie kurbeln den Stoffwechsel an, entschlacken und entgiften den Körper, unterstützen den Aufbau von gesundem Körpergewebe wie Muskeln und Bindegewebe.

Wissenschaftler vermuten, dass sich weit über 8000 Pflanzenwirkstoffe in Gemüse, Obst, Salat und Küchenkräutern befinden. Sie tragen klangvolle Namen wie beispielsweise Quercetin, Allicin, Pektin, Lykopen, Lutein und Beta-Karotin. Sie stellen quasi das Immunsystem der Pflanze dar, schützen diese vor Hitze, Kälte, starker Sonneneinstrahlung, Viren, Bakterien, Pilzen und sogar Schädlingen wie Läusen oder Milben. Diese Wirkung entfalten die Nutraceuticals nicht nur in der Pflanze selbst, sondern auch im menschlichen Organismus.

Schon unsere Vorfahren wussten um den hervorragenden Nutzen bestimmter Pflanzen. Der Mensch hat quasi ihr Immunsystem für sich übernommen und Früchte, Kräuter, Wurzeln und Blätter als tägliche Nahrungsmittel genossen, bei Bedarf sogar zum Heilen verwendet.

■ Nahrungstipps mit Schlankheitsgarantie

Jetzt bekommen Sie die wichtigsten Ratschläge für gesundes Essen und Trinken an die Hand, die ganz bestimmt für eine gute Figur sorgen:

Schon der Einkauf muss stimmen

Suchen Sie Ihre Lebensmittel sorgfältig aus, und achten Sie auf eine gute Qualität sowie auf Frische. Wählen Sie möglichst oft Gemüse, Obst und Vollkornprodukte aus biologischem Anbau. Auch bei Milchprodukten, Eiern, Fisch, Fleisch- und Wurstwaren sollten Sie auf Bio-Qualität achten, die immer häufiger auf dem Lebensmittelmarkt zu einem nur geringfügig höheren Preis zu finden ist.

Sicher fragen Sie, warum es ausgerechnet Bio-Produkte sein sollen. Die Antwort ist einfach:

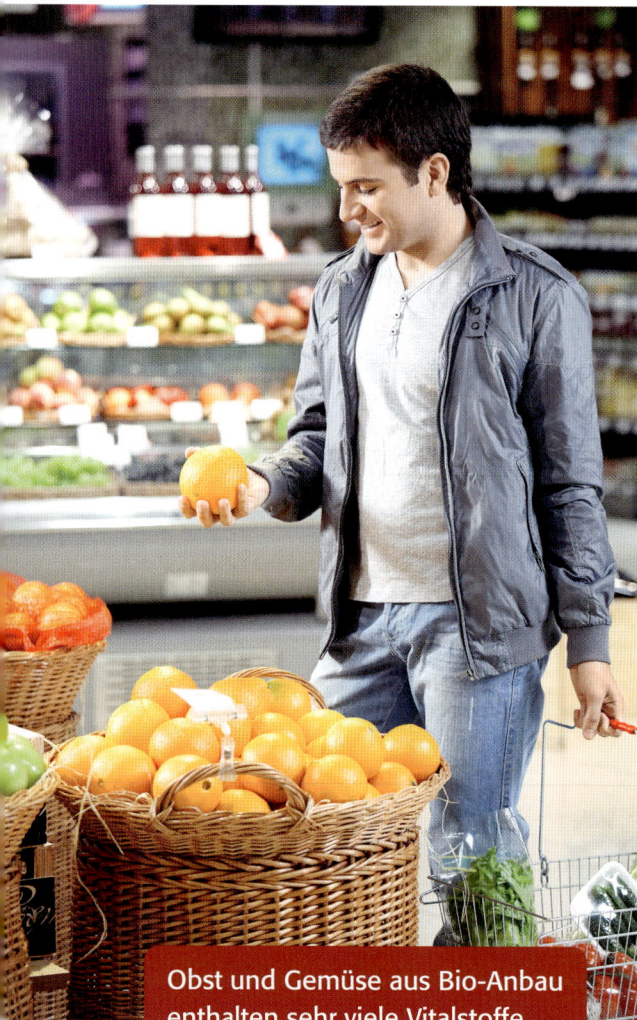

Obst und Gemüse aus Bio-Anbau enthalten sehr viele Vitalstoffe.

Obst, Gemüse und Salat aus Bio-Anbau liefern meist viel mehr Vitamine, Mineralstoffe, Spurenelemente und andere wertvolle Vitalstoffe, da sie richtig viel Zeit zum Wachsen und Reifen bekommen. Außerdem werden sie nicht mit Pestiziden und anderen Schadstoffen behandelt, da ökologischen Betriebe und Bio-Bauernhöfe generell auf diese Art der Schädlingsbekämpfung verzichten. Die pflanzliche Nahrung ist dadurch nicht nur wesentlich gesünder, sondern gleichzeitig wird auch noch die Umwelt geschont.

Und was das Fleisch betrifft, so haben zahlreiche Untersuchungen gezeigt, dass ein Schnitzel vom Bio-Metzger saftiger und gehaltvoller ist und auch nach dem Braten noch mehr Substanz aufweist als Fleisch aus Massentierhaltung. Diese Fleischstücke schrumpfen in der Pfanne nämlich stark, sie werden trocken und zäh. Auch lohnt es sich, Fisch aus Biozucht zu erwerben. Dieser ist zwar ein wenig teurer, aber er ist sehr gesund und wertvoll. Mit dem Kauf von Bio-Fisch tragen Sie obendrein noch zum Umwelt- und Tierschutz bei.

Halten Sie sich an die Ernährungspyramide

Die Ernährungspyramide (siehe Grafik) stellt auf anschauliche Weise dar, welche Lebensmittel in welchen Mengen zu sich genommen werden sollten.

An der Basis der Pyramide befinden sich die Grundnahrungsmittel wie Getreideprodukte (am besten aus Vollkorn), Reis, Kartoffeln, außerdem reichlich Frischkost in Form von Gemüse, Obst und Salat.

Der Mittelteil der Pyramide beinhaltet Milchprodukte wie Milch, Joghurt und Käse, darüber hinaus Fleisch, Geflügel, Fisch, Eier. Diese Nahrungsmittel sind ebenfalls wichtig, brauchen aber nur in kleineren Mengen und auch nicht täglich konsumiert zu werden. So reichen beispielsweise zwei oder drei Fleisch- bzw. Fischmahlzeiten pro Woche. Auch Eier sollten nicht täglich auf dem Speiseplan stehen.

Die Spitze der Pyramide bilden dann die Nahrungsmittel, die sparsam und nur ausnahmswei-

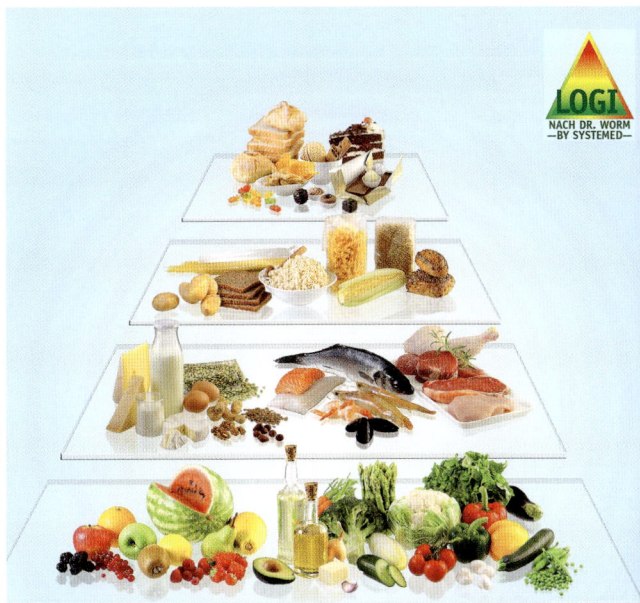

Die LOGI-Pyramide nach Dr. Nicolai Worm. Überarbeitete Fassung 08/2009
Abbildung aus »Die LOGI-Methode: Glücklich und schlank.«, Dr. Nicolai Worm, systemed Verlag, Lünen. Copyright: systemed Verlag

Die Ernährungspyramide stellt eine wertvolle Hilfe dar.

se verzehrt werden sollten – allen voran sehr Fettes und Süßes. Stark zuckerhaltige Limonaden, Kuchen, Kekse sowie fettreiche Wurst, Butter und Sahne sind daher nicht für die Alltagskost geeignet. Deshalb sollten Sie besser einen Bogen um diese Nahrungsmittel machen – Ihrer Figur zuliebe.

Essen Sie Frischkost nach dem »Ampelprinzip«

Bringen Sie jeden Tag rotes, gelbes und grünes Gemüse und Obst auf den Teller. So können Sie sicher sein, alle wertvollen Biostoffe zu tanken, die Ihr Körper benötigt und von denen Sie weiter oben schon gelesen haben. Bei diesen Biostoffen handelt es sich zum Beispiel um Chlorophyll, das im grünen Salat steckt. Es kurbelt die Bildung roter Blutkörperchen an, repariert angeschlagene

Zellen und fördert die Durchblutung in den feinen Kapillaren. Die Karotinoide in gelben und roten Gemüse- und Fruchtsorten wie Karotten, Kürbis oder Erdbeeren wehren radikale Sauerstoffmoleküle ab, die den Alterungsprozess beschleunigen, sie schützen darüber hinaus die Haut vor schädlichen Umwelteinflüssen.

Der Hit für ein starkes Immunsystem steckt allerdings in Zwiebel und Knoblauch. Ihr Inhaltsstoff Allicin bringt die Abwehrzellen in Schwung und trägt dazu bei, dass gefährliche Bakterien und Viren rascher abgetötet werden.

Die wirklichen Schlankmacher sind jedoch Ananas, Avocado, Banane und Papaya. Sie enthalten reichlich von dem Botenstoff Serotonin, der Ihre Stimmung hebt und Sie nicht mehr so oft zum Kühlschrank laufen lässt, weil Sie glücklich und zufrieden sind.

Bleiben Sie immer an der Quelle

Trinken Sie täglich etwa zwei bis drei Liter, am besten Mineralwasser, verdünnte Fruchtsäfte, Kräutertees oder grünen Tee. Die Flüssigkeit hält Haut und Bindegewebe elastisch, lässt das Blut gut fließen, schwemmt Schlackenstoffe aus und kurbelt den Kreislauf an.

Manche Menschen vergessen einfach, ausreichend zu trinken, weil sie so sehr mit anderen Dingen beschäftigt sind und das Durstgefühl verdrängen oder erst gar nicht richtig wahrnehmen. Es ist aber besonders wichtig, daran zu denken, regelmäßig Flüssigkeit zu tanken, vor allem an heißen Tagen. Stellen Sie sich immer eine große Kanne mit Tee, verdünntem Saft oder Wasser bereit, daneben ein Glas, und nehmen Sie immer wieder einen Schluck davon. Im Sommer sind erfrischende Getränke besonders wohltuend,

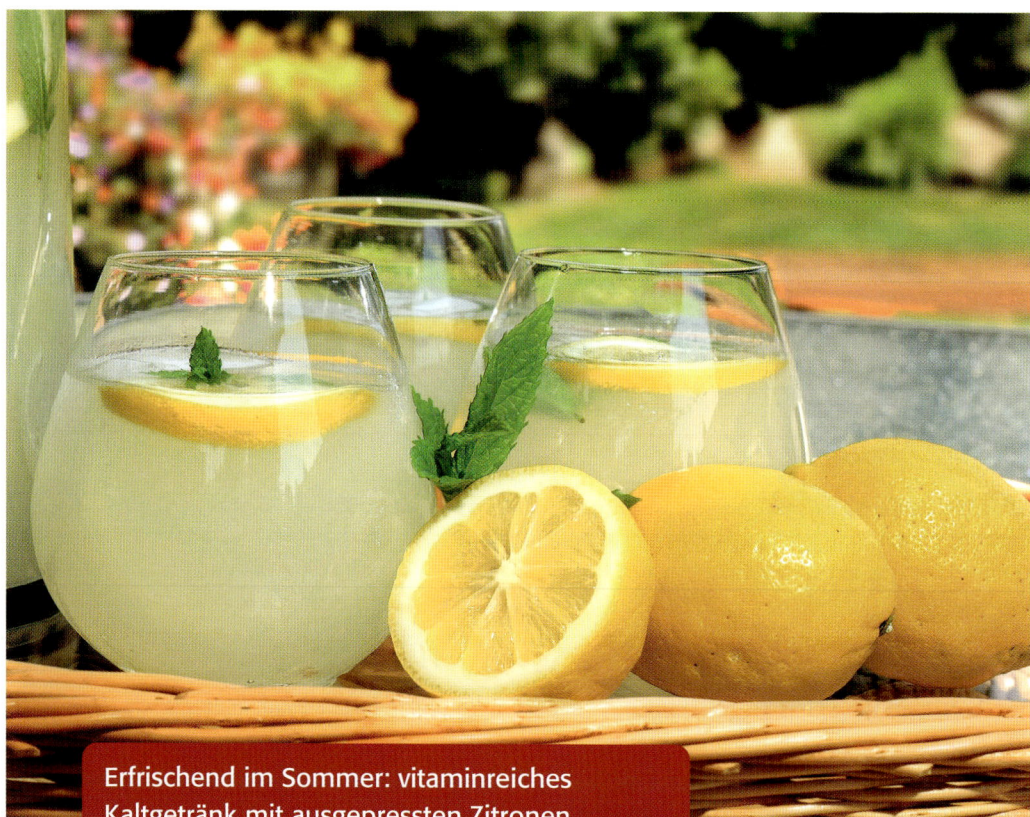

Erfrischend im Sommer: vitaminreiches Kaltgetränk mit ausgepressten Zitronen.

z. B. Eistee aus grünem oder schwarzem Tee, den Sie mit Zitronensaft und einem Löffel Honig abschmecken, mit frischen Minze- oder Zitronenmelissenblättern verfeinern und mit Eiswürfeln auffüllen können. Das schmeckt köstlich und ist obendrein noch sehr gesund!

So zügeln Sie Ihren Appetit

Nicht der Hunger, sondern der Appetit ist es, der vielen das Leben im wahrsten Sinne des Wortes schwer macht und gegen den sie machtlos sind. Wissenschaftler haben eine Möglichkeit gefunden, wie Sie ihn in den Griff bekommen können. Der Trick ist, den Appetit nicht zu unterdrücken, damit man dann nicht womöglich irgendwann von ihm in Form von Heißhungerattacken völlig beherrscht wird, sondern ihn auf eine ganz spezielle Art zu stillen. Dies gelingt, indem Sie täglich möglichst die gleiche Menge, vor allem das gleiche Volumen an Nahrung zu sich nehmen, um satt zu werden und den Appetit in seine Schranken zu verweisen (siehe Kasten Seite 46, Das »Volumetrics«-Prinzip).

Suppen und Gemüsesäfte

Suppe beispielsweise bringt ein starkes Sättigungsgefühl, da die Menge reichlich aussieht, ihr Geruch die Sinne betört und ihr Volumen den Magen füllt. Zudem dauert es einige Zeit, bis sie verdaut ist. Verwenden Sie aber bitte nur wenig fettarme Sahne oder Crème fraîche bei der Zubereitung, bereiten Sie sich leichte Suppen wie etwa eine Minestrone zu.

Eine Kohlsuppe ist besonders empfehlenswert, denn sie lässt die Pfunde schmelzen, da dieses Gemüse den Stoffwechsel ankurbelt. Das Rezept für eine Kohlsuppe auf italienische Art finden Sie auf Seite 97.

Wer Suppen verschmäht, kann auch auf ein großes Glas Gemüsesaft ausweichen. Es hat nicht viele Kalorien, und Sie essen bei der nachfolgenden Mahlzeit deutlich weniger. Ein weiterer Vorteil dieser Appetitzügler ist, dass sie viele Vitamine und Mineralstoffe enthalten und dadurch das

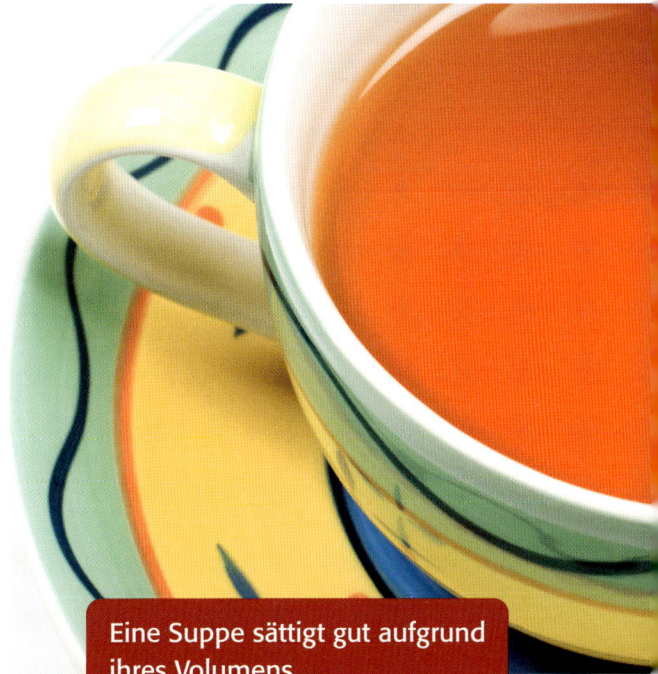

Eine Suppe sättigt gut aufgrund ihres Volumens.

Immunsystem stärken. Außerdem fördern sie Verdauung und Stoffwechsel. Achten Sie bitte darauf, dass Sie möglichst nur Gemüsesäfte aus Bio-Anbau kaufen.

Fazit: Wenn Sie also Lebensmittel in der gewohnten Menge zu sich nehmen, die hochwertig sind, jedoch wenige Kalorien enthalten, können Sie Ihren Appetit bändigen, ohne dass sich dies negativ auf der Waage bemerkbar macht.

»Hara hachi bu« – der Schlüssel zum Erfolg

Auf der japanischen Insel Okinawa gibt es außergewöhnlich viele Hundertjährige, die noch vollkommen gesund sind. Was ist das Geheimnis ihres langen, vitalen Lebens? Es ist nicht allein das bunte Essen, das aus viel Obst und Gemüse besteht, sondern hinzu kommt der Verzicht. Die Zauberformel »Hara hachi bu« bedeutet, dass man den Magen nur zu achtzig Prozent füllt und dann die Mahlzeit beendet.

///Das »Volumetrics«-Prinzip////

Professor Barbara Rolls, Ernährungswissenschaftlerin an der »Pennsylvania State University« in Amerika, erforschte das Essverhalten von schlanken und adipösen Personen. Beide Gruppen aßen zwar unterschiedlich viele Kalorien, aber ihre täglichen Portionen hatten dasselbe Volumen. Ob man dick oder dünn ist, entscheiden daher die Nahrungsmittel, die man zu sich nimmt. 100 Gramm Torte liefern wesentlich mehr Kalorien als 100 Gramm Kohlrabi. Das Gemüse bringt auch mehr Volumen. Rolls bezeichnet das Verhältnis von Kalorien zu Volumen als »Energiedichte«. Auf dieser Erkenntnis basiert ihr »Volumetrics«-Prinzip, das besagt, dass es beim Abnehmen hauptsächlich auf Nahrungsmittel mit niedriger Energiedichte ankommt, zu denen vor allem Speisen mit einem hohen Wassergehalt wie Obst, Gemüse und Suppen gehören.

In Okinawa wird es als kulturell erstrebenswert angesehen, seine Verdauungsorgane zu entlasten, indem man ihnen nach einer Mahlzeit einige Stunden lang Ruhe gönnt und nichts mehr zu sich nimmt. Alte Menschen gehen außerdem doppelt so viele Schritte wie junge, was Schrittmesser an den Füßen bewiesen haben. Man treibt Kampf- und Ballsport, man singt und tanzt quasi den ganzen Tag, man spürt die Melodien förmlich mit dem Körper, der durch sie in Schwingung gerät. Und noch ein weiterer Faktor kommt hinzu. Er heißt »Yuimaru« und meint das enge soziale Geflecht der Einwohner von Okinawa, bei dem auch die alten Menschen noch gebraucht werden, wichtig und nützlich sind.
Fazit: Dass Mäßigung, also Kalorienreduktion, ein Schlüssel für ein langes, gesundes Leben ist, wur-

de inzwischen nicht nur durch die Menschen von Okinawa bestätigt, die im Durchschnitt 20 Prozent weniger Kalorien zu sich nehmen als der Rest der japanischen Bevölkerung, sondern auch durch Versuche in der ganzen Welt belegt.

Die zehn häufigsten Ernährungsfehler

Achtung: Hier haben wir für Sie noch einmal zusammengefasst, was Sie in puncto Essen unbedingt vermeiden sollten:

1. Öfter als zweimal in der Woche Fleisch: Essen Sie zu viel Fleisch, so begünstigt das Stoffwechselerkrankungen wie Rheuma und Gicht; Fleisch enthält einen hohen Anteil an Arachidonsäure, die Entzündungsprozesse im Körper verstärken kann.

2. Viel tierisches Fett: beispielsweise in Butter, Käse, Sahne, Eiern und Wurst enthalten; es ist reich an Cholesterin und Triglyceriden und birgt die Gefahr von Gefäßablagerungen (Arteriosklerose) sowie Übergewicht.

3. Übermäßig viel Zucker: Besonders raffinierter (weißer) Zucker begünstigt Stoffwechselstörungen wie Diabetes und fördert Karies.

4. Zu viel Weißmehl: Weißbrot, Kuchen und Kekse verlangsamen die Verdauung und führen bei vielen Menschen zu Verstopfung.

5. Viel Konservenkost: Lebensmittel aus der Dose liefern nur minimale Mengen an Vitaminen und sekundären Pflanzenwirkstoffen; dies schwächt Stoffwechsel und Abwehr.

6. Regelmäßiger Alkoholkonsum: Wein und Bier in geringer Dosis schaden dem Körper nicht; ein tägliches Glas Rotwein wird sogar aufgrund seines Anti-Aging-Wirkstoffs Resveratrol als echter Jungbrunnen geschätzt; mehr als zwei Gläser am Tag belasten jedoch die Leber und fungieren als Nährstoffräuber.

7. Zu viel Koffein: Mehr als zwei bis drei Tassen Kaffee am Tag entziehen dem Körper Flüssigkeit, führen zu Herzrasen und Bluthochdruck.

8. Viel Salz: Es erhöht ebenfalls den Blutdruck und stört den Flüssigkeitshaushalt im Körper.

9. Regelmäßiges Fastfood: Hamburger, Pommes und Co. enthalten viele versteckte Fette sowie reichlich Zucker; der Organismus bekommt nicht genügend Nährstoffe und erleidet auf die Dauer Mangelerscheinungen.

10. Zu wenig trinken: Es belastet Stoffwechsel und Nieren; wer nicht genügend trinkt, riskiert, dass Schadstoffe nicht mehr ausreichend aus seinem Körper gespült werden. Flüssigkeitsmangel lähmt auch die Konzentrationsfähigkeit.

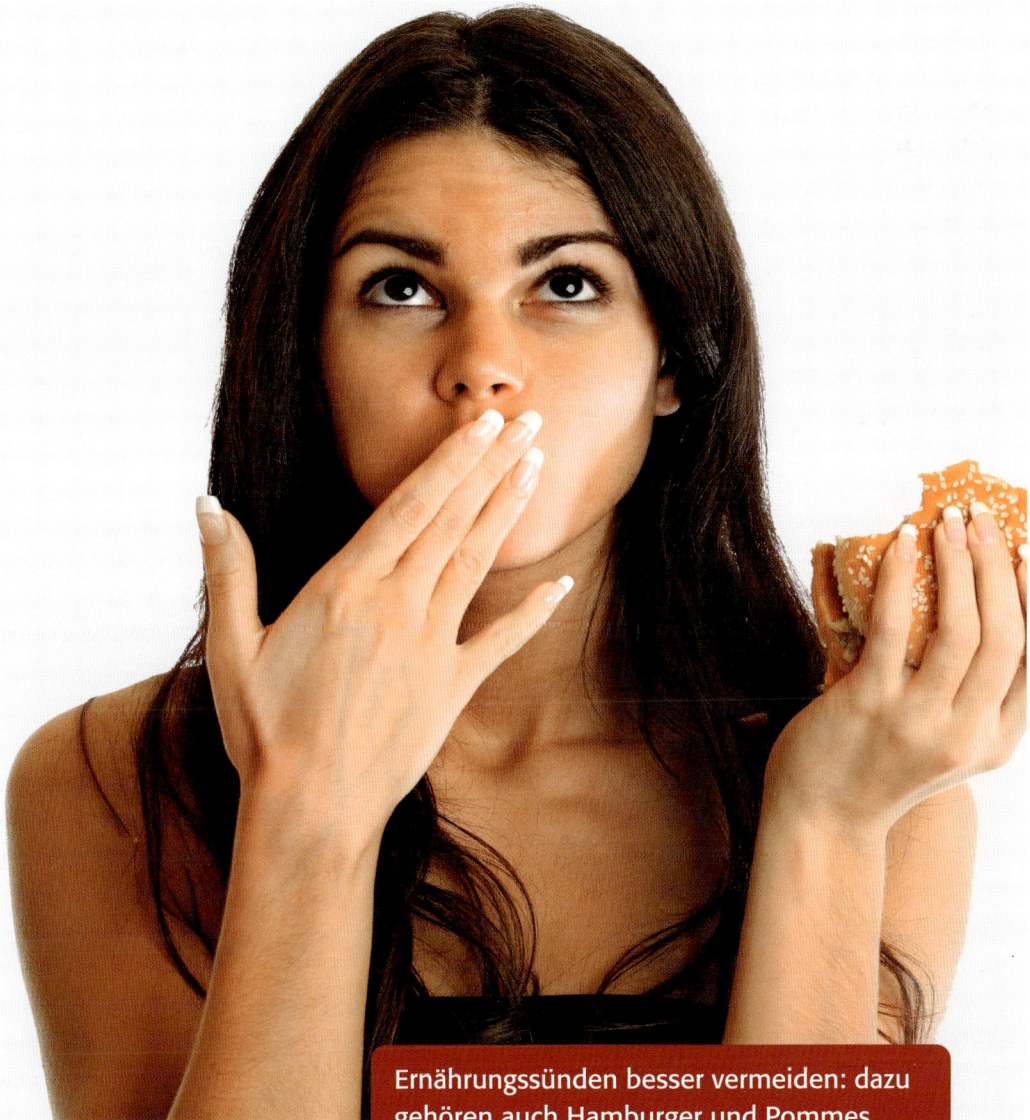

Ernährungssünden besser vermeiden: dazu gehören auch Hamburger und Pommes.

Test – Ernähren Sie sich gesund?

/ Nehmen Sie täglich Obst, Gemüse und Salat hauptsächlich in Bio-Qualität zu sich?
Ja ☐   Nein ☐

/ Kaufen Sie Obst, Gemüse und Salat immer frisch ein?
Ja ☐   Nein ☐

/ Stellen Sie es nach dem Ampelprinzip zusammen (rot, gelb, grün)?
Ja ☐   Nein ☐

/ Genießen Sie mindestens zweimal in der Woche Seefisch?
Ja ☐   Nein ☐

/ Essen Sie mehr Vollkornprodukte wie ungeschälten Reis, Vollkornbrot und Müsli als Weißmehlprodukte?
Ja ☐   Nein ☐

/ Verwenden Sie hochwertige kaltgepresste Pflanzenöle für Salate?
Ja ☐   Nein ☐

/ Verfeinern Sie Ihre Speisen mit frischen Kräutern anstatt mit getrockneten?
Ja ☐   Nein ☐

/ Verwenden Sie in der Küche oft Zwiebeln und Knoblauch?
Ja ☐   Nein ☐

/ Gehen Sie sparsam mit Salz um?
Ja ☐   Nein ☐

/ Essen Sie ein- bis zweimal wöchentlich mageres Fleisch oder Geflügel?
Ja ☐   Nein ☐

/ Stehen mehrmals in der Woche Milchprodukte wie Joghurt, Quark und Milch auf Ihrem Speisezettel?
Ja ☐   Nein ☐

/ Servieren Sie ab und zu Sojaprodukte wie Tofu?
Ja ☐   Nein ☐

/ Nehmen Sie jeden Tag mindestens zwei Liter Flüssigkeit in Form von Tee, Wasser und/oder verdünnten Säften zu sich?
Ja ☐   Nein ☐

■ Auswertung

Haben Sie sämtliche Fragen mit »Ja« beantwortet? Bravo, das ist ganz hervorragend! Sie ernähren sich optimal und führen Ihrem Körper alle notwendigen Nähr- und Vitalstoffe zu. Haben Sie einmal »Nein« angekreuzt, dann ist das auch noch in Ordnung.
Bei zweimal »Nein« sollten Sie genau diese Punkte ändern. Bei drei oder mehr »Nein« ist eine Ernährungsumstellung angesagt, damit Sie gesund, fit und schlank durchs Leben gehen!

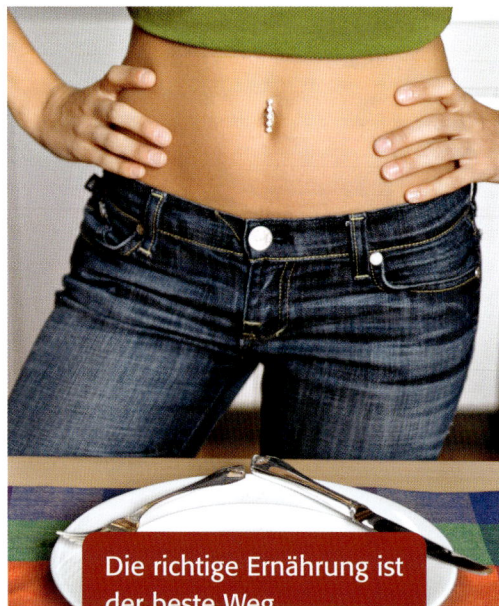

Die richtige Ernährung ist der beste Weg.

■ Die besten Fatburner-Lebensmittel im Überblick

Obst
/ vor allem Äpfel, Birnen, Beeren (Himbeeren, Brombeeren, Erdbeeren, Stachelbeeren, Johannisbeeren, Heidelbeeren), Zitrusfrüchte, Ananas, Papaya, Mango
/ enthält Fett nur in Spuren, dafür aber reichlich Vitamine, Mineralstoffe, Spurenelemente, sekundäre Pflanzenwirkstoffe (Nutraceuticals), die für alle Funktionen des Organismus wichtig sind; Vitamin C ist praktisch an allen Vorgängen der Fettverbrennung direkt oder indirekt beteiligt; es bremst den Einbau von Fett ins Gewebe, kurbelt den Stoffwechsel an und unterstützt viele andere Schlankmacherstoffe bei der Arbeit.
/ Ananas und Papaya sind zudem noch reich an Enzymen, die den Stoffwechsel zusätzlich ankurbeln.

Antifett-Strategie: Viel frisches Obst essen, es ist reich an Vitamin C; Ihr Vitamin-C-Spiegel im Blut sollte ständig hoch sein; ein saures Betthupferl fördert die Fettverbrennung im Schlaf und unterstützt die Regeneration des Bindegewebes – so sehen Sie morgens gleich viel schlanker und straffer aus.

Gemüse und Salat
/ besonders Kohlsorten, Brokkoli, Zwiebel, Lauch, Knoblauch, Rote Bete, Tomaten, Gurken, Karotten, Zucchini, Paprika, Auberginen, Hülsenfrüchte, Spargel, Kartoffeln, Blattsalat
/ enthalten Fett nur in Spuren, dafür aber reichlich Vitamine, Mineralstoffe, Spurenelemente, sekundäre Pflanzenwirkstoffe (Nutraceuticals), die für alle Funktionen des Organismus in ausreichender Menge zur Verfügung stehen müssen.

Antifett-Strategie: Kohlgemüse sowie Spargel wirken entwässernd, Hülsenfrüchte wie Bohnen, Erbsen liefern wertvolles Pflanzeneiweiß, das die Zellen sowie den Stoffwechsel aktiviert; Blattsalate, grünes Blattgemüse, Bohnen, Erbsen und Linsen liefern Eisen, das den Stoffwechsel gut funktionieren lässt, Kohl und Paprika versorgen Sie mit dem Multitalent Vitamin C.

Seefisch und Meeresfrüchte
/ besonders Lachs, Kabeljau, Barsch, Hering, Austern, Miesmuscheln, Tintenfisch, Garnelen, Langusten, Hummer, Flussbarsch, Seelachs, Thunfisch in Wasser, Forelle, Scholle
/ liefern wertvolles Eiweiß, dazu ungesättigte Fettsäuren, die nicht dick, sondern schlank machen, weil sie helfen, das Depotfett aus den Zellen herauszulösen und zu verbrennen; Fisch versorgt den Körper außerdem mit wichtigen Spurenelementen, allem voran Jod, das für den Schilddrüsenstoffwechsel von Bedeutung ist, als wahrer Stoffwechsel-Turbo gilt und Fett verbrennt.

Antifett-Strategie: Zweimal in der Woche Seefisch oder Meeresfrüchte auf den Speiseplan setzen, damit der Körper die wertvollen Omega-3-Fettsäuren sowie Jod für die Funktion der Schilddrüse erhält.

Mageres Fleisch
/ besonders Hähnchenbrust, Putenbrust, Kalbsfilet, Rinderlende, Lammrücken, Rehrücken, Geflügelwurst, Roastbeef, Schinken gekocht ohne Fettrand
/ liefert wertvolles Eiweiß, zahlreiche Mineralstoffe und Spurenelemente, allem voran Eisen; es ist wichtig für die Bildung der roten Blutkörperchen, die den lebenswichtigen Sauerstoff zu allen Zellen bringen und sie mit Energie versorgen – eine bedeutende Voraussetzung für einen gut funktionierenden Stoffwechsel.
/ liefert außerdem den Wirkstoff Karnitin; um aus dem Blut in die Brennöfen der Zellen zu gelangen, braucht das Fett diesen Helfer, der es dorthin bringt; das ist besonders beim Sport wichtig, wenn der Körper auch langkettige, sperrige

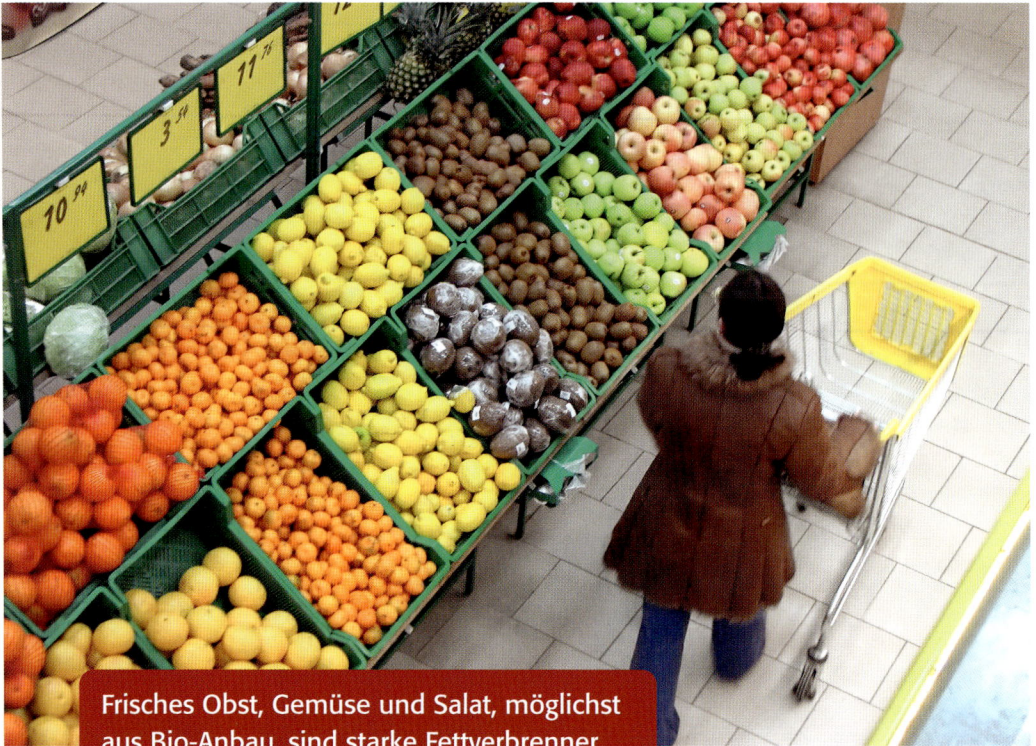

Frisches Obst, Gemüse und Salat, möglichst aus Bio-Anbau, sind starke Fettverbrenner.

Fettsäuren mobilisiert; Karnitin hilft, sie vor ihrer Verwertung zu zerlegen

Antifett-Strategie: Alle roten Fleischsorten wie z. B. Steaks vom Rind oder Wild liefern viel Eisen, Lammfleisch bringt reichlich fettverbrennendes Karnitin; außerdem vor jeder eisenhaltigen Mahlzeit ein Glas ausgepresste Zitrusfrüchte trinken; deren Vitamin C fördert die Eisenverwertung.

Milchprodukte
/ besonders Magermilch, Joghurt, Molke, Magerquark, Kefir, Buttermilch, fettarme Trinkmilch, körniger Frischkäse (Hüttenkäse), Kefir, magere Käsesorten wie Harzer, Korbkäse, Mainzer Handkäse, Romadur, Mozzarella, Feta, Tilsiter, Parmesan, Ziegenkäse
/ liefern Eiweiß, Jod für die Funktion der Schilddrüse, zahlreiche Mineralstoffe, vor allem Kalzium; Milchprodukte, zusammen mit Zitrusfrüchten gegessen, fördern die Kalziumverwertung.
/ Kalzium ist nicht nur ein Kraftmineral für die Knochen, sondern auch eine Fettbremse; laut amerikanischer Forschungen ist die in Milchprodukten enthaltene Folsäure dafür verantwortlich.

Antifett-Strategie: Jeden Tag ein Glas Magermilch trinken sowie mageren Käse essen, um den Körper mit ausreichend Eiweiß (Zellen- und Stoffwechselaktivator), Kalzium und Jod zu versorgen; täglich außerdem viel Mineralwasser trinken, das extraviel Kalzium enthält.

Getreideprodukte
/ Roggenbrot, Pumpernickel, Knäckebrot, Roggen, Korn, Buchweizen, Naturreis, Grünkern, Vollkornbrot, Hartweizengrieß und Nudeln aus Hartweizengrieß

/ liefern Vitamine (besonders Vitamin B, wichtig für den Fett- und Eiweißstoffwechsel sowie für die Nerven), Mineralstoffe und Ballaststoffe, die für den gesamten Organismus von Bedeutung sind, vor allem für die Verdauung.

Antifett-Strategie: Beim Kauf von Brot darauf achten, dass es aus dem vollen Korn ist und dass Jod zugesetzt wurde (steht auf dem Etikett); bitte nicht im Übermaß verzehren!

Pflanzenöle
/ vor allem gute, naturreine Pflanzenöle verwenden wie Olivenöl, Sonnenblumenöl, Distelöl, Weizenkeimöl, Kürbiskernöl, Sesamöl, Mandelöl, Erdnussöl, Rapsöl
/ liefern ungesättigte Fettsäuren, enthalten alle etwa 99,5 Gramm Fett, zählen aber wegen ihrer gesunden Fettsäuren zu den sogenannten schlanken Fetten, den Fatburnern; sie sind ausgesprochen reaktionsfreudig und helfen dabei, das Depotfett aus den Zellen herauszulösen und zu verbrennen.

Antifett-Strategie: Regelmäßig Salate mit kaltgepressten Ölen verfeinern, außerdem Avocados, Bohnen, Sojaprodukte (z.B. Tofu), Mais, Nüsse, Kerne und Samen essen, in denen die schlank machenden Fettsäuren ebenfalls stecken; vor allem Nüsse, Kerne und Samen enthalten viel herzstärkendes Magnesium; der Herzmuskel ist einer der stärksten Fettverbrenner des Organismus.

Kräuter und Gewürze
/ besonders Küchenkräuter wie Dill, Petersilie, Schnittlauch, Kresse, Borretsch, außerdem Rosmarin, Thymian, Basilikum, Salbei, Melisse, Pfefferminze, Wildkräuter (Sauerampfer, Löwenzahn, Brennnessel, Giersch), Ingwer, Chili, Zimt, Kurkuma, Paprika, Pfeffer
/ liefern unzählige wertvolle Mineralstoffe, Spurenelemente und sekundäre Pflanzenwirkstoffe.
/ Zimt ist vor allem für Diabetiker geeignet; es verbessert die Insulinwirkung an den Zellen

und optimiert so die Blutzuckerregulation, außerdem senkt es die Blutfettwerte deutlich; es hilft auch beim Abnehmen, da eine verbesserte Insulinwirkunng und eine geringere Insulinresistenz wichtige Voraussetzungen für eine optimale Körperfettreduktion sind.

Antifett-Strategie: Die Speisen stets mit Kräutern und Gewürzen verfeinern, sie wirken entschlackend, entgiftend, reinigend; Ingwer, Zimt, Chili regen Stoffwechsel und (Fett-)Verdauung an.

Getränke
/ Mineralwasser, grüner Tee, Heilkräutertees, verdünnte Fruchtsäfte
/ wichtig für den Flüssigkeitshaushalt des Körpers und den Stoffwechsel; helfen beim Abnehmen.
/ Grüner Tee ist besonders gesund, macht nicht nur schlank, sondern hält auch noch jung, da zahlreiche Wirkstoffe enthalten sind, welche die Zellen vor Alterung schützen; der chinesische Pu-Erh-Tee kurbelt Verdauung und Stoffwechsel an, entgiftet, entschlackt und stärkt die Abwehr.
/ Lapacho-Tee enthält zahlreiche Mineralstoffe und Spurenelemente; sie helfen der Verdauung auf die Sprünge, entschlacken und entgiften den Körper, stärken das Immunsystem, aktivieren den Stoffwechsel und unterstützen möglicherweise auch die Fettverbrennung.

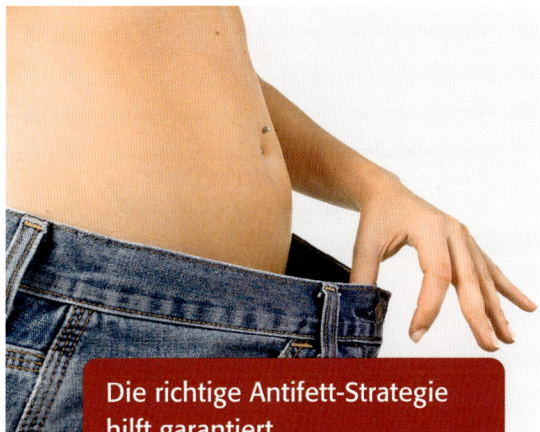

Die richtige Antifett-Strategie hilft garantiert.

Antifett-Strategie: Täglich 2 bis 3 Liter Flüssigkeit trinken, am besten kalziumreiches Mineralwasser, Kräutertees, und immer wieder zu Teesorten wie grünem Tee, Pu-Erh-Tee und Lapachotee greifen, um die Entschlackung sowie die Fettverbrennung zu unterstützen.

Der Bewegungsfaktor

Vor 100 Jahren lief der Mensch täglich 20 bis 30 Kilometer. Heute bringen es viele gerade mal auf 300 Meter Fußweg.

Unser Alltag erfordert kaum noch Bewegung. Rolltreppen erleichtern den Aufstieg in die oberen Etagen der Einkaufszentren, und das Auto wird selbst für kürzeste Wege, um Besorgungen zu erledigen, aus der Garage geholt. Die Ironie wird auf die Spitze getrieben, wenn so manche »Sportskanone« im zweiten Stock aus dem Aufzug geht und das Fitnessstudio betritt. Die Bewegungsarmut greift um sich. Wer sich bewegt, (ver)braucht Energie. Wenn die Energie, die wir aufnehmen, höher ist als die Energie, die wir verbrauchen, wird das an den Fettpölsterchen sichtbar. Ernährung und Bewegung sind also zwei wichtige Faktoren, die Sie berücksichtigen sollten, um ein gutes Verhältnis zwischen Zufuhr und Bedarf zu schaffen und so effizient abzunehmen. Wie viel Bewegung empfohlen wird, können Sie anhand der abgebildeten Bewegungspyramide ersehen. Diese orientiert sich an den definierten Richtlinien der World Health Organisation (WHO).

■ Die Bewegungsempfehlungen

Mit einer halben Stunde Bewegung am Tag tun Sie etwas Gutes für Ihre Gesundheit. Dabei sollten Sie leicht außer Atem, aber nicht unbedingt ins Schwitzen kommen. Es genügt also nicht, in der Mittagspause zur Imbissbude und wieder zurück zu schlendern. Sie können jedoch mehrere Aktivitäten des Tages, die länger als zehn Minuten dauern, zusammenfassen. So z. B. der Weg mit dem Fahrrad zur Arbeit, der Hausputz, die Gartenarbeit oder zügiges Gehen, um Besorgungen zu erledigen.

Ausdauertraining

Der Begriff »Ausdauertraining« klingt anstrengender, als er ist. Damit ist kein 100-Meter-Sprint oder Marathonlauf gemeint. Ein Ausdauertraining dreimal die Woche mit einer Belastungszeit zwischen 20 und 60 Minuten bedeutet, dass Sie hierbei leicht ins Schwitzen kommen und etwas schneller atmen müssen. Sie sollten sich in jedem Fall noch unterhalten können!

Sie haben eine große Auswahl an verschiedenen Ausdauersportarten: Joggen, Walken, Fahrrad fahren, Schwimmen, Inline-Skaten, Aerobic oder Skilanglauf.

Krafttraining

Mit Krafttraining zweimal in der Woche erhalten Sie Ihre Muskulatur oder bauen sie – je nach Intensität – sogar auf. Hierzu müssen Sie nicht unbedingt an Geräten im Fitnessstudio trainieren, Sie können das Krafttraining auch zu Hause mit dem eigenen Körpergewicht oder kleinen Hilfsmitteln wie Hanteln oder gefüllten Wasserflaschen, einem Thera-Band® oder einem Fitness-Tube absolvieren.

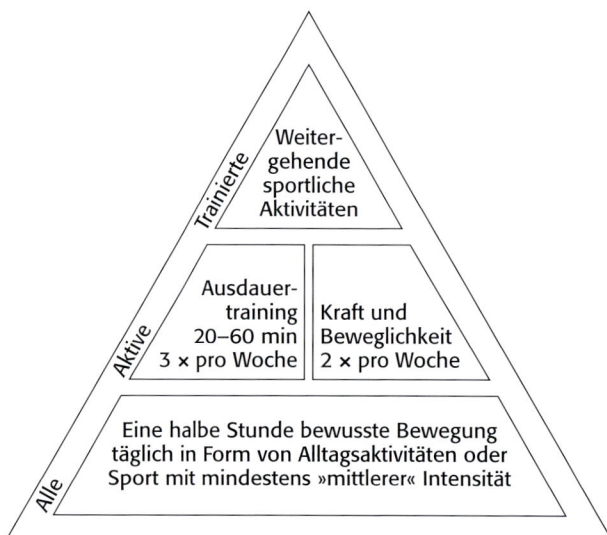

Trainierte: Weitergehende sportliche Aktivitäten

Aktive: Ausdauertraining 20–60 min 3 × pro Woche | Kraft und Beweglichkeit 2 × pro Woche

Alle: Eine halbe Stunde bewusste Bewegung täglich in Form von Alltagsaktivitäten oder Sport mit mindestens »mittlerer« Intensität

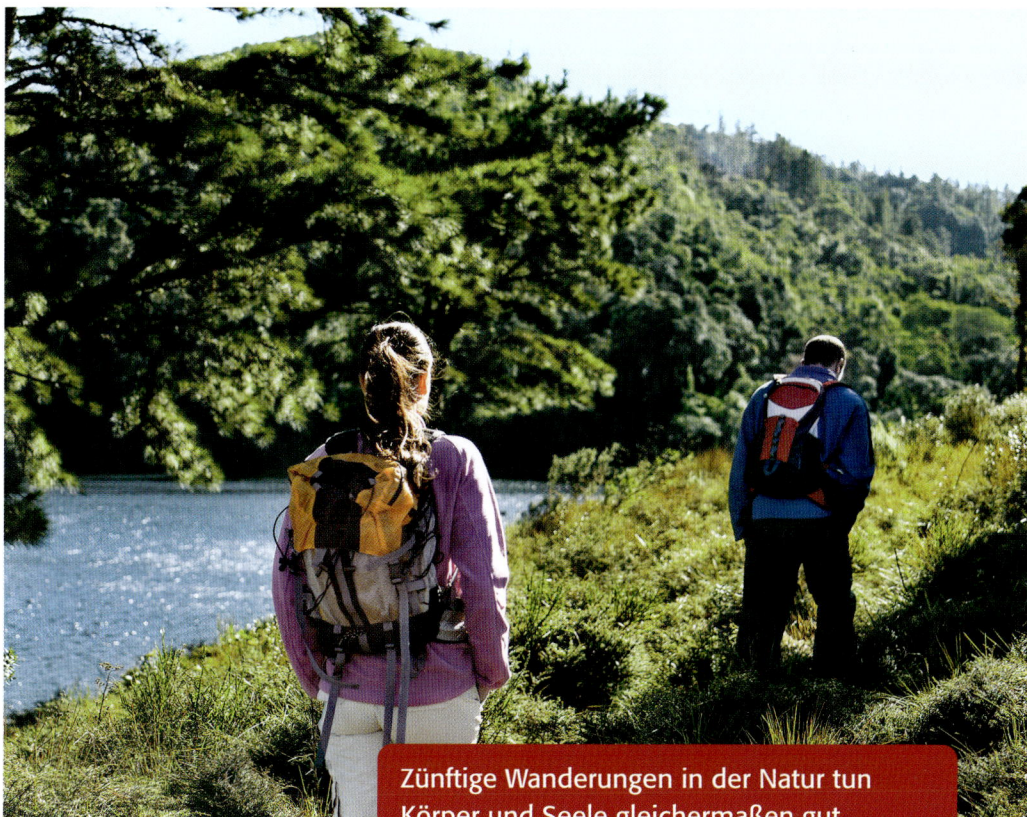

Zünftige Wanderungen in der Natur tun Körper und Seele gleichermaßen gut.

Dehnen – Stretching

Bewegung und Beweglichkeit halten jung und den Körper geschmeidig. Dehnen bzw. Stretching ist genauso wichtig wie das Kraft- oder Ausdauertraining. Können Sie in der Vorbeuge Ihre Fußzehen mit den Fingerspitzen erreichen? Schaffen Sie es, beide Hände hinter Ihrem Rücken ineinander zu verschränken, die Arme lang nach hinten auszustrecken und die Handballen dabei fest zusammenzupressen?

Es muss kein Marathon sein

Mit jeder weitergehenden sportlichen Aktivität ist nicht unbedingt ein Marathon oder Triathlon gemeint. Ob Sie nun dreimal in der Woche 45 Minuten oder fünfmal in der Woche 60 Minuten radeln – das bedarf keiner besonderen Trai-

ningsplanung. Falls Sie vielleicht doch an einem Marathon teilnehmen möchten, sollten Sie sich professionell darauf vorbereiten.

In jedem Falle führen die wichtigen Faktoren Seele, Ernährung und Bewegung zum Ziel.

■ Warum ohne Muskeln kein Fett verschwindet

Wie oder wo wird das Fett verbrannt? Warum ist Bewegung ein so entscheidender Faktor für Gewichtsreduktion? Wie viel Training verbrennt wie viel Fett? Jeder Bewegungsablauf wird erst durch den Einsatz von Muskeln ermöglicht. Werden diese nicht oder kaum genutzt, verkümmern sie. Nach einem Arm- oder Beinbruch wird das deutlich sichtbar, wenn nach mehreren Wochen der Ruhestellung der Gipsverband abgenommen wird. Die Muskulatur ist das größte Stoffwechsel-organ, das die frei werdenden Fettsäuren des Körpers verbrennt. Schwache Muskeln bedeuten also eine niedrigere Fettverbrennung. Durch re-gelmäßiges Training werden die Mitochondrien, die »Kraftwerke der Zellen«, vermehrt gebildet. Diese »Kraftwerke« sind in den Muskeln behei-matet.

Eine Vermehrung der Mitochondrien setzt keinen Dickenwachstum der Muskulatur voraus. Sie müssen also nicht wie Arnold Schwarzenegger in seinen besten Zeiten trainieren. Sie können das mit einem Sparschwein vergleichen. Anfangs be-finden sich nur wenige Münzen darin, doch nach und nach kommen weitere Münzen hinzu. Das Sparschwein wird deswegen nicht größer, aber der Inhalt dafür wertvoller. Mit Sport bauen Sie Fett ab und Muskulatur, durch die Vermehrung der Mitochondrien, auf, und mit einem gezielten Training straffen Sie Ihre Haut und formen den Körper.

Ihre Fettverbrennung ist abhängig von Ihrem Trainingszustand. Untrainierte verbrennen in einer Stunde zwei Gramm Fett. Durch Training ist dies auf 30 bis 50 Gramm Fett in der Stunde steiger-bar. Je bewegter Sie Ihren Alltag gestalten, desto mehr wird sich Ihr Körper anpassen.

▪ Der Mythos Kalorienverbrauch

Es existieren viele Tabellen über verschiedenste Sportarten und ihren Kalorienverbrauch im Ver-hältnis zum Körpergewicht. Doch der Stoffwech-selprozess ist so komplex, dass diese Tabellen nur als oberflächliche Orientierung für Ihre Trai-ningsplanung dienen sollten. Denn Kalorienver-brauch bedeutet nicht gleich Fettverbrennung, weil der Körper sich die Energie leider nicht in erster Linie aus den Fettdepots holt.

Warum? Unsere Fettdepots sind seit Urzeiten für unser Überleben wichtig, um Hungerperioden zu überstehen. Deshalb werden in »Notsituatio-nen« die Kohlenhydratspeicher zuerst angezapft. Das bedeutet, dass z. B. ein Untrainierter nach einer Stunde Laufen zwar 900 Kilokalorien ver-braucht, dies aber nicht durch die Verbrennung von Fett gedeckt wird, sondern durch den Abbau von Kohlenhydraten. 1 Gramm Fett liefert 9 Kilokalorien und 1 Gramm Kohlenhydrate lie-fern 4,3 Kilokalorien. Mit einer Stunde Laufen werden also nicht 100 Gramm Fett verbrannt, sondern höchstens die Hälfte davon. Wenn Sie nun die Laufgeschwindigkeit erhöhen, steigt zwar der Kalorienverbrauch, aber nicht der prozentuale Anteil der verbrannten Fette. Kohlenhydrate sind schneller verfügbar, weshalb Fette nur für mode-rate Belastungen in Anspruch genommen wer-den. Durch regelmäßiges Training steigt jedoch der prozentuale Anteil der Energielieferung durch Fett an. Wenn das mal nicht ausreichend Motiva-tion für ein moderates Ausdauertraining ist!

▪ Falscher Ehrgeiz

Ein hochroter Kopf und eine Atmung, die mehr einem allergischen Erstickungsanfall gleicht, die-nen fälschlicherweise häufig als Maßstab für ein effektives und erfolgreiches Training. Viele Frei-zeitsportler, die z. B. mit dem Laufen beginnen, um Fett zu verbrennen, überfordern sich und ihren Organismus gnadenlos. Übermotiviert und unvorbereitet wird das Trainingsprogramm in Angriff genommen und genauso schnell wieder abgebrochen – weil sich trotz des Übereifers nichts auf der Waage getan hat. Sportliche Ver-ausgabung bedeutet nicht gleich hoher Erfolgs-faktor. Wer als Hobbysportler im Leistungsbereich trainiert, hat keinen Fettstoffwechsel mehr, weil nur die Kohlenhydratspeicher geleert werden und das »wertvolle« Fettdepot erhalten bleibt. Die ein-fache Regel lautet: Wenn Sie sich während Ihres Ausdauertrainings noch gut unterhalten können, ohne in eine Schnappatmung zu verfallen, sind Sie mit dem richtigen Tempo unterwegs.

Die wissenschaftlichere Variante verrät Ihnen mehr. Nämlich, wo Sie sich gerade mit Ihrer kör-perlichen Leistungsfähigkeit befinden und wie es um Ihre Energiebilanz steht. Mit einer Leistungs-diagnostik gehen Sie auf Nummer sicher. Vor allem untrainierte, übergewichtige und ältere

Sporteinsteiger profitieren von einer genauen Analyse ihres Istzustandes, um das Training erfolgreich und vor allem gesund anzugehen.

■ Wissenschaft, die Wissen schafft

Die Spiroergometrie, eine Leistungsdiagnostik, die bereits seit langem im Bereich des Spitzensports eingesetzt wird, gibt Auskunft darüber, wo unsere Energiequellen sind und wie wir diese richtig nutzen können. Der Energiestoffwechsel kann optimiert und die Ausdauerleistungsfähigkeit verbessert werden. Die Spiroergometrie ist eine Atemgasmessung, bei der die Funktion von Herz, Kreislauf, Atmung und muskulärem Stoffwechsel in Ruhe und unter Belastung gemessen wird. Durch die Messung der Herz- und Lungenfunktion kann zudem eine krankhaft reduzierte Leistungsfähigkeit erkannt und ihr rechtzeitig vorgebeugt werden. Die Messung erfolgt meist mit einem Fahrrad- oder einem Laufbandergometer. Es gibt noch weitere sportartspezifische Anlagen, wie Ruder-, Schwimm-, Skilauf- und Kanu-Ergometer. Mithilfe des Atemgasmessgeräts wird das Verhältnis von Sauerstoffaufnahme und Kohlendioxidabgabe gemessen. Zusätzlich werden die Herzfrequenz- und – weil es das Test ergebnis abrundet – auch die Laktatwerte gemessen. Wenn Sie z. B. an einem Spinning-Kurs in Ihrem Fitnessstudio teilnehmen und einen Laktatwert von 6,4 erreichen, sind Sie mit großer Sicherheit weit davon entfernt, Fett zu verbrennen. Anhand dieser Leistungsparameter kann der Energiestoffwechsel sehr genau analysiert und ein effizientes Trainingsprogramm erstellt werden. So ein Spiroergometrietest sensibilisiert vor allem auch das Einschätzen der eigenen Leistungsfähigkeit und des aktuellen Leistungszustands. Übertriebenem und ungesundem Ehrgeiz, der alles andere als der Fettreduktion dient, wird so der Wind aus den Segeln genommen.

Die verschiedenen Parameter sind für Laien kaum durchschaubar, weshalb geschulte Trainer oder Sportmediziner die ermittelten Daten auswerten und entsprechend Ratschläge für ein an-

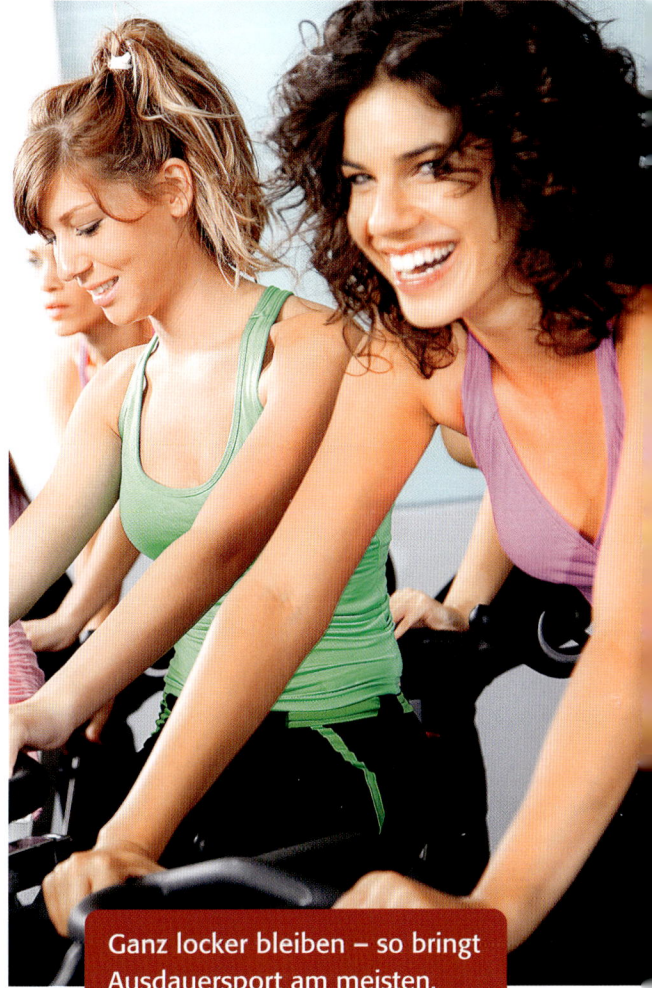

Ganz locker bleiben – so bringt Ausdauersport am meisten.

gepasstes Trainingsprogramm geben. Ein Spiroergometrietest dauert etwa 20 Minuten. Mit dem ganzen Drumherum, Eingangsgespräch, Ermittlung von Ruhewerten und abschließender Ergebnisanalyse, dürfen etwa 2 Stunden dafür eingeplant werden.

Je nach Umfang des Tests bewegt sich der Kostenfaktor zwischen 100 und 200 Euro. Inwieweit sich Ihre Krankenkasse an den Kosten beteiligt, sollten Sie im Voraus klären. Private Krankenkassen übernehmen diese im Regelfall ohne Weiteres.

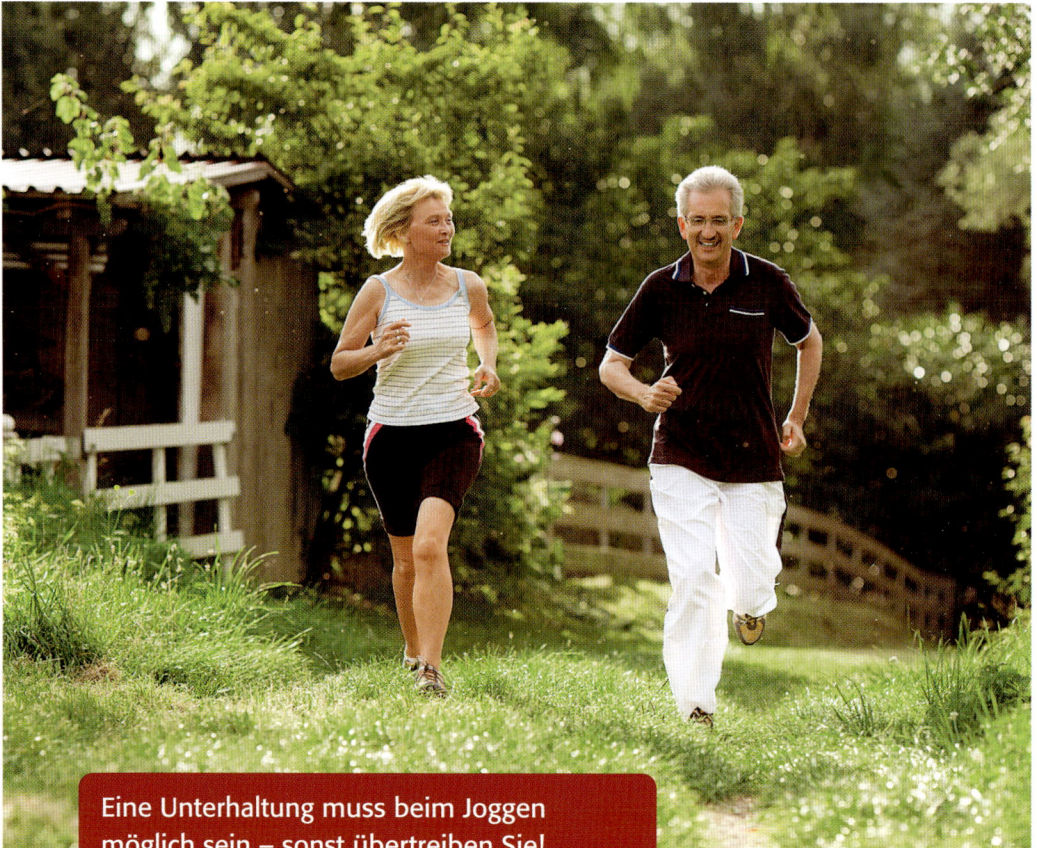

Eine Unterhaltung muss beim Joggen möglich sein – sonst übertreiben Sie!

Ohne Sauerstoff keine Fettverbrennung

Ein Wert der Spiroergometrie ist die »maximale Sauerstoffaufnahme (VO_2max)«. Sie ist ein Maß für die maximale aerobe (mit ausreichend Sauerstoff) Energiegewinnung in der arbeitenden Muskulatur innerhalb einer bestimmten Zeiteinheit. Je höher die Sauerstoffaufnahme ist, umso mehr Fette werden in den Muskel zur Energiegewinnung herangezogen – das Feuer wird gezündet für einen effizienten Fettverbrennungsprozess. Bis zum 30. Lebensjahr bleibt die maximale Sauerstoffaufnahme konstant und nimmt bei Untrainierten relativ schnell ab. Durch regelmäßiges Training kann diese jedoch bis zum 50. Lebensjahr erhalten werden. Ein weiteres unschlagbares Argument für ein regelmäßiges Ausdauertraining.

Die Kapillardichte erhöht sich

Die »relative Sauerstoffaufnahme« berücksichtigt zusätzlich die Körpermasse und ist daher für die Bewertung der allgemeinen aeroben (mit ausreichend Sauerstoff) Ausdauerleistungsfähigkeit aussagekräftiger. Eine bessere Sauerstoffausnutzung in der Muskulatur steht in engem Zusammenhang mit einer guten Kapillarisierung der Muskelzellen. Die Kapillaren sind für den Stoffaustausch in den Zellen verantwortlich. Je geringer die Kapillarisierung, umso höher steigt der Puls in einer Belastungsphase. Durch Ausdauertraining erhöht sich die Kapillardichte und damit das Sauerstoffangebot im Zellgewebe, die Zellen werden besser mit Nährstoffen versorgt und Stoffwechselendprodukte abtransportiert. Weil trainierte Menschen eine bessere Kapillarisierung haben als untrainierte, profitieren sportliche Menschen in Ruhephasen von der ökonomisierten Durchblutung ihrer Muskulatur.

Atmen Sie oder holen Sie nur Luft?

Die Wirtschaftlichkeit der Atmung ist ein wichtiger Faktor für die Sauerstoffaufnahme. Die Parameter Atemzugvolumen, Atemfrequenz, Atemminutenvolumen und Atemäquivalent geben Auskunft, wie es um Ihre Atmung steht.

/ Das Atemzugvolumen eines Erwachsenen beträgt in Ruhe etwa 0,5 Liter und steigt bei intensiver Ausdauerleistung auf etwa 2,5 Liter an. Leistungssportler können das Atemvolumen während einer intensiven Ausdauerleistung um weitere 1,5 Liter steigern und dies auch über einen längeren Zeitraum halten.

/ Die Atemfrequenz liegt bei Erwachsenen in Ruhe bei circa 10 bis 15 Atemzügen in der Minute.

/ Das Atemminutenvolumen ist das Produkt des Atemzugvolumens und der Atemfrequenz, also das in einer Minute geatmete Luftvolumen.

/ Das Atemäquivalent bestimmt das Verhältnis von Atemminutenvolumen zur Sauerstoffaufnahme in Liter pro Minute.

In Ruhe müssen etwa 25 Liter Luft eingeatmet werden, um einen Liter Sauerstoff aufnehmen zu können. Unter Belastung erhöhen sich Atemtiefe und Atemfrequenz, und die Atmung wird ökonomischer. In dieser Phase ist das Atemäquivalent am niedrigsten, es werden nur circa 15 Liter Luft benötigt, um 1 Liter Sauerstoff aufzunehmen. Mit stetig zunehmender Belastung werden die Atemzüge jedoch schneller: Das Atemzugvolumen sinkt und das Atemäquivalent steigt. Es werden 30 bis 40 Liter Luft für die gleiche Menge Sauerstoff benötigt. Deshalb kommen wir ins Schnaufen, wenn wir z. B. eine Treppe hochsprinten. Je niedriger also das Atemäquivalent, umso ökonomischer die Atmung, und der Treppensprint wirkt gelassener.

Der »Fett-weg-Parameter«

Der Energiestoffwechsel lässt sich mithilfe des »respiratorischen Quotienten« ableiten. Dieser gibt das Verhältnis des abgegebenen Kohlendioxidvolumens zum aufgenommenen Sauerstoffvolumen, der Aufschluss über die Verbrennungsleistung der Muskulatur, an. Je größer der respiratorische Quotient, desto geringer ist die Fettverbrennung. Pauschal lässt sich sagen, dass ein Wert von 0,7 100 % Fettverbrennung bedeutet, während ein Wert von höher als 1,0 auf 100 % Kohlenhydratverbrennung hinweist. Daraus kann genau abgeleitet werden, wie das Training für eine gezielte Fettverbrennung gestaltet werden sollte. Ebenso lässt sich aus dieser Analyse ermitteln, mit welcher Herzfrequenzrate z. B. ein Hochleistungssportler trainieren sollte, um die Leistung wirkungsvoll zu steigern, ohne Raubbau am eigenen Körper zu betreiben. Denn wenn die Kohlenhydratspeicher leer sind, kann der Körper keine Leistung mehr erbringen. Also sollte dieser in der Lage sein, die Energie möglichst lange aus seinen Fettdepots zu ziehen.

▪ Welches Ausdauertraining passt zu Ihnen?

Ziel des Ausdauertrainings ist es nicht, anschließend mit hochrotem Kopf und fix und fertig auf das Sofa zu fallen und den ganzen Tag nicht mehr in der Lage zu sein, sich bewegen zu können! Das ist schon einmal die gute Nachricht. Die schlechte Nachricht ist, wenn Sie gar nichts oder nur sporadisch etwas tun, werden Sie auch nichts verändern – schon gar nicht auf der Waage. Eine gewisse Regelmäßigkeit mit entsprechendem Willen und Ehrgeiz ist durchaus erforderlich. Das sollten Sie sich auch wert sein. Der Comedian Lars Sörensen wählte das Fahrradfahren für sein Ziel, dem Übergewicht zu Leibe zu rücken. Er radelte täglich 40 Kilometer und konnte so in Verbindung mit einer ausgewogenen Ernährung innerhalb von zehn Monaten sein Körpergewicht von 162 Kilo auf 92 Kilo reduzieren. Vielleicht gefällt Ihnen diese Idee und Sie möchten es ihm gleichtun. Vielleicht fehlt Ihnen aber auch die Zeit, täglich zwei oder mehr Stunden auf dem Rad zu verbringen. Keine Sorge, Sie können es auch langsamer angehen. Finden Sie Ihr Ausdauertraining, das Ihnen Spaß und Freude bereitet, dann werden Sie auch gerne etwas mehr Zeit aus Ihrem Alltag abzwacken, um sich Ihrem persönlichen Abnehmprogramm zu widmen.

Den Kilos davonradeln

Fahrrad fahren ist eine gelenkschonende Alternative im Ausdauersport. Vor allem, wer einige Kilos zu viel mit sich bringt, kann mit dem Rad schonend in den Ausdauersport einsteigen. Mit einem Spezialsattel sitzt man entspannter und die in kurzer Zeit zurückgelegten Kilometer werden mit einer herrlichen Aussicht auf die bunten Farben der Natur belohnt.

Der gleichmäßige Wechsel von Be- und Entlastung verbessert Ihr Herz-Kreislauf-System, trainiert Ihre Atmung, kräftigt Ihren Körper und lässt zugleich die Pfunde schmelzen. Sie können mit der dosierbaren Belastung vom Alltag abschalten und gleichzeitig ein moderates Ausdauertraining betreiben.

Fahren Sie anfangs in kleineren Gängen und dafür mit einer höheren Trittfrequenz, bis Sie eine Verbesserung Ihrer Kondition verspüren. Wichtig ist, dass Sie Ihren Rhythmus finden und stets in diesem fahren. So werden Sie weitere Distanzen schaffen und profitieren bald von der längeren

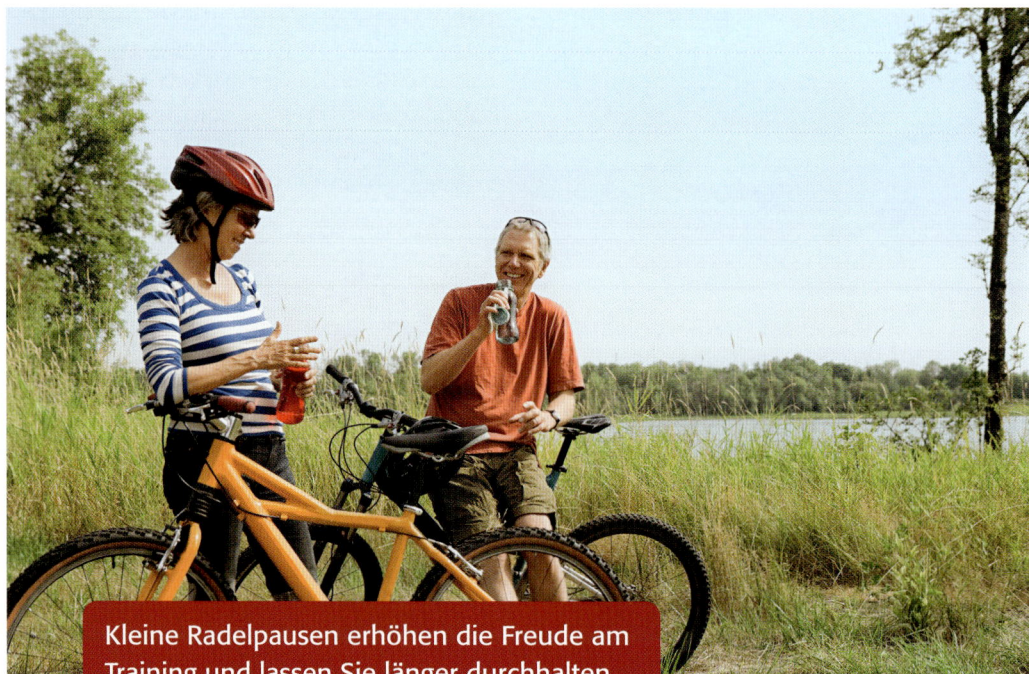

Kleine Radelpausen erhöhen die Freude am Training und lassen Sie länger durchhalten.

Trainingsdauer. Wenn Rücken- oder Handgelenksbeschwerden auftreten, kann das an einer falschen Körperhaltung liegen. Überprüfen Sie die Einstellungen von Lenker und Sattel, sodass Sie möglichst aufrecht sitzen können und sich so wenig wie möglich mit Ihren Armen auf dem Lenker abstützen müssen. Die Arme sollten immer leicht gebeugt und die Handgelenke entspannt bleiben. Die Sattelhöhe wird idealerweise so eingestellt, dass Sie die Beine nicht ganz durchstrecken müssen, wenn sich die Pedale jeweils am tiefsten Punkt befindet.

Der 10-Wochen-Radelplan für Einsteiger

Wenn Sie noch nie oder zuletzt vor vielen Jahren auf einem Fahrrad saßen, dann lassen Sie es langsam angehen.
Denn der Spaßfaktor sollte nie zu kurz kommen, was er tut, wenn Sie sich überbelasten. Ziel des 10-Wochen-Radelplans ist es, eine halbe Stunde am Stück flottes Radeln mit lockerer Atmung durchzuhalten.
Beginnen Sie in der ersten Woche mit dreimal 5 Minuten flottem Radeln, und legen Sie dazwischen und am Tourende jeweils eine aktive Pause von 2 Minuten ein, in der Sie gemütlicher fahren. Erhöhen Sie die Intervallzeit in den darauffolgenden Wochen wie in der Tabelle unten angegeben.

Trainieren Sie an drei Tagen in der Woche, vorzugsweise mit jeweils einem Tag Pause dazwischen.

Walking – die sanftere Art des Laufens

Walking ist die gelenkschonendere Alternative zum Joggen bzw. Laufen, da bei dem flotteren Tempo des Laufens höhere Stöße von den Gelenken abgefangen werden müssen. Je höher das Körpergewicht, umso stärker ist die Beanspruchung der Wirbelsäule, Gelenke und Bänder. Dieses bewusste Gehen, wobei der gesamte Fuß von der Ferse zu den Fußzehen abgerollt wird, trainiert die Kondition, bringt den Kreislauf in Schwung und hält den Körper fit. Die Arme werden locker aus den Schultern heraus mitgeschwungen, was die Intensität im Vergleich zu einem Spaziergang erhöht. Die Atmung erfolgt dadurch tiefer und bewusster, wodurch der Stoffwechsel angekurbelt wird und so überflüssige Pfunde schneller schmelzen. Halten Sie beim Walken den Oberkörper aufrecht, und wählen Sie eine Schrittlänge, die Ihnen eine Kontrolle über Ihre Körperhaltung erlaubt. Sie brauchen keine spezielle Ausrüstung, nur ein stabiles Schuhwerk mit dämpfender Wirkung und eine dem Wetter angepasste Kleidung. In vielen Orten gibt es Walking-Treffs, aber auch die Begleitung einer guten Freundin oder eines temperamentvollen Hundes erhöht Ihre Motivation.

///Der 10-Wochen-Radelplan für Einsteiger ////////////////////////////////

Woche	Intervalle	Intervallzeit	Aktive Pause	Gesamtzeit der Radeltour
1	3	5 Minuten	3 × 2 Minuten	21 Minuten
2	3	6 Minuten	3 × 2 Minuten	24 Minuten
3	3	7 Minuten	3 × 2 Minuten	27 Minuten
4	3	8 Minuten	3 × 2 Minuten	30 Minuten
5	3	9 Minuten	3 × 2 Minuten	33 Minuten
6	3	10 Minuten	3 × 2 Minuten	36 Minuten
7	2	15 Minuten	2 × 2 Minuten	34 Minuten
8	2	18 Minuten	2 × 2 Minuten	40 Minuten
9	1	25 Minuten	0	25 Minuten
10	1	30 Minuten	0	30 Minuten

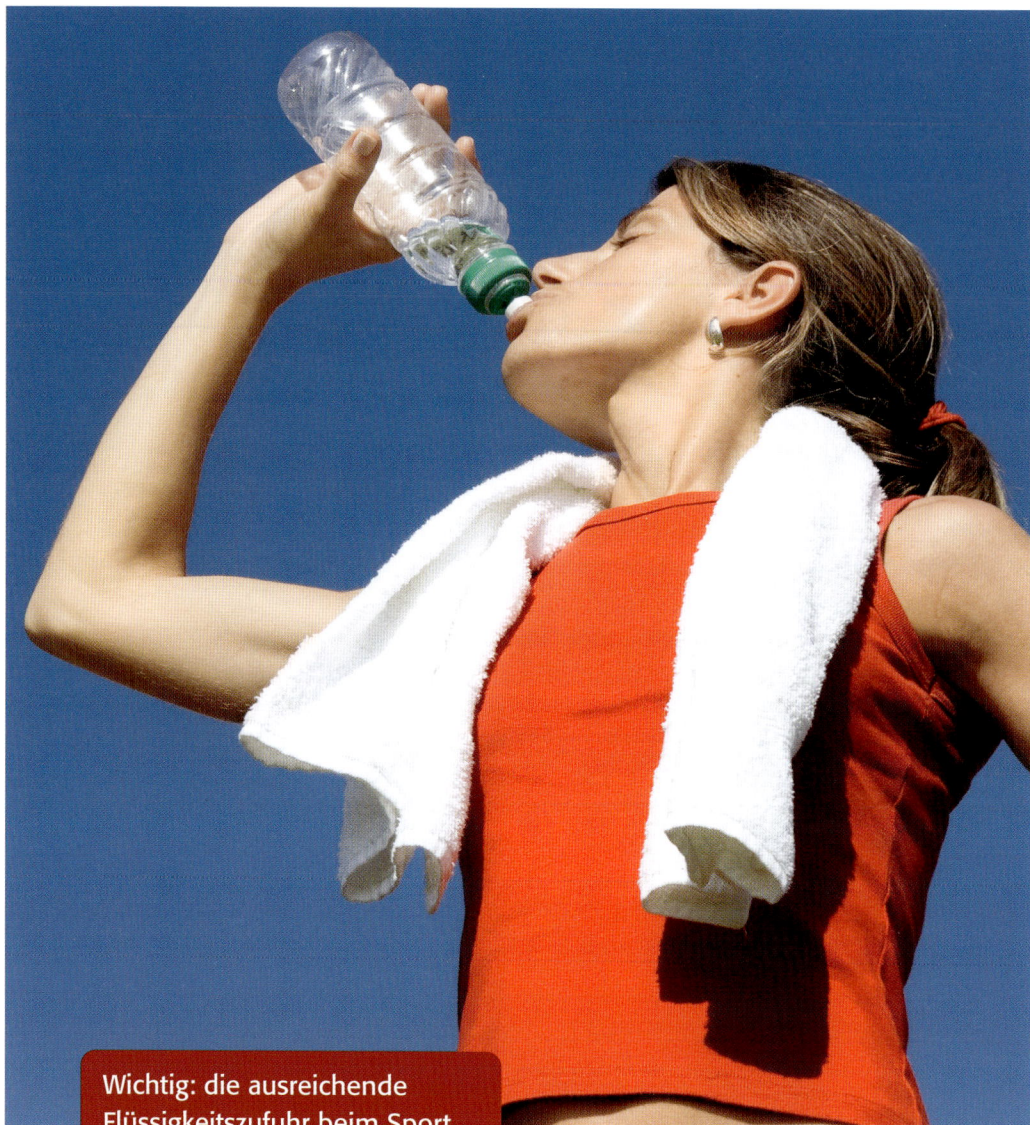

Wichtig: die ausreichende
Flüssigkeitszufuhr beim Sport.

Der 5-Wochen-Walkingplan für Einsteiger

Als Einsteiger sollten Sie den Ehrgeiz zurückstecken und sich erst einmal auf die richtige Walking-Technik und die Intensität konzentrieren. Ziel des 5-Wochen-Walkingplans ist es, 45 Minuten mit zügigem Tempo bei lockerer Atmung durchzuhalten. Beginnen Sie in der ersten Woche mit 5 Minuten gemütlichem Walken, erhöhen Sie die Intensität durch größere Schritte in den nächsten 5 Minuten, um die darauffolgenden 3 Minuten mit kleineren, dafür schnelleren Schritten durchzuhalten. Beginnen Sie nach dem letzten Intervall wieder von vorne, und beenden Sie Ihr Walking-Training mit 4 Minuten gemütlichem Auslaufen. So haben Sie bereits 30 Minuten Trainingszeit in der ersten Woche vollbracht. Verändern Sie die

///Der 5-Wochen-Walkingplan für Einsteiger //////////////////////////

Woche	1	2	3	4	5
Intervall	2 × 5	2 × 6	2 × 6	2 × 6	2 × 6
gemütlich walken	Minuten	Minuten	Minuten	Minuten	Minuten
Intervall	2 × 5	2 × 6	2 × 5	2 × 6	2 × 8
größere Schritte	Minuten	Minuten	Minuten	Minuten	Minuten
Intervall kleine,	2 × 3	2 × 4	2 × 6	2 × 6	2 × 6
schnelle Schritte	Minuten	Minuten	Minuten	Minuten	Minuten
gemütliches	1 × 4	1 × 4	1 × 4	1 × 5	1 × 5
Auslaufen	Minuten	Minuten	Minuten	Minuten	Minuten
Trainingszeit	30	36	38	41	45
gesamt	Minuten	Minuten	Minuten	Minuten	Minuten

Intervallzeit in den darauffolgenden Wochen wie in der Tabelle oben angegeben.

Trainieren Sie an drei Tagen in der Woche, vorzugsweise mit jeweils einem Tag Pause dazwischen.

Mit Armeinsatz mehr Fett verbrennen

Sie können die Intensität beim Walken erhöhen, indem Sie entweder mit Stockeinsatz arbeiten oder den XCO-Trainer® verwenden. Beide Trainingsgeräte werden in den Bewegungsablauf integriert und erweitern so die intensive Beinarbeit um ein schweißtreibendes Oberkörpertraining.

Nordic Walking

Mit richtigem Stockeinsatz ist Nordic Walking besonders für Menschen mit Übergewicht sowie Knie- und Rückenproblemen geeignet. Der falsche Gebrauch der Stöcke führte in der Vergangenheit leider zu spöttischen Vorurteilen über die »Stöckekratzer« und »Stöckchenschleifer«. Unwissende setzen die Stöcke falsch auf oder schleifen die Stöcke lediglich hinter sich her. Dies kann zu Beschwerden in den Ellenbogengelenken führen. Arbeiten Sie deshalb immer bewusst mit beiden Stöcken, und setzen Sie jeweils wechselseitig mit dem auftretenden Bein den Stock auf. Der rechte Arm unterstützt so das linke Bein und umgekehrt.

Die Schultern und der Nacken bleiben locker, und die Arme – denn der zusätzliche Armeinsatz macht das intensivere Training aus – werden schwingend lang nach vorn gestreckt. Wenn der Arm nach vorne schwingt, lösen Sie den Griff leicht und schließen diesen erst wieder, wenn der Stock vorne aufsetzt. Dadurch beugen Sie einem Verkrampfen der Hand und Beschwerden im Handgelenk vor.

Achten Sie beim Kauf von den Stöcken darauf, dass sich auswechselbare Gummipads an den Enden befinden, diese verringern zusätzlich die Schläge durch das Aufsetzen und unterstützen den Halt. Wichtig ist vor allem die richtige Länge. Multiplizieren Sie hierzu Ihre Körpergröße in Zentimetern mit 0,66.

XCO®-Walking

Der XCO-Trainer® ist eine 27 cm lange, mit Schiefergranulat gefüllte Aluminiumröhre. Mit Handschlaufen kann die Röhre wie zwei Hanteln rechts und links in den Händen gehalten werden. Das spezielle Granulat, das als Schwungmasse dient, wird durch dynamisches Hin-und-Her-Bewegen explosionsartig von einem Ende der Hülle zum anderen geschleudert. Das ist Ihre »Bewegungsaufgabe« und der besondere Trainingseffekt.

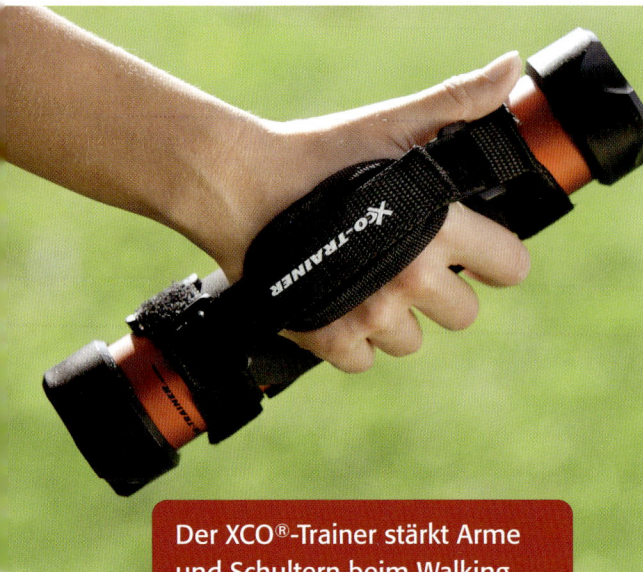

Der XCO®-Trainer stärkt Arme und Schultern beim Walking.

Eine Studie des Instituts für Medizinische Physik an der Friedrich-Alexander-Universität Erlangen-Nürnberg ergab, dass die vermehrte Aktivierung der Arm-, Schulter- und Rückenmuskulatur den Kalorienverbrauch um 33 Prozent steigerte. Die richtige Technik ist auch hier ausschlaggebend für ein gesundes und effizientes Training.

So wird's gemacht

/ Beginnen Sie die Laufbewegung mit aufrechtem Oberkörper. Die Arme folgen mit natürlicher Bewegung.
/ Beginnen Sie damit, in kurzen Bewegungen den Inhalt des XCO-Trainers®, also die Schwungmasse, nach oben zu werfen. Hierbei werden die Ellenbogen angewinkelt.
/ In der nächsten Phase wird der Oberkörper leicht rotiert, was sich in der Laufbewegung durch eine vermehrte Aktivierung der Oberkörpermuskulatur fast automatisch ergibt.
/ Nun wird die Schwungmasse jeweils im Wechsel an beide Enden der Röhre geschleudert. Wenn Sie mit dem rechten Fuß vorne auftreten, schleudern Sie die Schwungmasse mit der lin-

ken Hand nach oben und mit der rechten Hand nach unten und umgekehrt. Behalten Sie die Armbewegung bei.

Vielleicht schaffen Sie anfangs nicht die gleiche Distanz, die Sie ohne zusätzliches Equipment erreicht hätten. Das ist völlig normal, denn Sie haben jetzt eine höhere Bewegungsanforderung zu meistern. Passen Sie die Dauer Ihrem Niveau an, und beobachten Sie, wie sich nach und nach Ihr Körper an die neue Herausforderung gewöhnt und Sie sich schnell fitter, bewegter und leichter fühlen. Der Straffungseffekt für die Oberarme ist eine weitere positive Nebenwirkung.

Laufend Fett verbrennen

Das Joggen oder auch Laufen ist die Steigerung zum Walken – auf den Trainingseffekt, aber auch auf die Anforderung an den Bewegungsapparat bezogen. Bei bekannten Gelenkbeschwerden, vor allem in den Knien, sollte man es nicht übertreiben. Vor allem völlig untrainierte Einsteiger sollten mit dieser Form des Ausdauertrainings erst nach regelmäßigen Walking-Einheiten beginnen. Laufen heißt nicht Rennen! Gesundes Laufen fordert zwar, aber überfordert nicht. Das richtige Tempo finden Sie, wenn Sie auf Ihre Atmung achten. Wenn die Puste ausreicht, um nebenbei ein Schwätzchen zu halten, sind Sie auf dem richtigen Weg. Sie werden dennoch ins Schwitzen kommen, sich dafür am Ende des Laufes angenehm ermüdet fühlen – und nicht der Ohnmacht aus Erschöpfung nahe. Also nicht die Intensität, sondern die Dauer ist für ein Fett verbrennendes Ausdauertraining wichtig. Versuchen Sie, mit jedem weiteren Üben die Laufdistanz zu verlängern. Als Ausrüstung sind gut gedämpfte Sportschuhe ein Muss. Den perfekten Schuh finden Sie im Fachgeschäft, das mithilfe von entsprechenden Geräten Ihre Fußanatomie berücksichtigt. Atmungsaktive Kleidung ist komfortabler als die Jogginghose und das Sweatshirt aus dem untersten Schrankschubfach, doch anfangs tun es die guten alten Lieblingsteile auch.

Der 8-Wochen-Laufplan für Einsteiger

Mit einer Grundlagenausdauer werden Sie gesund trainieren und von einem aktivierten Fettstoffwechsel profitieren können. Halten Sie sich deshalb als Laufeinsteiger unbedingt an die unten empfohlenen Trainingsintervalle. Ziel des 8-Wochen-Laufplans ist es, nach acht Wochen 30 Minuten mit zügigem Tempo und lockerer Atmung durchzuhalten.

Beginnen Sie in der ersten Woche mit 20 Minuten Laufzeit, wobei Sie zwischen 3 Minuten zügigem Laufen und 3 Minuten aktiver Pause in Form von zügigem Gehen oder Walken abwechseln. Wiederholen Sie dies dreimal, und gehen Sie zum Abschluss Ihres Lauftrainings weitere 2 Minuten gemütlich weiter. Verändern Sie die Intervallzeit in den darauffolgenden Wochen wie in der Tabelle unten angegeben.

Trainieren Sie an drei Tagen in der Woche, vorzugsweise mit jeweils einem Tag Pause zur Erholung dazwischen.

Denken Sie jedoch daran: Laufen Sie lieber häufiger als länger. Sie und Ihr Körper profitieren mehr von dreimal in der Woche 30 Minuten laufen, als nur ein einziges Mal in der Woche 90 Minuten zu laufen.

Weitere Sportarten

Neben Walken, Laufen und Fahrradfahren bieten sich noch viele andere Sportarten an, um ein gesundes und den Fettstoffwechsel förderndes Ausdauertraining zu absolvieren: z.B. Inline-Skaten, Schwimmen (Kraulen, Brust usw.), Aquajogging, Rudern, Skilanglauf oder Aerobic mit all seinen modernen Varianten wie Fitboxen, Hip Hop Dance oder Zumba®.

Lassen Sie sich inspirieren, suchen Sie Kontakte zu Vereinen, Fitnessstudios oder Volkshochschulen. Probieren Sie aus, wonach Ihnen ist. Denn Spaß ist auch ein sehr wichtiger Faktor.

Ran an die Muskeln – weg mit dem Fett

Nachdem die Muskulatur das Fettverbrennungswunder des menschlichen Körpers ist, muss ihr natürlich ganz besondere Aufmerksamkeit entgegengebracht werden. Mit Kräftigungsübungen bieten Sie Ihrer Muskulatur Anreiz, sich den Anforderungen anzupassen, also mehr Mitochondrien, die »Kraftwerke der Zellen«, zu bilden.

Mit den neuesten Trends und Entwicklungen im sportwissenschaftlichen Bereich kommt nie Langeweile auf, und das Training kann so mehr und mehr effizienter und dennoch zeitsparender gestaltet werden.

So lernten z. B. Heidi Klum und andere Stars und Sternchen dank ihrer Personal Trainer die Wirkung des Core-Trainings zu schätzen. Core-Training ist inzwischen vielen Lesern von Fitness- und Sportlektüren ein Begriff.

Core-Training stellt ein effizientes Fitnessprogramm dar, das den gesamten Körper in kurzer Zeit mit hoher Trainingsdichte trainiert, die Fitness auf Dauer steigert und auch Beschwerden wie unangenehme Verspannungen oder Rückenschmerzen beseitigen kann.

/// Der 8-Wochen-Laufplan für Einsteiger ///////////////////////////

Woche	Zügiges Laufen	Aktive Pause	Gemütliches Auslaufen	Laufzeit gesamt
1 und 2	3 × 3 Minuten	3 × 3 Minuten	1 × 2 Minuten	20 Minuten
3 und 4	3 × 4 Minuten	3 × 3 Minuten	1 × 2 Minuten	23 Minuten
5 und 6	3 × 5 Minuten	3 × 3 Minuten	1 × 2 Minute	26 Minuten
7 und 8	4 × 5 Minuten	3 × 3 Minuten	1 × 1 Minute	30 Minuten

Die Core-Muskulatur

Core-Training kräftigt, wie der Name schon verrät, den »Kern« des Körpers, also die vielen tief im Rumpf liegenden kleinen Muskeln, die für die Stabilität des Körpers verantwortlich sind. Vor allem wird aber die Rücken-, Bauch- und Becken-bodenmuskulatur nachhaltig trainiert, was dem Körper eine vitale und aufrechte Haltung verleiht. Alle Bewegungen beginnen im Zentrum, im »Kern« des Körpers.

Durch die Kräftigung der tief liegenden Muskeln entlang der Wirbelsäule werden die einzelnen

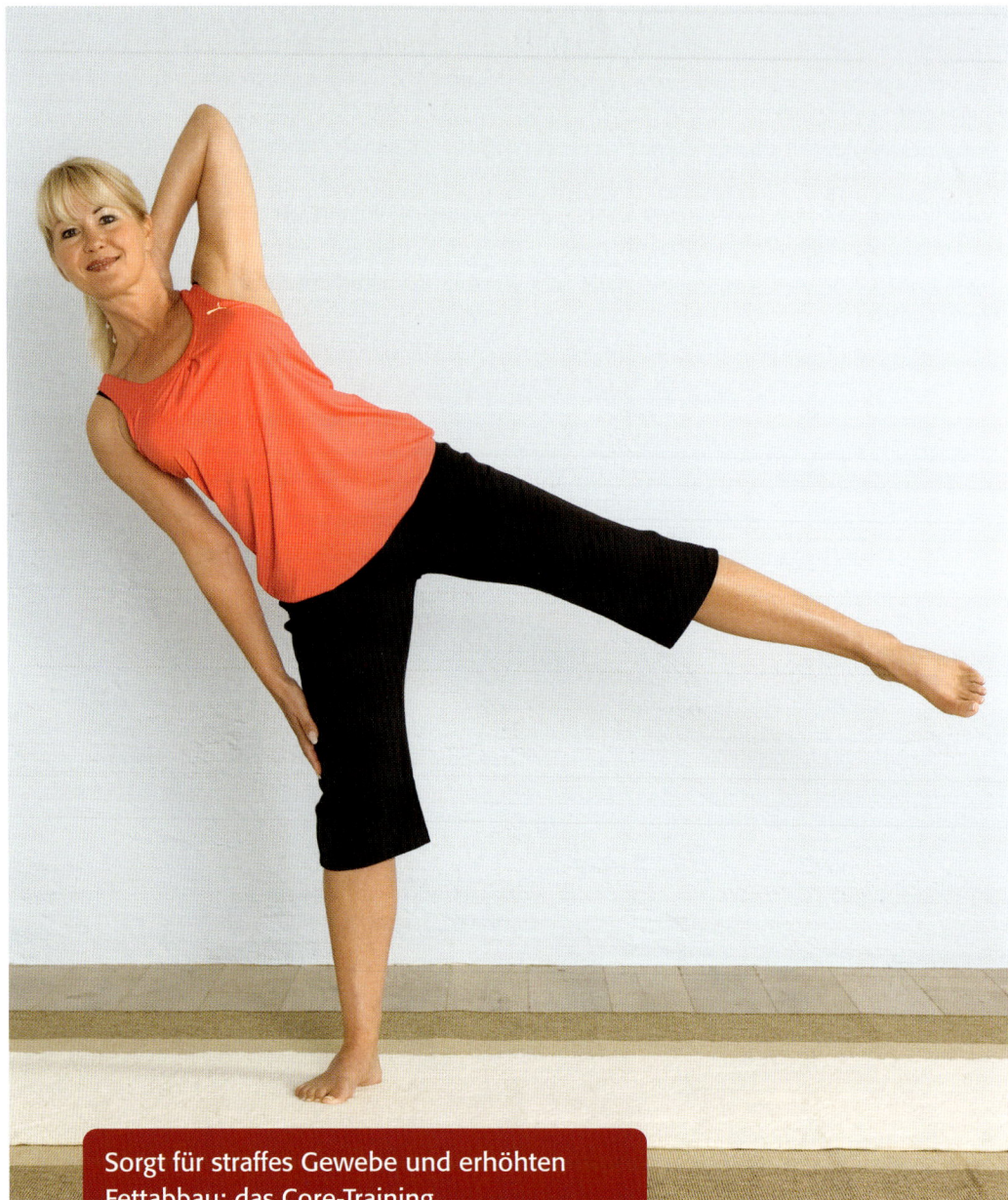

Sorgt für straffes Gewebe und erhöhten Fettabbau: das Core-Training.

Wirbel entlastet. Dies wirkt sich positiv auf den gesamten Rücken aus und beugt Verspannungen und Schmerzen vor.

Mit einer gut trainierten Bauchmuskulatur wird die Taille schlank und der Bauch flach. Zudem unterstützt eine kräftige Bauchmuskulatur den Rücken in seiner Haltearbeit. Das aufrechte Stehen und Gehen wird so durch Bauch und Rücken gleichmäßig stabilisiert: Die Bewegungsabläufe werden ökonomischer.

Mit diesem zielgerichteten Training von innen nach außen werden alle großen Muskeln, wie Bein- und Pomuskulatur, trainiert, geformt und gestrafft. Gleichzeitig können aber auch Fehlhaltungen ausgeglichen und so Kopf-, Rücken- oder Gelenkschmerzen beseitigt werden.

Das macht das Core-Training so erfolgreich und zu einem besonders effektiven und beliebten Trainingsprogramm.

■ Richtig trainieren und gezielt Fett verbrennen

Für ein sinnvolles Training zur Fettreduktion sollten Sie sich nicht nur allein auf spezielle Körperpartien konzentrieren. Denn einen Muskel nur isoliert zu trainieren ist nicht alltagsnah. Sie sollten Ihren Körper deshalb ganzheitlich betrachten und trainieren. Sie finden in diesem Buch ab Seite 118 verschiedene leicht nachvollziehbare Übungen zur Kräftigung, Straffung und Formung von Bauch, Beinen, Po und Armen.

In Verbindung mit dem Faktor Ernährung führen Sie Ihrem Körper für einen Muskelaufbau die richtigen Nährstoffe zu. Denn Sie wissen ja, ein Muskelaufbau ist wichtig, denn ein gut trainierter Muskel benötigt mehr Energie, die er sich aus den Fettreserven des Körpers holt.

Keine Chance dem inneren Schweinehund

Wenn Sie anfangs nicht die empfohlenen Trainingszeiten, -einheiten oder Übungswiederholungen, wie in diesem Buch empfohlen, schaffen, ist das nicht so schlimm. Mit regelmäßigem Üben werden Sie sich bald steigern können.

Hören Sie auf Ihren Kopf! Denn nicht jeder Tag ist gleich. Haben Sie einmal einen besonders »schlappen« Tag, dann zügeln Sie Ihren Trainingsehrgeiz, indem Sie etwas weniger machen. Dafür können Sie am nächsten Tag wieder voll durchstarten.

Hin und wieder hilft es auch, sich seinen Wunsch, sein Ziel anschaulich zu machen. Hängen Sie hierzu ein Bild aus den »guten, alten Zeiten« oder ein Foto Ihres Idols mit Ihrer Wunschfigur an den Badezimmerschrank oder besser noch an die Kühlschranktür.

»Durststrecken« überwinden

Und falls Sie zwischendurch das Gefühl überkommt, dass sich trotz regelmäßigen Trainings nichts mehr tut, machen Sie dennoch weiter! Die Kilos, die man durch zu wenig Bewegung und zu viele Kalorien zunimmt, sieht man ja auch erst Wochen später.

Genauso funktioniert es umgekehrt mit dem Fettabbau und dem Muskelzuwachs.

///Vorsicht! /////////////////////////

/ Bei einem grippalen Effekt, einer starken Erkältung oder Fieber sollten Sie eine Pause einlegen.

/ Haben Sie Schmerzen während des Trainings? Dann kontrollieren Sie zuerst einmal, ob Sie richtig trainieren, die richtige Körperhaltung einhalten oder die Beschreibung der Übungsausführung richtig nachvollziehen. Falls die Schmerzen dennoch wieder auftreten, sollten Sie einen Arzt aufsuchen, um ein gesundheitliches Problem auszuschließen oder frühzeitig behandeln lassen zu können.

/ Trainieren Sie nie mit vollem Bauch! Der Körper ist erst einmal zur Genüge mit der Verdauung beschäftigt.

Test –
Wie viel bewegen
Sie sich?

Mit diesem Test können Sie Ihre aktuelle Bewegungsbilanz feststellen. Denn häufig machen wir uns selbst etwas vor. Nur weil wir uns abends müde und erledigt fühlen, heißt das noch lange nicht, dass wir uns tagsüber – auf gesunde Art – ausreichend körperlich bewegt haben. Bewegen Sie sich wirklich so viel, wie Sie annehmen? Gehen Sie kritisch mit sich ins Gespräch, und beantworten Sie die nachfolgenden Fragen ganz ehrlich.

1.
Wie beginnen Sie Ihren Tag?

- ■ Mit einer Tasse Kaffee oder Tee.
- ▲ Mit kräftigem Rekeln und Strecken.
- ◆ Mit einem kritischen Blick in den Spiegel.
- ● Ich räume erst einmal auf.

2.
Wie kommen Sie zur Arbeit?

- ● Ich arbeite zu Hause, der Haushalt und die Kinder halten mich auf Trab.
- ■ Mit dem Auto bzw. Roller.
- ▲ Mit dem Fahrrad oder zu Fuß.
- ◆ Mit öffentlichen Verkehrsmitteln.

3.
Welchen körperlichen Einsatz erfordert Ihr Beruf?

- ◆ Ich stehe viel herum.
- ■ Ich arbeite überwiegend sitzend.
- ● Meine sitzende Tätigkeit wird regelmäßig durch körperliche Tätigkeiten unterbrochen.
- ▲ Ich bin den ganzen Tag auf den Beinen, sei es zu Fuß oder mit dem Rad.

4.
Was glauben Sie, wie viele Stufen erklimmen Sie täglich?

- ■ Höchstens 20.
- ◆ Bis zu 50.
- ● Bis zu 75.
- ▲ Mehr als 75.

5.
Wie gestalten Sie Ihre Freizeit?

- ■ Entspannt auf der Couch.
- ◆ Mit gelegentlichen Spaziergängen.
- ▲ Mit regelmäßigem Training im Fitnessstudio oder Verein.
- ● Ich spiele mit Freunden oder im Verein Tennis, Squash, Fußball usw.

6.
Wie verhalten Sie sich in öffentlichen Gebäuden, z. B. in Einkaufszentren oder U-Bahn-Haltestellen?

- ▲ Ich steige prinzipiell zu Fuß die Treppen hoch, denn das hält fit.
- ● Ich nehme die Rolltreppe, steige aber dennoch die Stufen der Rolltreppe hoch, so komme ich schneller voran.
- ◆ Wenn sich an der Rolltreppe ein Stau bildet, nehme ich die Treppe.
- ■ Treppen steigen? Würde ich niemals, wenn eine Rolltreppe oder ein Aufzug den Weg nach oben erleichtert.

7.
Wenn Sie sich aus dem aufrechten Stand vornüberbeugen, erreichen Sie mit den Fingerspitzen …

- ■ die Knie.
- ◆ die Schienbeine.
- ● die Fußknöchel.
- ▲ die Fußzehen.

■ Auswertung

Zählen Sie, wie häufig Sie ein Symbol angekreuzt haben, und lesen Sie nach, ob Ihr Alltag ausreichend Bewegung beinhaltet:

Überwiegend ■

Sie laden mit Ihrem Bewegungsmangel die Fettdepots geradezu zum Verweilen und Gedeihen ein. Hinzu kommt, dass die mangelnde Bewegung auch negative Auswirkungen auf das Herz-Kreislauf-System und Ihre Gesundheit hat. Gehen Sie es langsam an, aber gehen Sie es an – Ihren ersten Schritt in ein bewegteres Leben. Beginnen Sie mit Fahrradfahren oder Walken, und kräftigen Sie Ihren Körper, um den Stoffwechsel in Schwung zu bringen und sich vor allem gesund zu erhalten.

Überwiegend ◆

Wenig ist eben nicht genug. Vielleicht liegt es an Ihrer mangelnden Zeit, Ihrem mangelnden Interesse oder einfach an der richtigen Prioritätenverteilung. Sie können, wenn Sie wollen, und das wissen Sie auch. Überwinden Sie Ihren inneren Schweinehund, und testen Sie, wie positiv sich ein regelmäßig bewegter Körper auf Ihren Ge-

samtzustand auswirkt. Nutzen Sie den Faktor Seele für mehr Spaß an der Bewegung, und unterstützen Sie Ihren Fettstoffwechsel mit der richtigen Ernährung.

Überwiegend ●

Sie haben, für die heutige bewegungsarme Zeit, eine gute Bewegungsbilanz. Sie sollten aber jede sich bietende Gelegenheit nutzen, diese noch zu verbessern. Wählen Sie die Treppe statt den Aufzug oder die Rolltreppe. Stehen Sie häufiger auf, wenn Sie einer sitzenden Tätigkeit nachgehen, und erledigen Sie so viele Besorgungen wie möglich zu Fuß. Mit der richtigen Ernährung und zusätzlichem Ausdauer- und Krafttraining kommen Sie auf jeden Fall zum Ziel.

Überwiegend ▲

Gratulation! Sie haben eine positive Bewegungsbilanz. Es wird Ihnen nicht schwer fallen, mit einem regelmäßigen Ausdauer- und Krafttraining durchzustarten und dieses auch langfristig durchzuhalten. Verbinden Sie die Faktoren Ernährung, Seele und Bewegung zu Ihrem persönlichen Erfolgsfaktor, und Sie werden Ihr Ziel »Abnehmen« schnell und vor allem mit viel Freude erreichen.

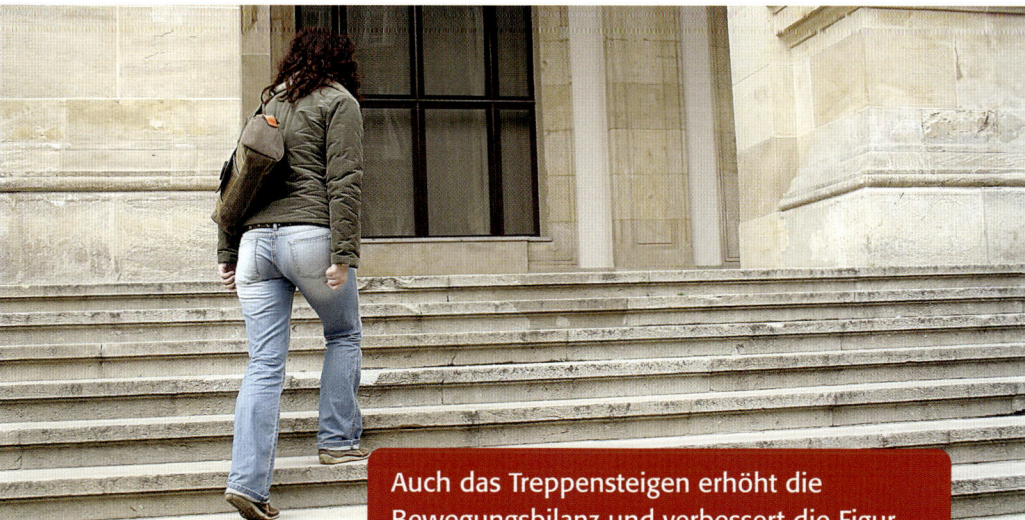

Auch das Treppensteigen erhöht die Bewegungsbilanz und verbessert die Figur.

◼ Die besten Fatburner-Sportarten im Überblick

Falls Sie sich aus dem großen Angebot des Bewegungsspielplatzes nicht entscheiden können, lassen Sie doch die Zahlen sprechen. Die in nachfolgender Tabelle aufgeführten Werte sind lediglich Orientierungswerte und geben keine Auskünfte darüber, inwieweit sich die verbrauchten Kalorien aus der Fett- oder aus der Kohlenhydratverbrennung ergeben. Das ist abhängig von Ihrem Trainingszustand, Ihrer Trainingsintensität und Trainingsdauer. Doch Sie sehen, je mehr Körpereinsatz und Energie gefordert sind, umso höher ist der Kalorienverbrauch.

Falls Sie gänzlich untrainiert sind, liegt Ihr persönlicher Kalorienverbrauch höchstwahrscheinlich etwas unter den unten angegebenen Werten. Ein gezieltes Muskeltraining erhöht Ihren Kalorieneinsatz pro Stunde. Als Sporteinsteiger sollten Sie, bevor Sie sich einer fortgeschrittenen Sportgruppe oder Ihrem triathlonerfahrenen Partner anschließen, besser allein trainieren. Denn Sie selbst sind Ihr eigenes Leistungsbarometer. Vielleicht gibt es auch Einsteigergruppen in Ihrem Sportverein. So können Sie vor allem auch die richtige Technik der auserwählten Sportart lernen und so ökonomischer und vor allem gesund trainieren.

///Die besten Fatburner-Sportarten mit ihrem ////////////////////// durchschnittlichen Kalorienverbrauch in einer Stunde

Sportart	Kalorienverbrauch/Stunde	Das Argument für diese Sportart
Laufen/Joggen	circa 547	Bei niedriger Intensität wird mehr Fett verbrannt. Weniger ist also mehr.
Nordic Walking/ XCO®-Walking	bis zu 406	Der Armeinsatz erhöht die Intensität. Im Winter kann auf Crosstrainern weitertrainiert werden.
Radfahren	circa 412	Für Übergewichtige als Einstieg ins Ausdauertraining geeignet.
Aquajogging	circa 400	Das Gewebe wird gleichzeitig massiert und die Durchblutung zusätzlich verbessert.
Brust- oder Kraulschwimmen	circa 436	Das Wasser gibt Auftrieb und erleichtert das Vorankommen.
Inline-Skaten	circa 408	Gelenkschonendes Training, weil das Körpergewicht »getragen« wird.
Walking	circa 390	Für Einsteiger geeignet, ein ideales Training für eine Grundlagenausdauer.

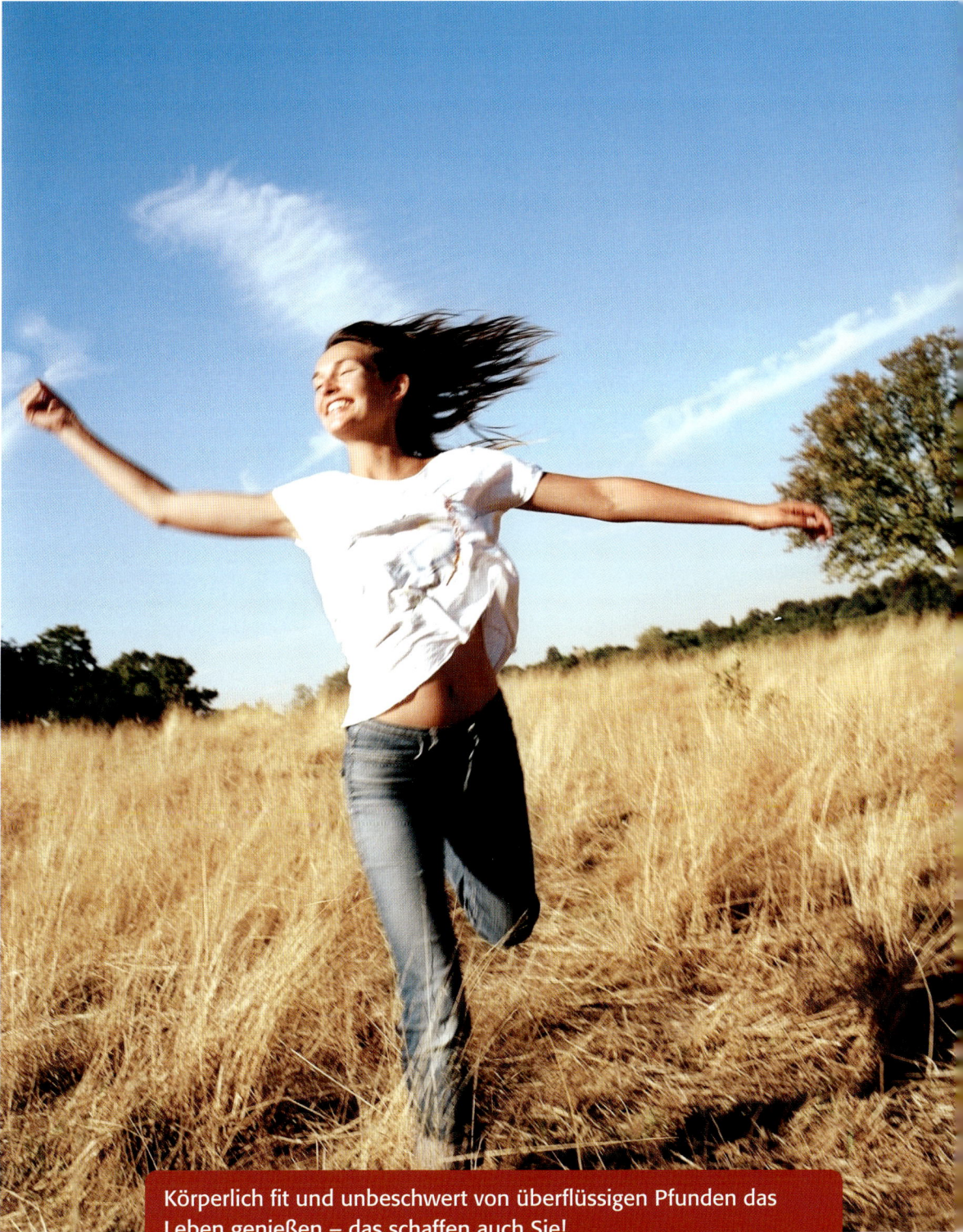

Körperlich fit und unbeschwert von überflüssigen Pfunden das Leben genießen – das schaffen auch Sie!

Sie schaffen es!

Sie wünschen sich schon seit längerer Zeit, endlich eine schlanke Figur zu haben? Sie wollen sich so richtig wohlfühlen in Ihrer Haut? Und der Blick in den Spiegel soll Ihnen Freude bereiten? Dann lassen Sie das doch Realität werden. Sie schaffen es – ganz sicher!

Ihre persönliche Motivationsstrategie

Sie erleichtern sich den Aufbruch in Ihr neues, schlankes Leben erheblich, wenn Sie möglichst gute Rahmenbedingungen und ein geeignetes Umfeld schaffen. Vielleicht sind Sie der Typ, der gerne einen Plan hat, an dem er sich orientieren kann? Dann machen Sie es doch so: Notieren Sie alles, was für Sie nötig ist, damit Sie Ihren Weg zum Wunschgewicht erfolgreich gehen.

Ganz wichtig ist es beispielsweise, den richtigen Zeitpunkt für den Start zu finden. Bereiten Sie sich darauf vor, indem Sie sich zunächst einmal eine kleine Auszeit gönnen. Das kann ein verlängertes Wochenende sein oder ein Kurzurlaub. Sie sollten aber wirklich Zeit für sich selbst haben und die Ruhe auch genießen. Schließlich wollen Sie sich ja vieles bewusst machen, z. B. was in der Vergangenheit nicht so gut gelaufen ist und was Sie zu Ihrem derzeitigen Gewicht, mit dem Sie so unzufrieden sind, geführt hat.

■ Neue Wege gehen

Sie können sich überlegen, was Sie alles ändern möchten. Das ist wahrscheinlich einiges, etwa die Ernährungsweise, die Sie gesünder gestalten und in Ihren Alltag mit der Familie integrieren müssen, andere oder noch mehr körperliche Aktivitäten,

die Ihnen Freude bereiten, vielleicht auch eine Entspannungstechnik, die Sie erlernen wollen. Horchen Sie in aller Ruhe in sich hinein, achten Sie auf Ihre Gefühle, ordnen Sie Ihre Gedanken, und versuchen Sie, Ihren innersten Wünschen auf die Schliche zu kommen. Sicher finden Sie so auch bald heraus, wie Ihr persönlicher Weg aussehen soll. Und marschieren Sie vor allem auf Ihrer eigenen Route, lassen Sie sich von niemandem beeinflussen, denn jeder Mensch ist anders, jeder hat seine ganz persönlichen Neigungen und Vorlieben. Sie allein entscheiden, ob Sie lieber Radfahren oder Joggen, Walken oder Schwimmen in Ihr Bewegungsprogramm einbauen wollen. Vielleicht ist Ihnen auch ein Training im Fitness-Center zusammen mit einer Freundin oder eine Kombination verschiedener Sportarten und Übungen, am besten jeweils in einer Gruppe, angenehmer?

■ Vorstellung vom Zielgewicht

Bestimmen Sie außerdem Ihr Wunschgewicht. Lassen Sie sich auch hierbei nicht von anderen beeinflussen oder gar durch Bilder superschlanker Models aus den Medien zu übertriebenem Schlankheitswahn hinreißen. Bleiben Sie realistisch. Nehmen Sie sich Zeit, versuchen Sie, Ihr Wohlfühlgewicht zu finden, z. B. indem Sie Fotos von früher ansehen und sich daran erinnern,

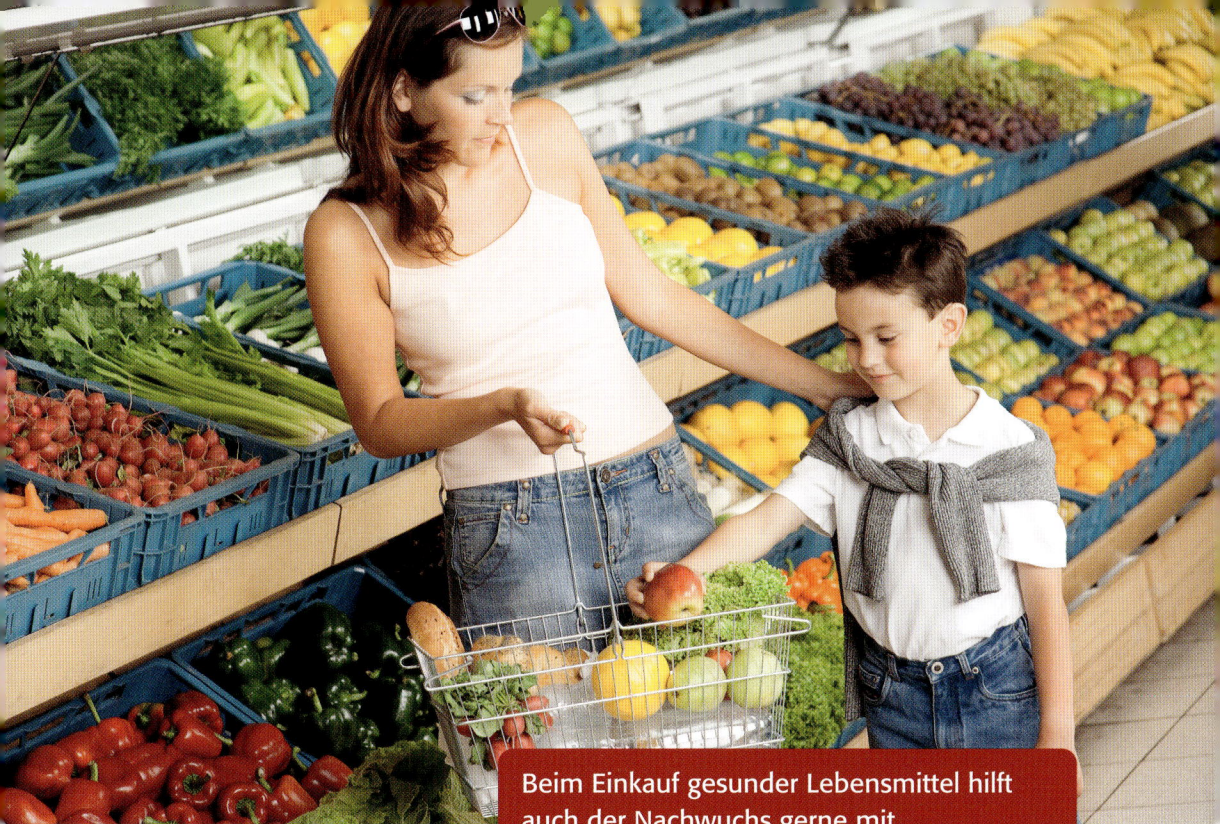

Beim Einkauf gesunder Lebensmittel hilft auch der Nachwuchs gerne mit.

wann es Ihnen richtig gut ging und welches Gewicht Sie in dieser Zeit ungefähr hatten.
Aber möglicherweise wollen Sie es ja auch ganz anders angehen, vielleicht möchten Sie einfach nur so lange Ihr Gewicht reduzieren, bis Sie spüren, dass Sie sich rundum wohlfühlen, ausgeglichen und schön finden. Folgen Sie auch in diesem Punkt Ihrer Intuition.

Den Kühlschrank entrümpeln

Zu den sehr wichtigen praktischen Maßnahmen für einen guten Start auf dem Weg zu den Wunschmaßen zählt das Entrümpeln des Kühlschranks. Nehmen Sie seinen Inhalt genau unter die Lupe, und verbannen Sie alles, was Ihrem Schlankheitsprogramm im Wege steht.
Falls Sie Familie haben, dürfen Sie diese natürlich nicht übergehen. Legen Sie im Kühlschrank ein Extrafach für Dickmacher an, auf die Ihre Kinder und/oder Ihr Mann keinesfalls verzichten wollen. In diesem Fach liegen dann beispielsweise die Mayonnaise mit 80 Prozent Fett, die Erdnussbut-

ter, die fette Salami und der Sahnejoghurt. Seien Sie hierbei wirklich konsequent, und machen Sie dieses Fach zu Ihrer Tabuzone.
Schreiben Sie eine Einkaufsliste mit gesunden Lebensmitteln, und bestücken Sie den Kühlschrank damit. Vielleicht ist im Laufe der Zeit dann gar kein Extrafach für die Familie mehr notwendig, weil alle Mitglieder die gesunden, fettarmen Nahrungsmittel gerne essen.
Nehmen Sie sich immer möglichst viel Zeit für den Einkauf. Schlendern Sie in aller Ruhe über den Wochenmarkt, lassen Sie sich dort von der üppigen, farbenprächtigen Vielfalt frischen Gemüses und Obsts locken. Auch der Einkauf im Bioladen kann eine echte Bereicherung sein, er bestärkt Sie in Ihrer Entscheidung, von nun an ganz gesund zu essen. Zelebrieren Sie jeden Einkauf wie ein kleines Fest der Sinne.
Gönnen Sie sich ruhig einmal die eine oder andere kulinarische Delikatesse, auch wenn sie ein bisschen teurer ist. Denn schließlich soll Ihnen das Essen Spaß machen und guttun.

Geeignete Sportkleidung

Eine weitere wichtige Maßnahme ist, dass Sie sich für den Sport, den Sie ausgesucht haben, angemessen einkleiden. Wenn es Ihnen möglich ist, achten Sie nicht so sehr auf den Preis, sondern vielmehr auf gute Qualität und darauf, dass Sie sich in Ihrem Outfit richtig wohlfühlen. Vielleicht haben Sie Lust, etwas Modisches, wirklich Schickes zu wählen, das ganz und gar nach Ihrem Geschmack ist? Je besser Sie sich fühlen, desto selbstbewusster werden Sie Ihren Sport ausüben und desto mehr Spaß wird er Ihnen bereiten. Etwas mehr Geld auszugeben für Kleidung kann daher ein großer Gewinn sein und Sie dazu anspornen, das Bewegungsprogramm regelmäßig zu absolvieren.

Ganz wichtig für viele Freizeitaktivitäten ist das passende Schuhwerk. Lassen Sie sich im Fachgeschäft beraten, welche Schuhe Sie beispielsweise fürs Walken, fürs Joggen oder fürs Fitnesstraining benötigen, und sparen Sie auch hier nicht, denn wenn es Ihren Füßen gut geht, profitiert der ganze Körper, vor allem der Rücken, davon.

▮ Die anfängliche Euphorie

Wer kennt ihn nicht, den Enthusiasmus des Starts? Zu Beginn ist man voller Schwung und Leidenschaft, in der ersten Woche kauft man freudig die einzelnen Zutaten für die Schlankmacher-Suppe ein, schnürt gewissenhaft jeden Morgen vor der Arbeit die Joggingschuhe, rührt das Tabufach im Kühlschrank nicht an, verbannt jegliche Schokolade aus seinen Gedanken. Auch schwinden die ersten Gramm des überflüssigen Gewichts bereits.

Von wegen »aller Anfang ist schwer«, im Gegenteil, er entpuppt sich als ganz einfach, und ein Hauch des neuen Lebensgefühls hat sich auch schon eingestellt.

Aber wie lange hält dies wohl an? Nach der ersten oder zweiten Woche, wenn sich die große Begeisterung gelegt hat, kommt plötzlich ein sonderbares Schweregefühl auf. Nur allzu rasch verfallen wir wieder in alte Gewohnheiten, verzichten wir aufs morgendliche Jogging, auf die Schlankmacher-Suppe, und die Lust auf ein Stückchen Schokolade, eine Kugel Eis oder eine Sahnetorte wird immer stärker.

Der innere Schweinehund

Das ist ganz normal. Wir können von unserer Natur her große Veränderungen nur in kleinen Schritten annehmen, obwohl wir eigentlich genau wissen, was für unsere Gesundheit und unser Wohlbefinden richtig und wichtig wäre. Es hapert an der Konsequenz, der innere Schweinehund gewinnt immer öfter die Oberhand und hindert uns daran, auf dem neuen Weg zu bleiben. Er verführt uns, indem er uns vor Augen führt, wie bequem und einfach doch die vorherige Marschrichtung war.

Die meisten guten Vorsätze für eine schlankere Silhouette, für ein gesünderes Leben scheitern

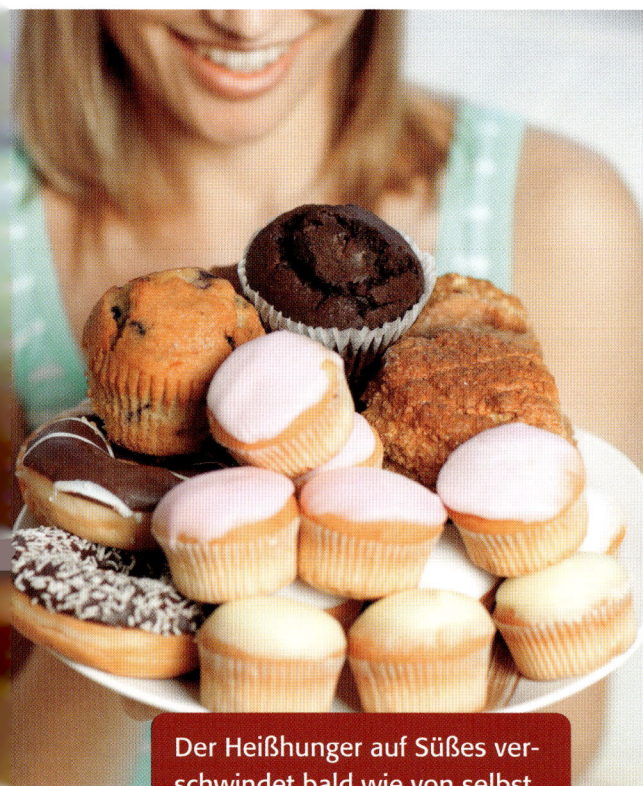

Der Heißhunger auf Süßes verschwindet bald wie von selbst.

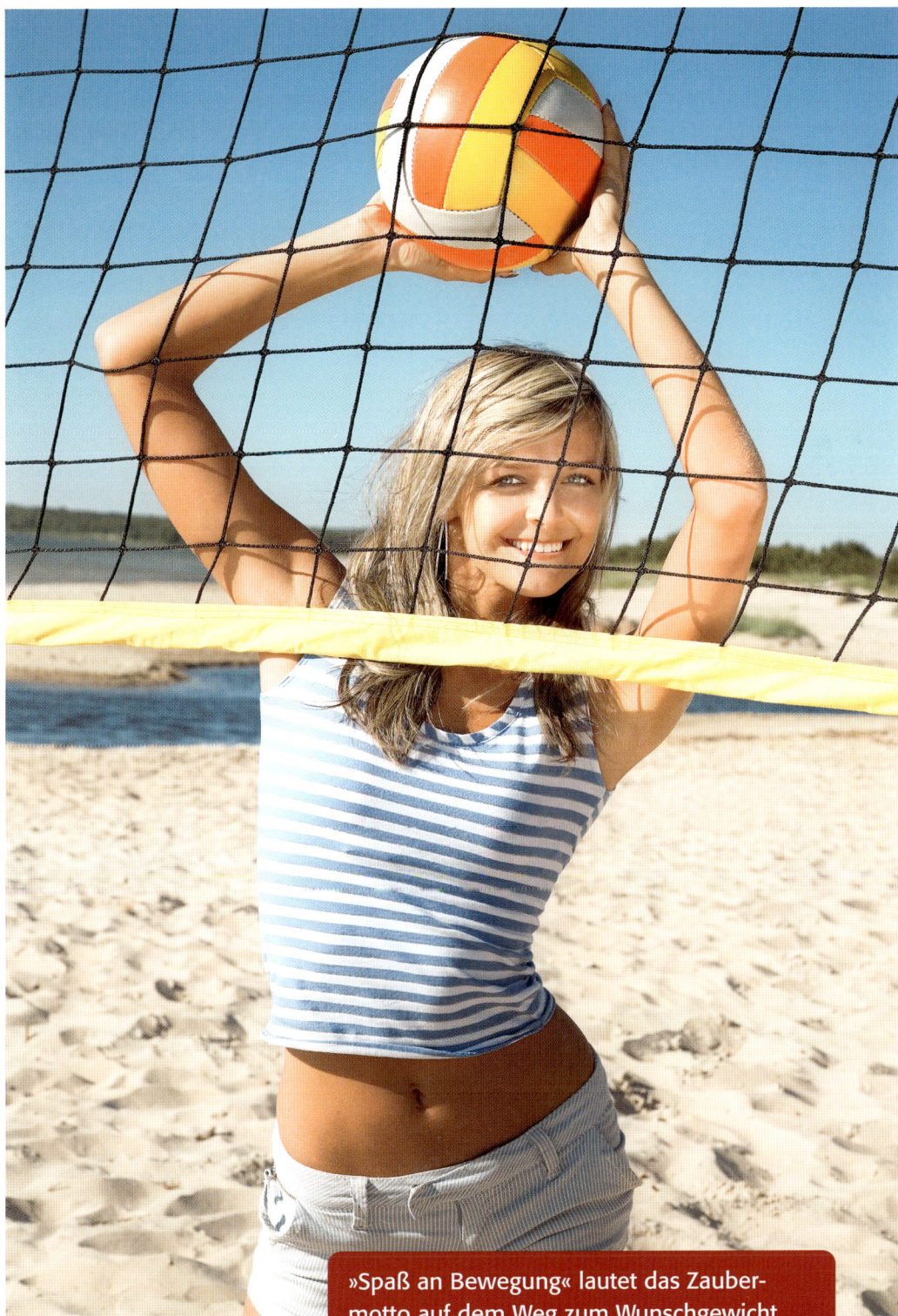

»Spaß an Bewegung« lautet das Zaubermotto auf dem Weg zum Wunschgewicht.

Strategien entwickelt, die Ihnen helfen, langfristig auf dem neuen Weg zu bleiben.

Setzen Sie sich beispielsweise Etappenziele. Muten Sie sich nicht zu viel auf einmal zu, sondern gehen Sie besser in kleinen, aber sicheren Schritten voran. Notieren Sie sich überschaubare Etappenziele, z. B. »körperliche Fitness«, »Wohlbefinden«, »Gewicht X« usw.

Solche kurzfristigen Ziele sind Ihnen näher vor Augen, und sie stärken Ihre Motivation. Sind Sie beispielsweise länger nicht mehr Rad gefahren, so macht es natürlich keinen Sinn, gleich an einem Wettkampf teilzunehmen. Auch ein leichtes Jogging von 20 Minuten kann anfangs schon viel zu anstrengend für Sie sein. Beginnen Sie dann eben mit einer kurzen Walking-Runde, und steigern Sie allmählich die Dauer und das Tempo. Achten Sie vor allem darauf, dass Sie nie in Stress geraten, sondern stets Freude an der Bewegung haben.

Durchhänger gehören dazu

Trotz aller Bemühungen steigt Ihr Gewicht dann aber doch wieder? Sie fühlen sich nicht gut, sind frustriert, empfinden sich als Versager und haben ein schlechtes Gewissen?

Durchhänger und Rückschläge sind normal, sie gehören einfach dazu. Auch kann es passieren, dass ein unvorhersehbares Ereignis Ihre Pläne durchkreuzt, etwa eine Krankheit oder ein Problem im Job, das Sie körperlich und seelisch sehr belastet. Sie brauchen keine Schuldgefühle und keine Gewissensbisse zu haben, und Sie sollten schon gar nicht enttäuscht aufgeben nach dem Motto »Das schaffe ich sowieso (wieder) nicht«. Betrachten Sie den Einbruch lediglich als eine harmlose, vorübergehende Störung. Akzeptieren Sie, dass Ihr Bewegungsprogramm vielleicht gerade nicht so gut läuft oder dass Sie von Ihrem Ernährungsplan abgekommen sind. Aber bleiben Sie dran, halten Sie sich stets Ihr jeweiliges Etappenziel vor Augen, und stellen Sie sich vor, wie Sie Schritt für Schritt darauf zusteuern. Der größte Fehler wäre jetzt, alles über Bord zu werfen.

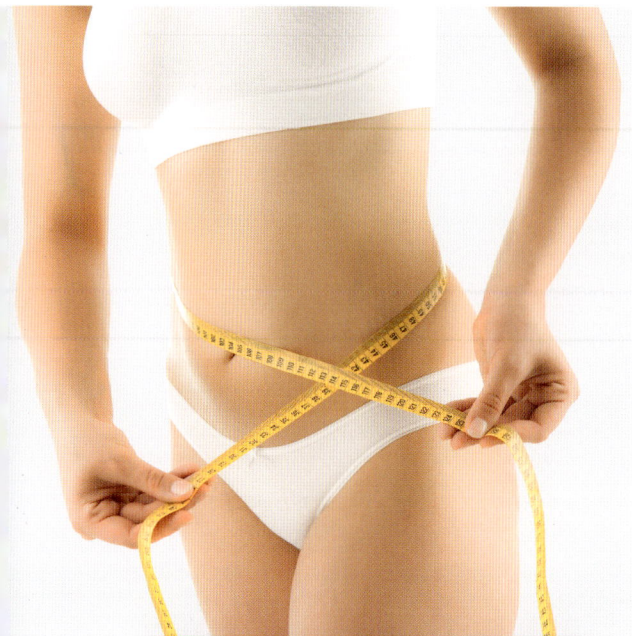

Der Taillenumfang nimmt ab – das motiviert zum Weitermachen!

innerhalb weniger Wochen oder gar Tage an den Versuchungen des Alltags wie etwa den leckeren Torten in den Vitrinen der Konditorei, dem köstlichen Schweinebraten im Biergarten und vielem mehr.

Diesen Verlockungen nicht widerstehen zu können hat nichts mit Charakterschwäche zu tun. Der Grund dafür ist vielmehr, dass sich alte, unliebsame Gewohnheiten so sehr in uns festgesetzt haben wie der Kalk in einem alten Wasserrohr. Sie sind nämlich gebunden an unsere Stimmungen und Empfindungen, wir haben die ungesunden Verhaltensweisen schließlich jahrelang eingeübt und als Ersatzbefriedigung genutzt.

■ Nur nicht aufgeben!

Aber keine Sorge, mit ein wenig Geduld ist alles zu schaffen und sogar der innere Schweinehund zu überlisten. Gesundheitspsychologen haben

///Der sichere Weg zum Wunschgewicht //////////////////////////////////

Diese Tipps helfen Ihnen, dass Sie Durchhaltevermögen entwickeln und schließlich ans Ziel gelangen:

/ Sich selbst motivieren: Die Motivation steht an oberster Stelle. Je stärker sie ist, desto größer sind Ihre Chancen durchzuhalten. Spornen Sie sich immer wieder selbst an, etwa indem Sie sich vorstellen, wie viel vitaler und strahlender Sie sein werden. Dadurch entwickeln Sie die Energie, die Sie zum Weitermachen brauchen.

/ In kleinen Schritten vorangehen: Stecken Sie sich Etappenziele, die überschaubar und wirklich zu erreichen sind. Denn eine Überforderung raubt Ihnen wertvolle Kraft, die Sie zum Durchhalten brauchen.

/ Gegenstrategien entwickeln: Was ist zu tun, wenn Ihnen etwas in die Quere kommt (Krankheit oder belastende Ereignisse) oder wenn Sie einer Versuchung kaum widerstehen können? Gegenstrategien können helfen: Statt in der Eisdiele treffen Sie sich mit Ihren Freunden in einem Restaurant, in dem es viele leckere Salate gibt. Bei akutem Stress bauen Sie Inseln der Entspannung (z. B. autogenes Training) in Ihren Alltag ein.

/ Sich selbst belohnen: Schon als Baby haben wir gelernt, dass gutes Verhalten und gute Taten belohnt werden, schlechte jedoch bestraft. Dieses Prinzip motiviert Sie bis heute, Erfolg zu haben. Nutzen Sie es auch jetzt, belohnen Sie sich beispielsweise mit einem Nachmittag im Wellnessbad, wenn Sie ein Etappenziel erreicht haben. Das wird Sie dazu anspornen, das nächste Ziel anzusteuern.

/ Immer dranbleiben: Phasen der Frustration, in denen man am liebsten aufgeben würde, sind ganz normal. Machen Sie einfach weiter, sagen Sie sich »Ich schaffe es!«, und bleiben Sie auf Ihrem Weg zu Wohlbefinden und Schlankheit.

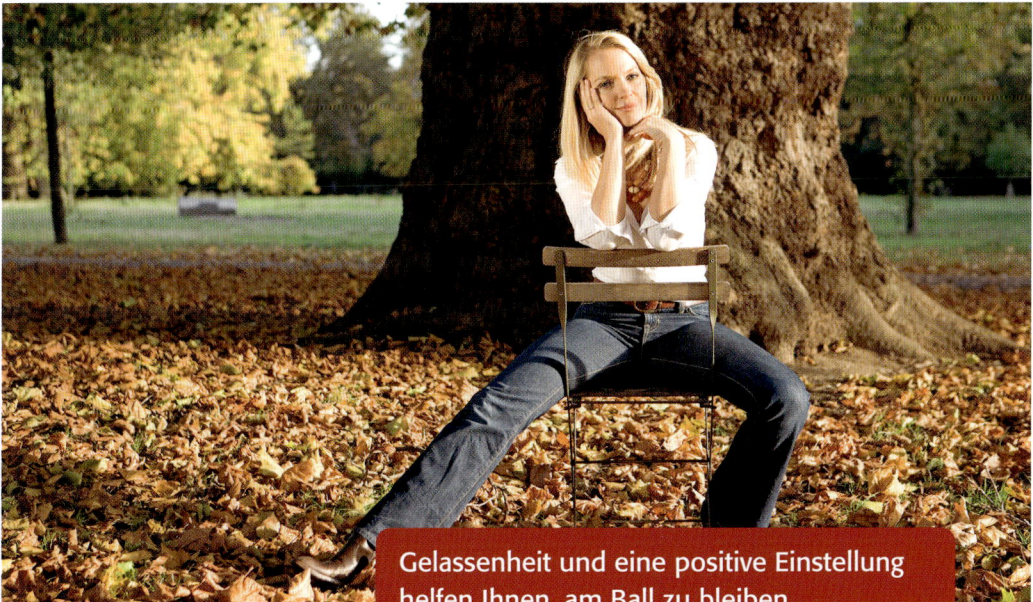

Gelassenheit und eine positive Einstellung helfen Ihnen, am Ball zu bleiben.

Schlemmen Sie sich schlank!

Jetzt endlich geht's ans Kulinarische! Auf den folgenden Seiten finden Sie köstliche Rezepte für ein kraftspendendes Frühstück, einen leichten Mittagsimbiss und ein gesundes Abendessen.

Köstliche Rezepte für zwei Wochen

Diese Rezepte schmecken nicht nur gut, sondern bringen Sie obendrein noch Ihrer Traumfigur jeden Tag ein Stückchen näher! Dazu gibt es jede Menge Tipps zur Auswahl der Lebensmittel und für deren schmackhafte Zubereitung. Alle Rezepte sind für 2 bis 3 Personen berechnet. Guten Appetit!

■ Es muss nicht kompliziert sein

Auch an dieser Stelle möchten wir noch einmal betonen, dass man für eine erfolgreiche Gewichtsabnahme weder komplizierte Formeln noch Regeln benötigt, und schon gar keine extremen Diäten.

Unser deutsches Wort »Diät« hat seine Wurzeln im griechischen »diaita«. Es bedeutet »Lebensweise« und meint alles, was unserer Gesundheit zugutekommt. Sie erinnern sich: Extreme Diäten tragen jedoch nicht zu unserem Wohlbefinden bei, im Gegenteil, sie provozieren – wie ab Seite 24 ausführlich erklärt – sogar noch den Jo-Jo-Effekt. Aber auch das Rauf- und Runterlesen von Tabellen mit Kalorienwerten, glykämischem Index und anderen Parametern führt Sie nicht zum Wunschgewicht.

Wir sind fest davon überzeugt, dass allein eine ausgeglichene Lebens- und Ernährungsweise der richtige Weg zu innerem und äußerem Wohlgefühl ist und nur dieser wirklich zum gewünschten Ziel führt.

Er erweist sich als das wahre »diaita«, das Ihrer Gesundheit wirklich zugutekommt! Und das Großartige daran ist: Sie können diesen Weg jederzeit ganz einfach beschreiten. Er ist völlig unkompliziert und bringt Sie auf natürliche Weise in eine bewusste, liebevolle Beziehung zu Ihrem Körper, Ihrem Geist und Ihrer Seele. Denn Sie bekommen auch eine gewisse Schulung Ihrer Intuition, Ihrer inneren Stimme, die ganz genau weiß, was sie will. Sie lernen wieder, auf die Signale Ihres Körpers zu hören, zu spüren, was ihm im jeweiligen Augenblick guttut, welche Lebensmittel er braucht und auf welche Art von Bewegung oder Entspannung er positiv anspricht.

Wir setzen auf ein ganzheitliches, allumfassendes Prinzip, das Ihre körperlichen, seelischen und geistigen Bedürfnisse mit einbezieht und auf Ihre persönlichen Vorlieben eingeht. Deshalb sind alle Vorschläge zur Entspannung und Bewegung sowie die folgenden Rezepte als Angebote zu verstehen, als eine Palette an Möglichkeiten, aus der Sie das auswählen können, was Ihnen am meisten zusagt.

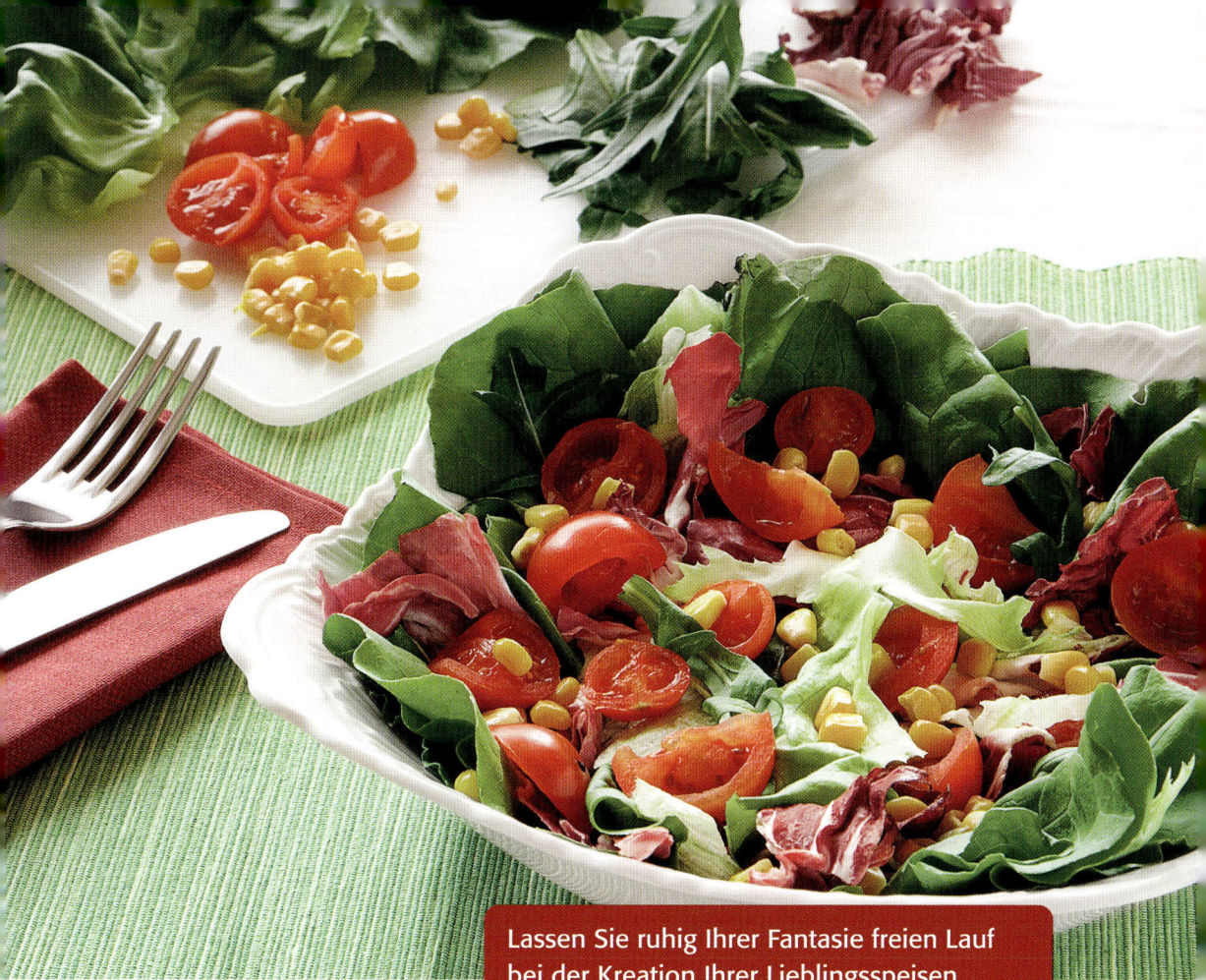

■ Bausteine für Ihren persönlichen Speiseplan

Nun erfahren Sie, wie herrlich frei Sie sind bei der Auswahl, Kombination und Zubereitung der Nahrungsmittel, welch große Palette an Möglichkeiten Sie haben und wie Sie dabei trotzdem noch gesund und figurbewusst kochen können. Außerdem geben wir Ihnen einige kleine Tipps und Tricks an die Hand, um kulinarische Köstlichkeiten zu zaubern, die garantiert für Wohlbefinden und Ihr Wunschgewicht sorgen.

Varianten nach Ihrem Gusto

Wir schlagen Ihnen zu den folgenden Rezepten auch immer leckere Abwandlungsmöglichkeiten vor, damit Sie wirklich das auswählen können, was Ihren Gaumen so richtig erfreut.

Drei oder fünf – ganz nach Belieben

Wir verzichten ganz bewusst auf eine Empfehlung zur Anzahl der Mahlzeiten. Sollen es nun besser drei größere oder fünf kleinere über den Tag verteilt sein? In Fachkreisen ist die Meinung darüber geteilt. Manche Experten sagen, dass fünf Mahlzeiten auf der Basis von Obst und Gemüse den Bedarf an wichtigen Vitalstoffspendern besser abdecken könnten als drei.

Andere wiederum meinen, dass man dann schon wieder zu oft mit Essen beschäftig sei, denn gerade davon wolle man ja wegkommen.

Wir möchten dies allein Ihnen und Ihren individuellen Vorlieben überlassen. Hauptsache, Sie fühlen sich wohl. Der eine braucht kleine Zwischenmahlzeiten, um fit und fröhlich zu sein. Daher haben wir Ihnen eine umfassende Liste leckerer kleiner Happen zusammengestellt, die nicht aufwändig in der Zubereitung sind und jede Menge Vitamine, Mineralstoffe und Spurenelemente zwischendurch liefern. Dem anderen wiederum genügen drei Mahlzeiten vollkommen, nicht zuletzt deshalb, weil er zwischen Frühstück, Mittagessen und Abendessen genügend Raum haben möchte, um sich seinen Aufgaben zu widmen.

Mittags oder abends warm – Ihre Entscheidung

Auch über das Thema, wann eine warme Mahlzeit eingenommen werden sollte, haben wir uns viele Gedanken gemacht. Wir haben uns außerdem gefragt, ob es sinnvoll ist, abends gar nichts mehr zu essen oder spätestens nach 18 Uhr die Küche zu schließen. Wir sind zu der Überzeugung gelangt, dass Sie in diesem Punkt ebenfalls ganz nach Ihrem persönlichen Rhythmus vorgehen und sich keinen Zwängen und Regeln unterwerfen sollten.

In vielen Familien können nach einem langen Tag im Büro oder dem Nachmittagsunterricht in der Schule Eltern und Kinder nur am Abend gemütlich beisammensitzen.

Sie haben erst dann Zeit, (gemeinsam) eine warme Mahlzeit zuzubereiten, zusammen zu essen,

über die Geschehnisse des Tages zu plaudern, zu entspannen und zu genießen. Dieser interfamiliäre Austausch ist sehr wichtig. Er schenkt das Gefühl von Geborgenheit und trägt enorm zur inneren Ausgeglichenheit und zum Wohlbefinden des Einzelnen bei. Deshalb wäre es schade, auf das Abendessen ganz zu verzichten oder es lediglich als frugales, einfaches Mahl zu gestalten.

In mediterranen Kulturkreisen hat die letzte Mahlzeit des Tages für die Familie und Freunde, ebenso für die Geschäftspartner, eine ganz zentrale Bedeutung. Sie nimmt einen höheren Stellenwert ein als das Mittagessen, das oft nur aus einem Imbiss besteht.

Auch wird in Italien, Spanien und Griechenland meist erst recht spät gegessen, die Restaurants sind zwischen 20.00 und 22.00 Uhr bestens gefüllt. Übergewicht steht in diesen Ländern trotzdem nicht im Vordergrund, es spielt sogar eine weniger große Rolle als bei uns in Deutschland. Aus diesem Grund haben wir Rezepte für kleinere und größere Hauptmahlzeiten zusammengestellt, die Sie ganz nach Belieben und nach Ihrem persönlichen Rhythmus auf den Mittag oder auf den Abend legen können.

Genießen in mediterranem und asiatischem Stil

Unsere Rezeptvorschläge basieren zu einem Großteil auf der mediterranen und asiatischen Küche. Wir haben gute Gründe dafür, dass wir diese Küchen favorisieren:

/ **Viel Gemüse:** Sowohl in den Mittelmeerländern als auch in Fernost steht Gemüse mit seinen zahlreichen Vitalstoffen ganz oben auf der Hitliste der begehrtesten Nahrungsmittel. Es wird dort besonders schonend zubereitet, so dass seine wertvollen Inhaltsstoffe nicht verloren gehen. In asiatischen Ländern bereitet man sehr viel im Wok zu, wo die Zutaten nur kurz, aber dafür sehr stark erhitzt werden. Die Vitamine mit ihrer positiven Wirkung auf den Körper bleiben somit weitgehend erhalten. Der Gesundheit zuliebe war in China das Garen der Speisen in dieser speziellen

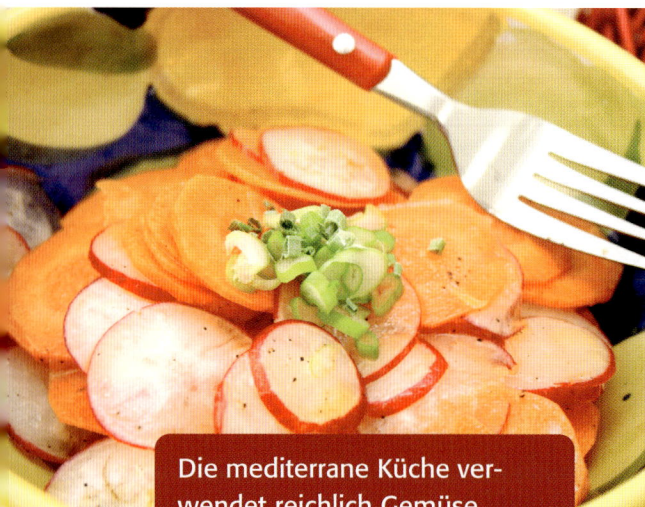

Die mediterrane Küche verwendet reichlich Gemüse.

orientalischen Pfanne sogar gesetzlich vorge-
schrieben.

/ **Kräuter und Gewürze:** Frische Kräuter und
Gewürze haben in der mediterranen und asiatischen Küchentradition ebenfalls ihren Platz. Sie
schmecken nicht nur gut, sondern liefern obendrein noch viele Spurenelemente, Mineralien
und Vitamine. Basilikum, Petersilie, Schnittlauch,
Thymian, Rosmarin, Koriander, Dill und Zitronengras sind nur einige der Kräuterklassiker, die den
Speisen ihre besondere Geschmacksnote geben.
Die asiatische Gesundheitswurzel schlechthin ist
der Ingwer. Er kurbelt Stoffwechsel und Verdauung an, stärkt außerdem die Abwehr. Und der
häufig verwendete Knoblauch schützt Herz und
Gefäße.

/ **Sojaprodukte:** Die Chinesen und Japaner tanken über Sojaprodukte quasi ein Arzneimittel aus
der Natur. In Tofu und Co. ist Genistein enthalten,
ein sogenanntes Phytoöstrogen, das den weiblichen Stoffwechsel positiv beeinflusst und den
Hormonhaushalt auf sanfte Weise reguliert.
Sojakost enthält außerdem viel knochenstärken-
des Kalzium sowie pflanzliches Eiweiß, das vom
Organismus besonders gut verwertet wird.

/ **Olivenöl:** Der Fitmacher schlechthin ist im mediterranen Raum das native, kaltgepresste Olivenöl. Es liefert dem Organismus hochwertige ungesättigte Fettsäuren, die zahlreiche Funktionen im
Stoffwechsel haben und als wichtige Bausteine
von den Zellen genutzt werden.

/ **Viel Fisch – wenig Fleisch:** Sowohl in Asien als
auch in den Mittelmeerländern wird wenig
Fleisch verzehrt, allenfalls fettarmes, sehr gut be-
kömmliches Geflügelfleisch. Dafür kommt regelmäßig frischer Seefisch mit blutdrucksenkenden
Omega-3-Fettsäuren auf den Tisch.

Null Alkohol oder ein Gläschen in Ehren?

Alkoholische Getränke sind bekanntermaßen
recht kalorienreich. Dennoch verleiht ein Glas
feinen Rot- oder Weißweins vielen Gerichten den
geschmacklichen Pfiff und verwandelt diese in
einen kulinarischen Hochgenuss. Wie wir alle

wissen, ist Alkohol in mediterranen Ländern nicht
wegzudenken, er gehört einfach dazu. Gegen
einen maßvollen Konsum ist auch gar nichts ein-
zuwenden, im Gegenteil, die sekundären Pflanzenwirkstoffe im Weiß- oder Rotwein, vor allem
die Flavonoide, üben einen positiven Effekt auf
Herz und Gefäße aus. Zudem wirkt Wein ent-
spannend und senkt den Blutdruck.
Mehr als zwei Gläser, hie und da zu einer köstlichen Mahlzeit, sollten es aber nicht sein. Am besten wählen Sie einen trockenen Wein, weil er weniger Kalorien hat als ein lieblicher. Aber lassen
Sie bitte die Finger weg von Hochprozentigem,
von Spirituosen wie Wodka, Whiskey oder Obst-
bränden, denn sie belasten die Leber und den
Stoffwechsel zu stark.

Steinalt und fit dank »Hara hachi bu«

Bevor Sie nun beginnen, den Kochlöffel zu
schwingen, wollen wir Sie noch einmal daran erinnern, wie wichtig eine ausgeglichene Lebensweise ist und wie sehr Ihnen das »Hara hachi
bu«, eine der ganz wenigen diätetischen Maßnahme, die wir wärmstens empfehlen, das Leben
erleichtern kann.
Auf Seite 45 haben Sie gelesen, dass es auf der
japanischen Insel Okinawa eine überdurchschnitt-
liche Zahl an über Hundertjährigen gibt und dass
deren hervorragende Gesundheit bis ins hohe
Alter mit der Art und Weise zusammenhängt, wie
sie sich ernähren. Natürlich essen die Inselbe-
wohner nach japanischer Sitte sehr viel Obst und
Gemüse, darüber hinaus reichlich Fisch, den sie
aus dem sie umgebenden Meer fangen. Aber ihr
Brauch des »Hara hachi bu« scheint ebenso einen Einfluss auf ihr hohes Lebensalter zu haben.
Sie stehen vom Esstisch auf, bevor sie vollkommen satt sind.
Sie fragen jetzt sicher, wie auch Sie das schaffen
können?
Es ist nicht schwer: Wenn Sie Ihre Mahlzeit vom
ersten Bissen an so richtig genießen, dann wird
es Ihnen leicht fallen, auf den vorletzten und den
letzten zu verzichten.

Fit-in-den-Tag-Frühstück

▍ Apfel-Hafercreme

Zutaten:

3 kleine, süße Äpfel

5 EL Haferflocken

2 Becher Joghurt (ca. 300 g)

2 EL Honig

So wird's gemacht:

Die Äpfel schälen und raspeln, dann mit den Haferflocken mischen.

Dies mit dem Joghurt und dem Honig vermengen, dann gleich servieren.

Variante:

Wählen Sie das Obst ganz nach Ihrem Geschmack, beispielsweise frische Erdbeeren, Birnen, oder mischen Sie eine Frucht mit etwas Banane.

▍ Fitness-Müsli

Zutaten:

2 mittelgroße Äpfel

1 Orange

6 EL gemischte Müsliflocken (Hafer, Weizen etc.)

1 Becher Vollmilchjoghurt (ca. 250 g)

1 EL Honig

So wird's gemacht:

Die Äpfel reiben, die Orange auspressen und über die Äpfel geben, damit diese nicht braun werden.

Die Müsliflocken mit dem Joghurt verrühren und mit dem Honig süßen.

Alle Zutaten vermengen und das Müsli dann genießen.

Variante:

Je nach Geschmack können Sie auch nur Weizenflocken verwenden.

▍ Süße Knäckebrote

Zutaten:

3–4 Scheiben Vollkornknäckebrot

5 EL Magerquark

1 EL Fruchtaufstrich/Honig aus dem Reformhaus oder Bioladen

So wird's gemacht:

Die Knäckebrote mit Quark bestreichen.

Dann Honig darübergeben.

Variante:

Statt des Fruchtaufstrichs können Sie auch einen guten, kaltgeschleuderten Honig wählen.

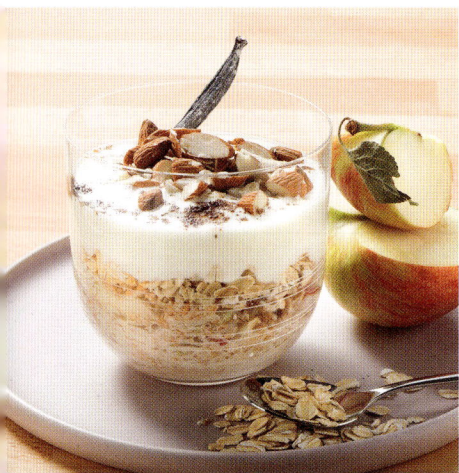

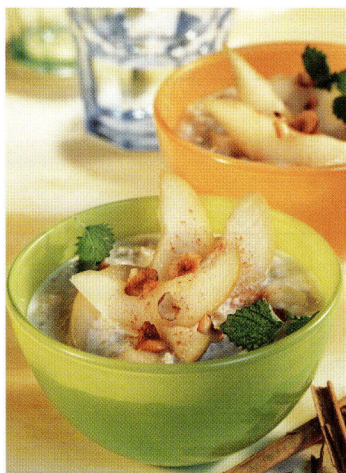

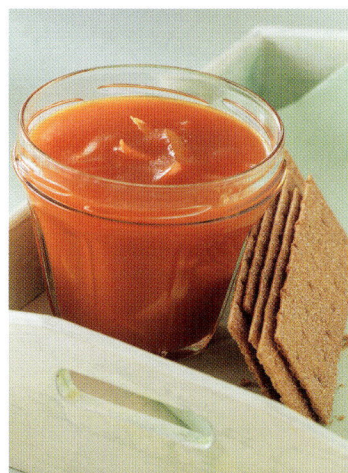

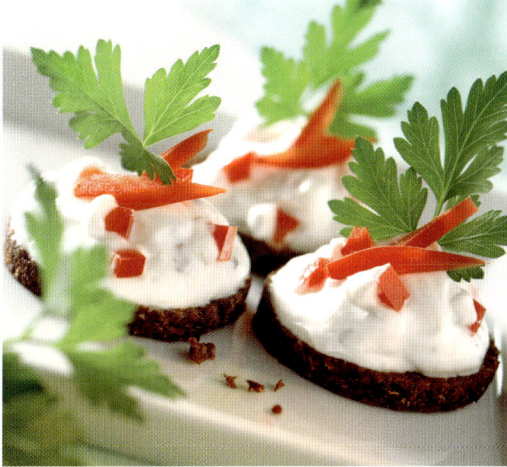

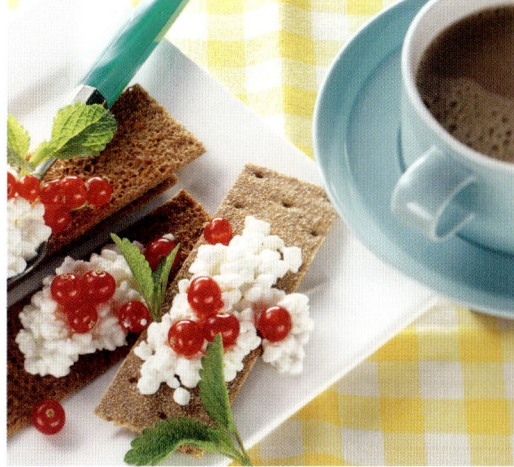

Pumpernickel mit Frühlingsquark

Zutaten:

250 g Magerquark
2 EL Magermilch
3 EL frische Kräuter
1 kleines Stück Salatgurke (etwa 40 g)
weißer Pfeffer, Kräutersalz
4 Scheiben Pumpernickel
Paprika edelsüß

So wird's gemacht:

Den Quark mit der Milch glattrühren, die frischen Kräuter fein wiegen und dazugeben.
Die Salatgurke schälen, raspeln und ebenfalls beifügen. Alles mit Pfeffer und Salz abschmecken.
Den Frühlingsquark auf die Pumpernickel verteilen und mit einem Hauch von Paprika überstreuen.

///Unser Tipp ///////////////////////

Spezielle Produkte wie beispielsweise Nuss-, Mandel- und Hagebuttenmus, Sanddorn- und Ahornsirup, Vollkornkekse und viele mehr finden Sie im Reformhaus oder Bioladen. Dort gibt es eine bunte Palette vollwertiger Produkte aus streng kontrolliertem, ökologischem Anbau.

Variante:

Wenn Sie keine Salatgurke mögen, können Sie kleine Stücke frischer Tomate oder milder Gemüsepaprika in den Quark rühren. Anstelle von Pumpernickel schmeckt auch ein kerniges Roggen-Vollkornbrot gut.

Fantasia-Knäckebrote

Zutaten:

3–4 Scheiben Sesam-Knäckebrot
wenig (Joghurt-)Butter
150 g Hüttenkäse
1–2 EL frische (oder aufgetaute) Himbeeren
1 EL Brunnenkresse
1 EL Weizensprossen

So wird's gemacht:

Die Knäckebrote dünn mit Butter und dick mit Hüttenkäse bestreichen.
Zwei Knäckebrote mit Brunnenkresse und zwei mit den Himbeeren belegen.

Variante:

Auch mit ½ frischen, süßen Birne, die Sie gut waschen und in Spalten schneiden, sowie mit Weizensprossen können Sie die Hüttenkäse-Knäckebrote belegen. Zur Beerenzeit können Sie in den verschiedensten Sorten, von Blaubeeren über Johannisbeeren bis zu Stachelbeeren, schwelgen. Lassen Sie Ihre Fantasie walten!

Sättigendes Vollwertfrühstück

Zutaten:

2–3 Vollkornbrötchen
ca. 50 g Frischkäse
2 Becher Joghurt
Beerenobst nach Wahl

So wird's gemacht:

Die Vollkornbrötchen mit Frischkäse bestreichen,
den Sie nach Geschmack würzen.
Den Joghurt mit Beeren mischen und zum
Brötchen verspeisen.

Variante:

Anstelle von Frischkäse können Sie mageren
Hüttenkäse verwenden. Falls Ihnen auch das zu
deftig ist, bestreichen Sie die Brötchen nur dünn
mit (Joghurt-)Butter. Auch Apfelmus schmeckt
gut zum Joghurt.

Sanddornfrühstück

Zutaten:

2 Becher Joghurt
2 EL Sanddornsirup
etwas Honig
ca. 4 Vollkornkekse
etwas (Joghurt-)Butter

So wird's gemacht:

Den Joghurt mit dem Sanddornsirup verrühren,
nach Geschmack mit Honig süßen.

Die Vollkornkekse dünn mit (Joghurt-)Butter bestreichen und zu der Joghurt-Sanddorn-Mischung
genießen.

Variante:

Statt mit Honig können Sie den Sanddorn-
Joghurt auch mit etwas Ahorn- oder Reissirup
(bei Fruktoseintoleranz) süßen.

Nuss-Müsli

Zutaten:

4 EL Haferflocken
2 Becher Vollmilchjoghurt
2 EL Nussmus
Ahornsirup
gehackte Nüsse

So wird's gemacht:

Die Haferflocken mit dem Joghurt verrühren.
Mit dem Nussmus und – falls noch Süße fehlt –
etwas Ahornsirup verfeinern.
Am Schluss gehackte Nüsse, z.B. Haselnüsse,
darüberstreuen.

Variante:

Statt mit gehackten Haselnüssen kann das Müsli
auch mit halbierten Pinienkernen oder Mandelblättchen bestreut werden. Die schmecken besonders gut, wenn man sie zuvor ohne Fett in
der Pfanne leicht anröstet. Achten Sie darauf,
dass sie nicht zu dunkel und somit bitter werden!

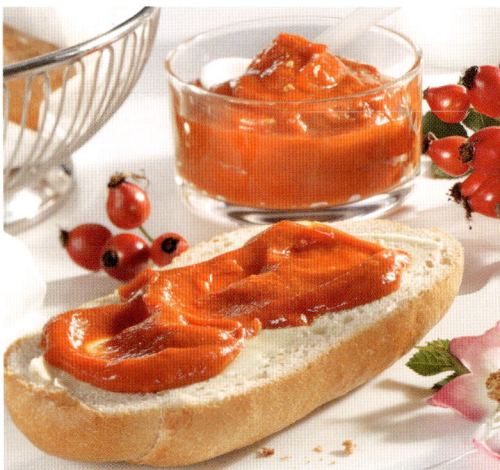

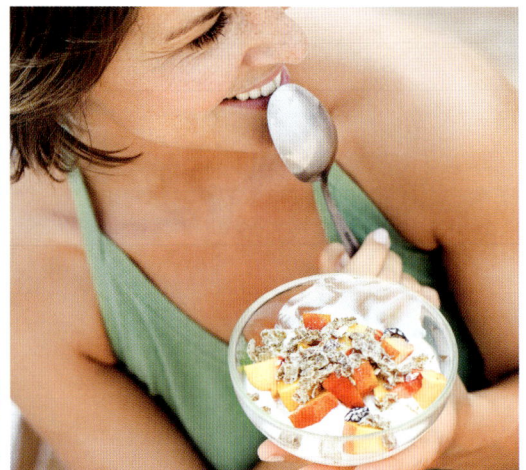

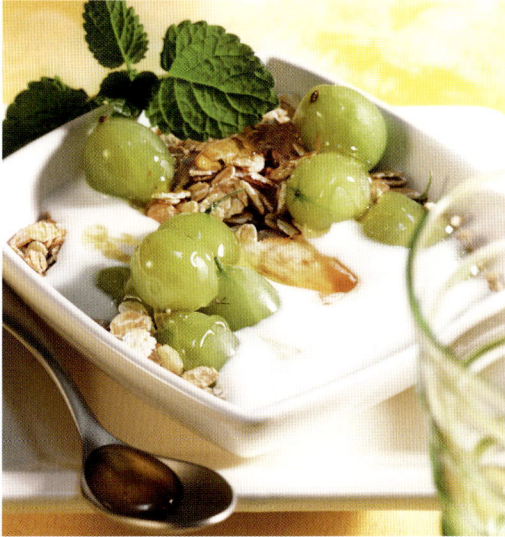

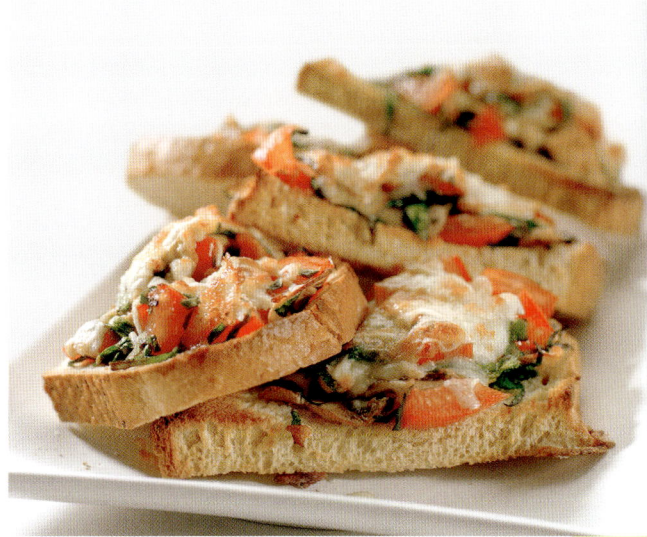

Vollkorntoast mit Fruchtjogurt

Zutaten:

2–4 Scheiben Vollkorntoast

etwas (Joghurt-)Butter

2 Becher Joghurt

1 Handvoll Weintrauben

So wird's gemacht:

Die Brotscheiben toasten und dünn mit (Joghurt-)Butter bestreichen.

Den Joghurt mit den halbierten, entkernten Weintrauben mischen.

Variante:

Anstelle der Weintrauben können Sie auch frische Himbeeren, klein geschnittenen süßen Apfel oder Kiwi verwenden – was immer saisonal in guter Qualität erhältlich ist.

Allgäuer Guten-Morgen-Toast

Zutaten:

3–4 Scheiben Vollkorn-Toastbrot

1 EL (Joghurt-)Butter oder Margarine

1 frische Tomate

Salz und Pfeffer

1 EL Schnittlauchröllchen

3–4 dünne Scheiben Putenbrust

100 g geraspelter Emmentaler

So wird's gemacht:

Den Backofen auf 180 °C vorheizen, die Brote dünn mit (Joghurt-)Butter oder Margarine bestreichen.

Die Tomate waschen, in Würfel schneiden, mit etwas Pfeffer und Salz würzen und mit dem Schnittlauch vermengen.

Jeden Toast mit 1 Scheibe Putenbrust belegen und die Tomatenmasse gleichmäßig darauf verteilen.

Die Brote mit Käseraspeln bestreuen und im Ofen auf der mittleren Schiene 10 Minuten überbacken.

Variante:

Sie können die Putenbrust-Scheiben durch mageren Schinken ersetzen. Statt Emmentaler lassen sich die Brote auch gut mit geraspeltem Gouda überbacken.

///Unser Tipp ////////////////////////

Statt reiner Butter können Sie als Brotaufstrich Joghurtbutter verwenden. Sie hat eine feine, geschmeidige Konsistenz und enthält weniger Fett als klassische Butter.

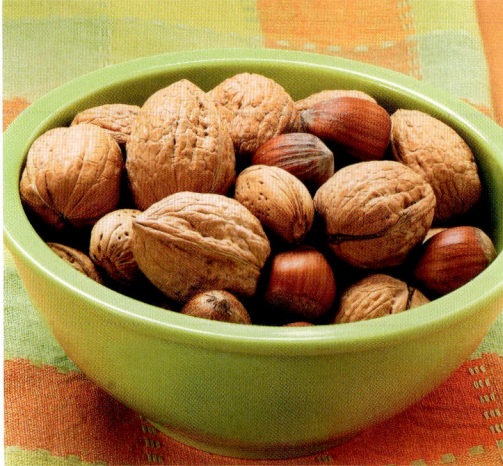
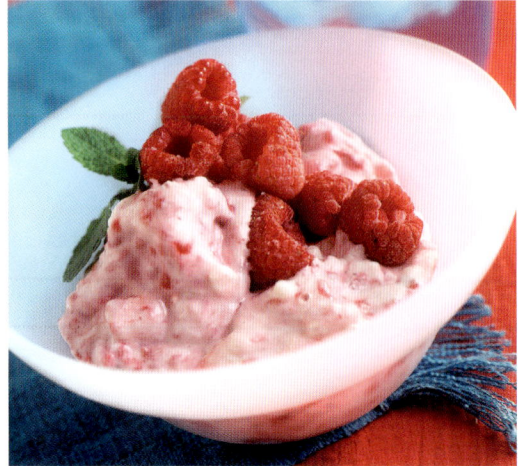

■ Haselnuss-Quark-Brote

Zutaten:

2 EL Haselnussmus (Reformhaus)
1 mittelgroße Banane
30 g Quark
½ TL Vanillinzucker
2–3 Scheiben dunkles Vollkornbrot

So wird's gemacht:

Nussmus, Banane, Quark und Vanillinzucker im Mixer pürieren.
Die Brote damit bestreichen und gleich verspeisen.

Variante:

Auch Cashew- oder Mandelmus können Sie für diesen süßen Brotaufstrich verwenden. Die Creme peppt außerdem auch Ihr Müsli auf.

■ Quarkcreme mit Waldbeeren

Zutaten:

300 g Magerquark
1 Becher Joghurt
2 EL fettreduzierte Crème fraîche
2 TL Ahornsirup
1 EL Honig
1 EL Zitronensaft
200 g Waldbeeren (Heidelbeeren, Himbeeren, Brombeeren)
1 Zweig Minze

So wird's gemacht:

Quark, Joghurt, Crème fraîche, Ahornsirup, Honig und Zitronensaft zu einer Creme verrühren und in Dessertschalen füllen.
Die Beeren kurz im Sieb abbrausen, abtropfen lassen, gegebenenfalls die Blätter und Stängel herausnehmen.
Die Früchte über die Quarkcreme geben, die Minzeblätter abzupfen und darüberstreuen.

Variante:

Den Magerquark können Sie durch Hüttenkäse oder griechischen Joghurt ersetzen; zum Süßen eignet sich auch Ur-Süße aus dem Reformhaus, die zahlreiche Mineralstoffe wie Kalzium, Eisen und Magnesium enthält.

///Unser Tipp ////////////////////////

Reissirup ist ein schmackhaftes Süßungsmittel für Menschen, die an Fruktoseintoleranz leiden. Reissirup eignet sich gut zum Süßen und Verfeinern von Backwaren sowie als Brotaufstrich. Er hat allerdings eine geringere Süßkraft als Zucker und Honig. In Rezepten sollte daher die angegebene Menge um etwa 10 Prozent erhöht werden.

Vollkornscheiben mit Kräutercreme

Zutaten:

200 bis 300 g Magerquark

2 EL fettreduzierte Crème fraîche

1 Becher Joghurt

1 Prise Salz

1 EL Zitronensaft

2 Stängel glatte Petersilie

1 kleiner Bund Schnittlauch

2 Stängel Dill

2 bis 3 Scheiben dunkles Vollkornbrot

½ Handvoll Gartenkresse

So wird's gemacht:

Quark, Crème fraîche, Joghurt, Salz und Zitronensaft zu einer Creme verrühren.

Die Kräuter waschen, abtrocknen und die größeren Stängel entfernen. Die Kräuter sehr fein hacken, dann unter die Quarkcreme rühren. Diese dick auf die Vollkornbrote auftragen und mit Gartenkresse bestreuen.

Variante:

Statt mit Kresse können Sie die Quarkbrote auch mit frischen Mungbohnen- oder Weizensprossen bestreuen. Sie enthalten viele Vitamine und Mineralstoffe.

Man kann Sprossen übrigens auch leicht selbst auf der Fensterbank ziehen.

Bunte Vollkorn-Sandwiches

Zutaten:

2 bis 3 Tomaten

1 kleine Gartengurke

2 bis 3 Blätter Kopfsalat

4 Scheiben Vollkorntoast

3 EL fettreduzierte Mayonnaise

2 bis 3 Scheiben magerer Kochschinken

1 Prise Salz

Pfeffer zum Abschmecken

1 EL Gartenkräuter nach Wahl (Petersilie, Kerbel, Dill, Schnittlauch)

So wird's gemacht:

Tomaten, Gurke und Salatblätter waschen und trockentupfen. Die Tomaten und die Gurke in dünne Scheiben schneiden.

Die Brote goldbraun toasten, mit Mayonnaise bestreichen, die Salatblätter, die Tomaten- und Gurkenscheiben sowie den Schinken auf zwei Toastscheiben verteilen.

Mit Salz und Pfeffer abschmecken, die Kräuter darüberstreuen und die beiden anderen Brotscheiben jeweils darüberlegen. Die Toastsandwiches diagonal durchschneiden.

Variante:

Sie können den Belag beliebig abwandeln, z. B. durch Paprikastreifen oder Radieschen, Putenbrust oder Pastrami.

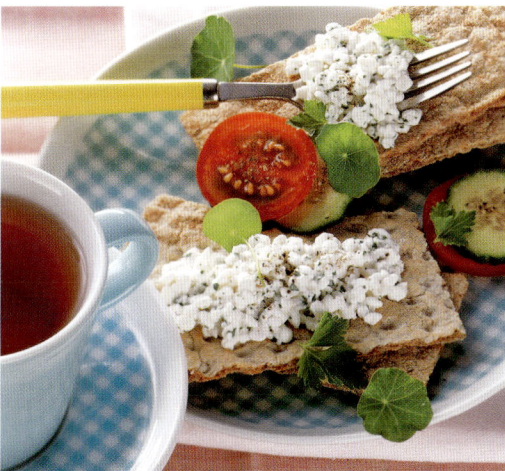

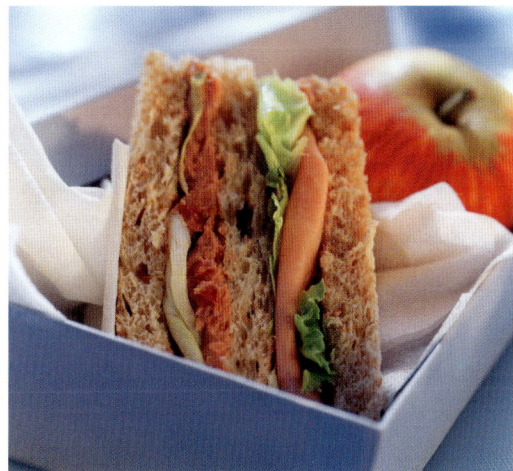

Leckere Happen für zwischendurch

▊ Vollkornkeks mit Hagebutte

Zutaten:

4 Vollkornkekse
2 EL Hagebuttenmus

So wird's gemacht:

Die Vollkornkekse mit dem Hagebuttenmus bestreichen. Dazu einen schmackhaften Kräutertee servieren.

Variante:

Als Aufstrich ist auch Pflaumenmus gut geeignet.

▊ Reiswaffeln mit Mandelcreme

Zutaten:

4 Vollkornreiswaffeln
2 EL Mandelmus

So wird's gemacht:

Die Vollkornreiswaffeln mit etwas Mandelmus bestreichen. Auch hierzu passt gut eine Tasse Tee.

Variante:

Im Reformhaus oder im Bioladen gibt es viele weitere Muse zu kaufen, etwa Dattelmus, das die Reiswaffeln geschmacklich gut ergänzt.

▊ Obst und Nüsse

Zutaten:

1 Handvoll Saisonobst
1 Handvoll Nüsse
So wird's gemacht:
Obst gut waschen und mit den Nüssen (liefern viel Vitamin E) zwischendurch knabbern.

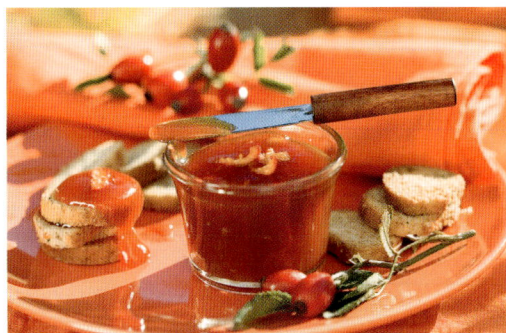

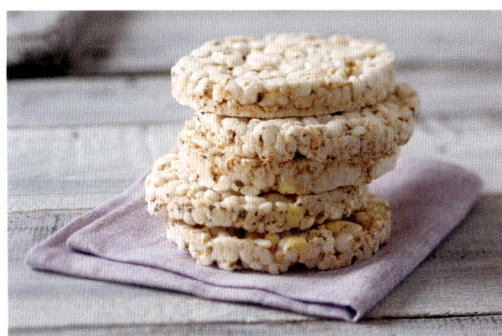

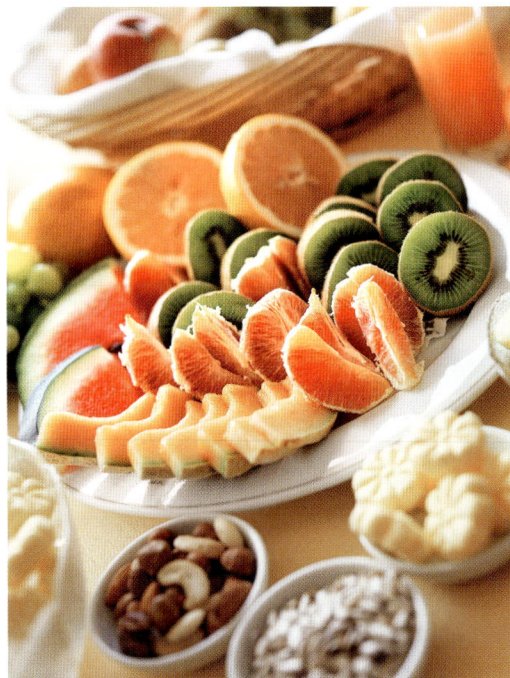

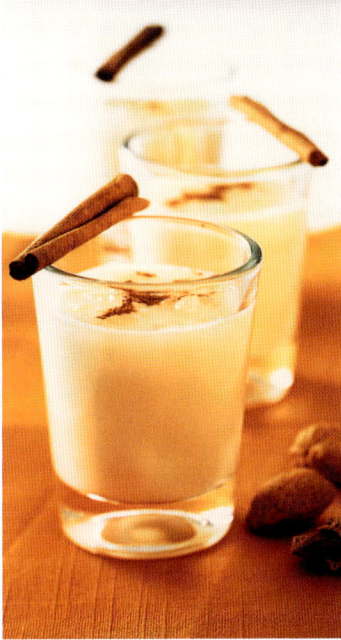

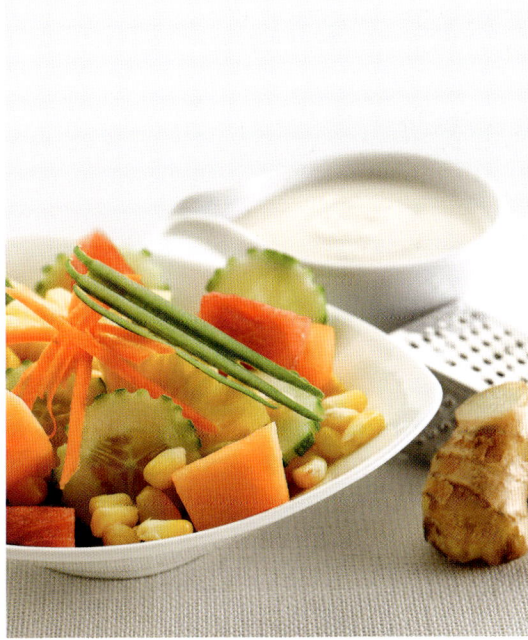

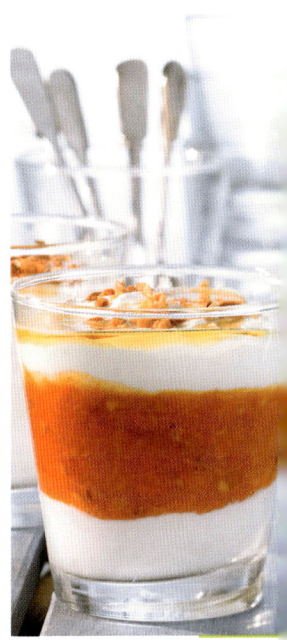

Zimt-Buttermilch

Zutaten:

½ l Buttermilch
1–2 EL Ahornsirup nach Geschmack
1 Prise Zimt
Vollkornkekse

So wird's gemacht:

Die Buttermilch mit dem Ahornsirup und einer
Prise Zimt abschmecken.
Dazu ein oder zwei Vollkornkekse essen.

Variante:

Anstelle von Buttermilch ist auch Kefir geeignet.
Um Kalorien zu sparen, können Sie die Vollkornkekse durch Reiswaffeln ersetzen – aber möglichst nicht mit Schokoladenglasur!

Obstsalat mit frischem Ingwer

Zutaten:

Obst nach Saison (z. B. Apfel, Orange und
Weintrauben)
etwas Zitronensaft
1 EL Ahornsirup
1 Stückchen frischen Ingwer

So wird's gemacht:

Das Obst – je nach Sorte – schälen und zerkleinern, etwas Zitronensaft darüberträufeln, damit
es nicht braun wird, und alles mit etwas Ahornsirup süßen.
Vom Ingwer ein kleines Stück abschneiden, schälen, sehr klein hacken und über den Salat streu-
en. (Ingwer unterstützt die Fettverdauung, regt
die Leber und den Magen zu mehr Arbeit an.)

Variante:

Anstelle des Ingwers können Sie auch ein paar
klein gehackte Pistazienkerne über den Obstsalat
streuen.

Aprikosenquark

Zutaten:

250 g Magerquark
Ahornsirup
6 Aprikosen (oder anderes Obst der Saison)

So wird's gemacht:

Den Magerquark mit etwas Ahornsirup verrühren.
Die Aprikosen waschen, klein schneiden oder
pürieren, dann mit dem Quark aufschichten.

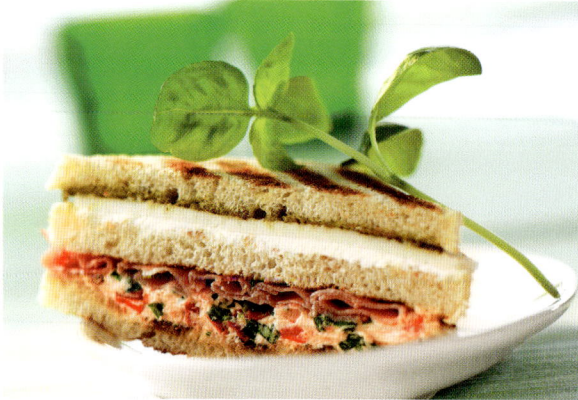
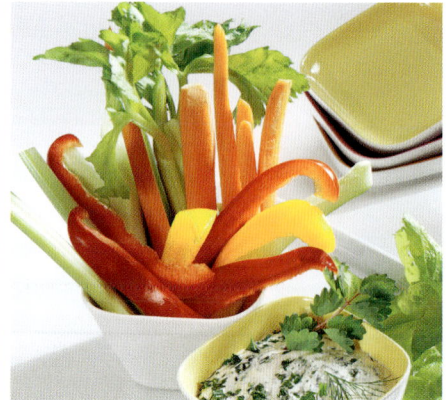

▌ Tramezzini mit Schinken und Gemüse

Zutaten:

4 Scheiben Vollkorntoast
3–4 EL Sauerrahm
2 Tomaten
¼ Salatgurke
4 Scheiben gekochten, mageren Schinken
Kräutersalz

So wird's gemacht:

Die Brotscheiben toasten, mit etwas Sauerrahm bestreichen.
Dann mit Tomaten- und Gurkenscheiben, am Schluss mit dem Schinken belegen.
Mit Kräutersalz würzen und jeweils zwei Toastbrote aufeinanderlegen. Die Sandwiches diagonal so durchschneiden, dass jeweils zwei Dreiecke entstehen.

Variante:

Den Sauerrahm können Sie durch (fettarmen) Frischkäse ersetzen, den mageren Schinken durch magere Putenbrust.

///Unser Tipp ///////////////////////

Kräutersalz hat eine starke aromatische Würzkraft, auch wenn man es gering dosiert. Es wird empfohlen, um Salz zu sparen.

▌ Bunter Salatteller mit Dips

Zutaten:

1 Tomate
½ Salatgurke
1 Karotte
1 Paprikaschote
1 Chicorée
½ Becher Sauerrahm
2 TL mittelscharfer Senf
Kräutersalz
½ Becher Vollmilchjoghurt
1 TL Tomatenmark
Schnittlauch
ein paar Scheiben Vollkornbaguette

So wird's gemacht:

Tomate, Gurke, Karotte und Paprikaschote in längliche Schnitze schneiden, den Chicorée in einzelne Blätter zerlegen.
Dann zwei Dipsoßen herstellen, die erste aus Sauerrahm, etwas mittelscharfen Senf und Kräutersalz, die zweite aus Vollmilchjoghurt, etwas Tomatenmark, Schnittlauch und Kräutersalz.
Die Gemüsestreifen in die Soßen dippen; dazu Vollkornbaguette reichen

Variante:

Den Dip können Sie bei Bedarf aus Quark herstellen, anstelle von Schnittlauch schmecken auch andere frische Kräuter wie Petersilie oder Basilikum lecker.

■ Crostini mit Käse

Zutaten:

3 Scheiben Vollkornbaguette

1 Tomate

Kapern

1 kleiner Mozzarella light

1 kleiner Kopfsalat

1 kleiner Bund frische Gartenkräuter

Zitrone

1 EL Olivenöl

So wird's gemacht:

Die gerösteten Baguette-Stücke jeweils mit Tomatenscheiben und ein paar Kapern belegen. Die Brote mit je einer Scheibe Mozzarella versehen und die Crostini kurz bei starker Hitze im Ofen überbacken.

In der Zwischenzeit den Kopfsalat waschen und trockenschleudern, die Gartenkräuter klein hacken und dann unter den Salat mischen. Diesen mit etwas Zitronensaft und Olivenöl beträufeln, mischen und abschmecken.

Variante:

Anstelle der Kapern können Sie halbierte entsteinte Oliven verwenden.

■ Hagebuttenkaltschale mit Knusperflocken

Zutaten:

1 großer Becher Dickmilch

1 EL Hagebuttenmark

1 EL Bratfett

2 EL kernige Haferflocken

etwas Honig

200 g Obst der Saison

So wird's gemacht:

Die Dickmilch mit Hagebuttenmark verrühren. In einer kleinen Pfanne etwas cholesterinarmes Bratfett erhitzen, die Haferflocken hineingeben und mit wenig Honig süßen.

Die Flocken leicht bräunen lassen, vom Herd nehmen und zum Abkühlen beiseitestellen. Das Frischobst klein schneiden und mit der Dickmilch vermengen. Die Knusperflocken in die Kaltschale einrühren und gleich verzehren.

Variante:

Die Dickmilch können Sie durch Kefir ersetzen. Diese leckere Zwischenmahlzeit mit frischen Früchten, die es gerade auf dem Markt zu kaufen gibt, ist vor allem im Sommer ideal.

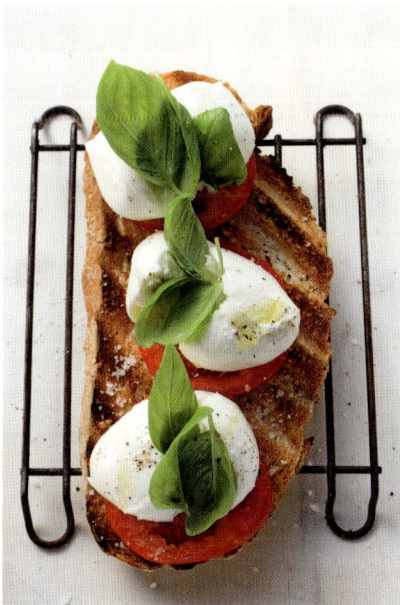

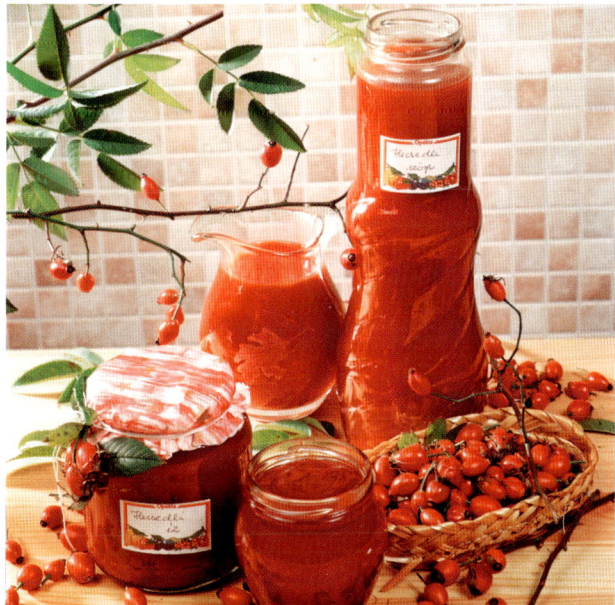

▪ Gefüllte Gurken

Zutaten:

½ Schlangengurke

200 g Hüttenkäse

4 Radieschen

100 g frische Kresse

So wird's gemacht:

Die Gurke schälen und in der Mitte durchschneiden. Jedes Gurkenstück der Länge nach halbieren, leicht aushöhlen und mit Hüttenkäse füllen. Die Radieschen waschen, in dünne Scheiben schneiden, leicht salzen und auf den Hüttenkäse stecken.

Mit reichlich Kresse bestreuen.

Variante:

Auch Quark ist gut für die Gurkenfüllung geeignet. Dazu schmeckt ein kleines Stück Pumpernickel oder Vollkornbrot.

▪ Avocado-Schiffchen

Zutaten:

1 Avocado

2 TL Zitronensaft

200 g entrahmte Dickmilch

2 EL Schnittlauchröllchen

Salz und Pfeffer

2 EL gehackte Walnüsse

1 Scheibe Vollkorn-Toastbrot

///Unser Tipp /////////////////////////

Haben Sie keine Angst, dass eine Avocado womöglich zu viele Kalorien lieferte und deshalb zum Abnehmen nicht geeignet sei. Sie enthält viele ungesättigte Fettsäuren, die vom Körper sehr gut verwertet werden und zur Senkung des Cholesterinspiegels beitragen. Die Avocado ist außerdem sehr vitaminreich und somit eine echte Powerfrucht. In Maßen genossen, trägt sie daher sehr zu Ihrem Wohlbefinden bei.

So wird's gemacht:

Die Avocado halbieren, den Kern entfernen, das Fruchtfleisch herauslösen, mit Zitronensaft und Dickmilch kurz pürieren.

Den Schnittlauch einrühren, mit Salz und Pfeffer abschmecken.

Die Masse in die beiden Avocadoschalen füllen und mit den Walnüssen bestreuen. Den Toast in zwei Dreiecke schneiden und dazu servieren.

Variante:

Zum Bestreuen eignen sich auch sehr gut Pinienkerne, die Sie in einer beschichteten Pfanne leicht anrösten können.

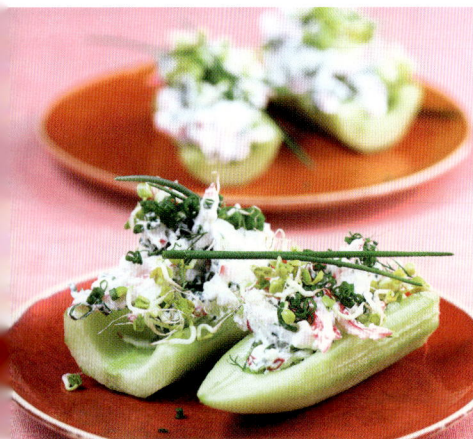

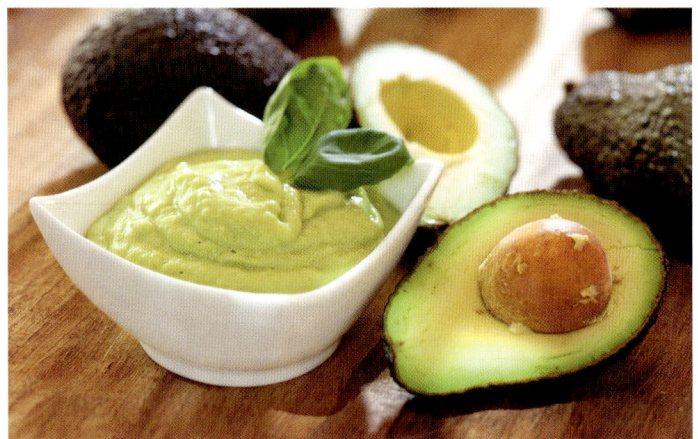

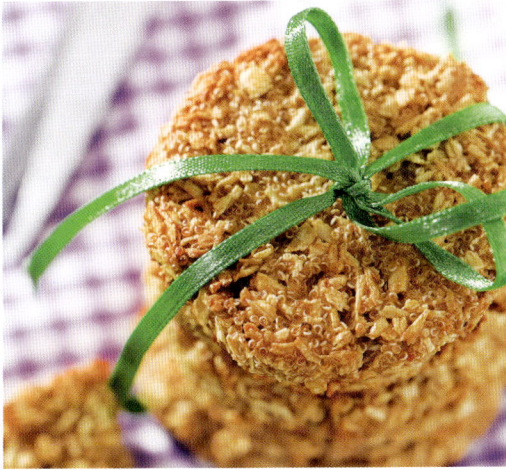

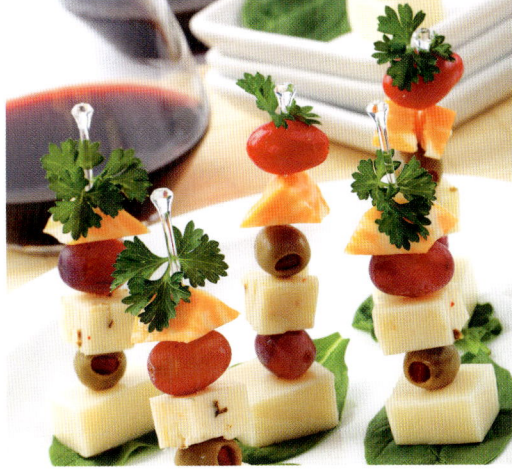

Amaranth-Plätzchen

Zutaten:

4 TL Honig

1 EL Butter oder Margarine

20 g gepoppter Amaranth

1 EL Sonnenblumenkerne

1 EL Rosinen

So wird's gemacht:

Honig und Butter unter ständigem Rühren bei mittlerer Hitze etwa 3 Minuten lang aufkochen, bis die Masse leicht braun wird.

Amaranth vorsichtig untermischen und die ubrigen Zutaten beifügen.

Die Masse auf einen großen Teller geben und mit einem Esslöffel zusammenpressen. Etwas abkühlen lassen und in Stücke schneiden.

Variante:

Anstelle von Sonnenblumenkernen können Sie auch grob gehackte Mandeln untermischen.

///Unser Tipp ////////////////////////

Amaranth, auch »Heiliges Wunderkorn der Inka« genannt, ist eine getreideähnliche Pflanze, die reichlich Eisen, Kalzium und Magnesium enthält.

Bunte Käse-Spieße

Zutaten:

5 dunkle, kernlose Weintrauben

5 Kirschtomaten

½ Kiwi

80 g Honigmelone (ohne Schale)

100 g Westlight-Schnittkäse (22 % Fett i. Tr.)

½ Scheibe Roggen-Vollkornbrot

12 bunte Partyspieße

½ Orange

So wird's gemacht:

Weintrauben und Kirschtomaten waschen und halbieren.

Die Kiwi schalen und in Stücke schneiden, ebenso die Honigmelone, den Schnittkäse und das Brot.

Alle Zutaten in bunter Reihenfolge auf die Partyspieße stecken.

Die Orange mit der Schnittseite nach unten auf einen dekorativen Teller legen und die Käse-Spieße darauf stecken.

Variante:

Hier sind Ihrer Fantasie keine Grenzen gesetzt. Verwenden Sie nach Belieben einen anderen Schnittkäse, z. B. Gouda (enthält mehr Fett!) oder fettreduzierten Ziegenschnittkäse, andere Früchte wie etwa Erdbeeren, frische Feigen oder Apfelstücke, als Brot eignet sich auch Pumpernickel oder ein Dinkel-Vollkornbrot.

Köstliche Imbisse –
warm und kalt

▪ Thai-Hühnersuppe

Zutaten:

250 g Hähnchenbrustfilet

etwas Kokosfett zum Braten

1 kleine Dose Kokosmilch (ca. 200 ml)

2 EL asiatische Fischsoße

2 thailändische Kaffir-Limettenblätter (frisch oder getrocknet)

10 kleine Cherrytomaten

1 Stängel Zitronengras

6–8 Shiitake-Pilze

1 gehäuften TL frischen, geriebenen Ingwer

1 Limette

2 kleine rote Chilischoten

So wird's gemacht:

Das Hähnchenbrustfilet in dünne Scheiben schneiden und diese in der Pfanne in wenig Kokosfett kurz anbraten.

Die Kokosmilch in einem Topf mit etwa ½ l Wasser und der Fischsoße mischen.

Kaffirblätter, Tomaten und Zitronengras waschen, die Shiitake-Pilze putzen. Die Tomaten sowie die größeren Pilze halbieren, Kaffirblätter und Zitronengras in etwa 2 cm große Stücke schneiden.

Die Flüssigkeit zum Kochen bringen, geriebenen Ingwer, Zitronengras und Kaffirblätter dazugeben und alles ca. 3 Minuten leicht köcheln lassen.

Dann die Pilze, die Tomaten und das Fleisch beifügen und das Ganze auf kleiner Flamme weitere 4 Minuten ziehen lassen.

Die Limette auspressen, die Chilischoten in sehr feine Ringe schneiden und in die Suppe geben. Alles noch einmal kurz aufkochen, dann servieren.

Variante:

Statt Hähnchenbrustfilet können Sie auch Putenfleisch verwenden, das ebenfalls sehr mager ist.

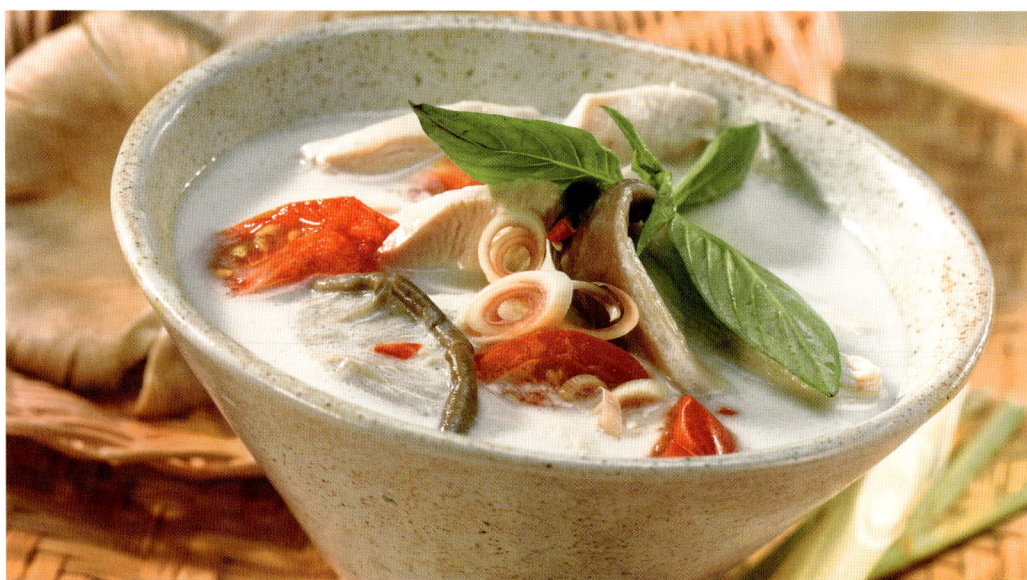

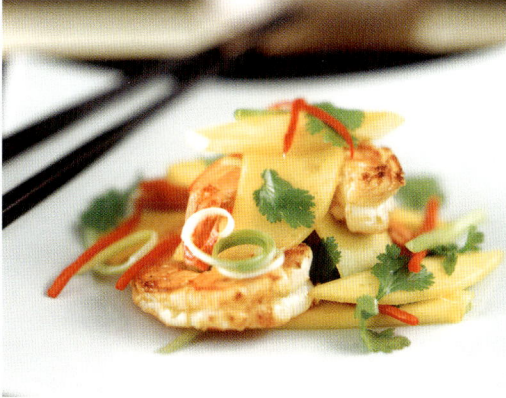

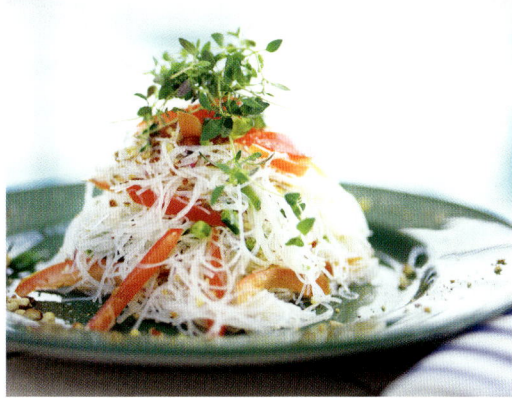

Mango-Shrimps-Salat

Zutaten:

10–12 Shrimps

2 Knoblauchzehen

1 kleine getrocknete Chilischote

1 walnussgroßes Stück Ingwer

2 EL Fischsoße

4 EL Limettensaft

1 EL brauner Zucker

4 Kirschtomaten

1 Mango (ca. 200 Gramm)

Korianderblätter

So wird's gemacht:

Die Shrimps in etwas Pflanzenfett in der Pfanne kurz anbraten.

Knoblauchzehen und Chilischote zerkleinern, Ingwer reiben und in einer Salatschüssel mit Fischsoße, Limettensaft und Zucker mischen.

Die Tomaten waschen und halbieren, die Mango schälen und in dünne Scheiben schneiden.

Die abgekühlten Shrimps, die Mangostücke und die Tomaten in die Schüssel dazugeben, alles gut durchmischen und Korianderblätter darüberstreuen.

Variante:

Sie können die Mango durch eine reife Papaya ersetzen und die Chilischote weglassen, falls Sie die Schärfe nicht mögen. Übrigens gibt es Chilischoten in vielen Formen, Farben und Schärfegraden: von leicht pikant bis höllisch scharf!

Vegetarischer Glasnudelsalat

Zutaten:

150 g chinesische Glasnudeln

2 EL getrocknete Mu-Err-Pilze

1 kleine Chilischote

10 Cocktail-Tomaten

1 Stange Sellerie

1 gehäufter TL geriebener Ingwer

1 EL brauner Zucker

4 EL Limettensaft

2 EL asiatische Fischsoße

1 Zweig Koriander

So wird's gemacht:

Die Glasnudeln etwa 3 bis 5 Minuten lang in sehr heißem, aber nicht kochendem Wasser ziehen lassen, bis sie weich sind. Die Nudeln bei Bedarf durchschneiden, mit kaltem Wasser abschrecken.

Die Mu-Err-Pilze einlegen und in heißem Wasser ziehen lassen, bis sie weich geworden sind.

Chilischote, Tomaten und Sellerie waschen und zerkleinern.

Ingwer, Zucker, Limettensaft und Fischsoße in einer Salatschüssel verrühren, die anderen Zutaten beifügen, alles gut durchmischen und mit Korianderblättern garnieren.

Variante:

Wenn Sie den Glasnudelsalat nicht vegetarisch mögen, können Sie ihn mit Geflügelfleisch, Fisch oder Meeresfrüchten kombinieren.

▍Garnelen-Gemüse-Suppe

Zutaten:

1 kleine Zwiebel
2 Zehen Knoblauch
etwas Pflanzenöl
¾ l Instant-Gemüsebrühe
1 Stange Staudensellerie
1 kleine Zucchini
1 dünne Lauchstange
100 Gramm Brokkoli
1 Karotte
2 kleine Kartoffeln
1 große Fleischtomate
1 kleine Dose Garnelen
etwas Olivenöl
Salz und Pfeffer
frische Gartenkräuter

So wird's gemacht:

Die Zwiebel häuten und fein würfeln, den Knoblauch ebenfalls abziehen und in sehr dünne Scheiben schneiden.

Etwas Pflanzenöl in einen Topf geben, Zwiebeln und Knoblauch darin kurz andünsten, mit Gemüsebrühe auffüllen und alles zum Kochen bringen. Sellerie, Zucchini, Lauch und Brokkoli klein schneiden, die Karotte putzen und in dünne Scheiben oder Stifte schneiden.

Die Kartoffen schälen und ebenfalls zerkleinern. Die Tomate kurz in kochendes Wasser tauchen, häuten und in Würfel schneiden.

Das ganze Gemüse in den Topf mit den Zwiebeln und dem Knoblauch geben und alles etwa 15 Minuten auf kleiner Flamme köcheln lassen. In der Zwischenzeit die Garnelen in Olivenöl kurz anbraten.

Die Suppe mit Salz und Pfeffer abschmecken, die Garnelen dazugeben, auf die Teller füllen und mit den Kräutern bestreuen.

Variante:

Ersetzen Sie die Garnelen durch kurz angebratenen Tofu, das gibt dem Gericht einen völlig anderen Charakter.

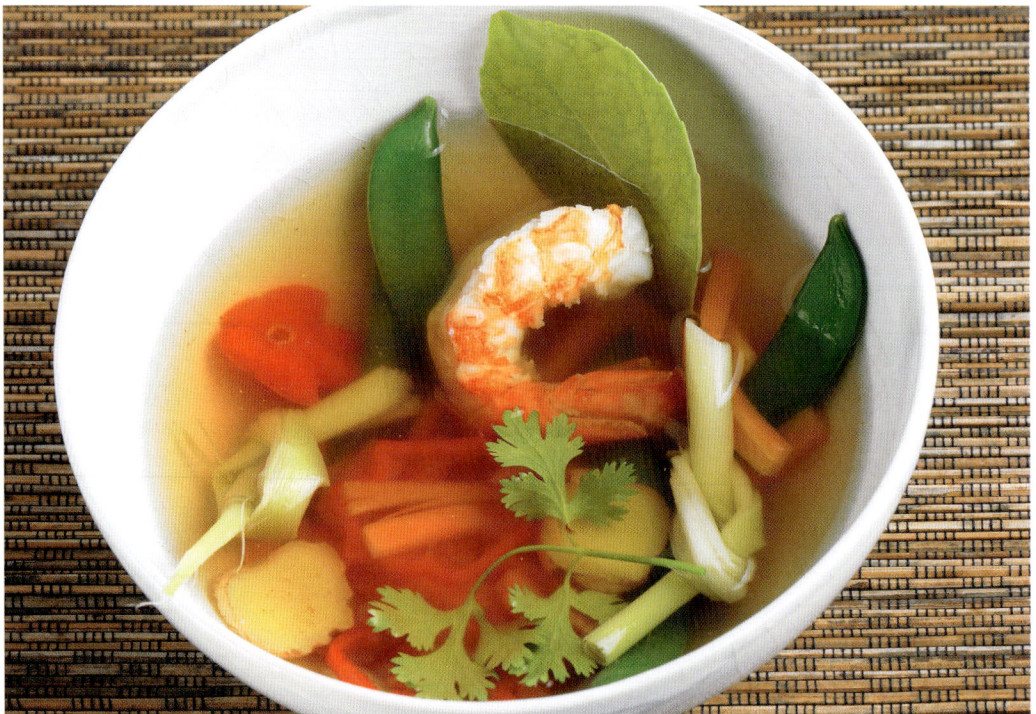

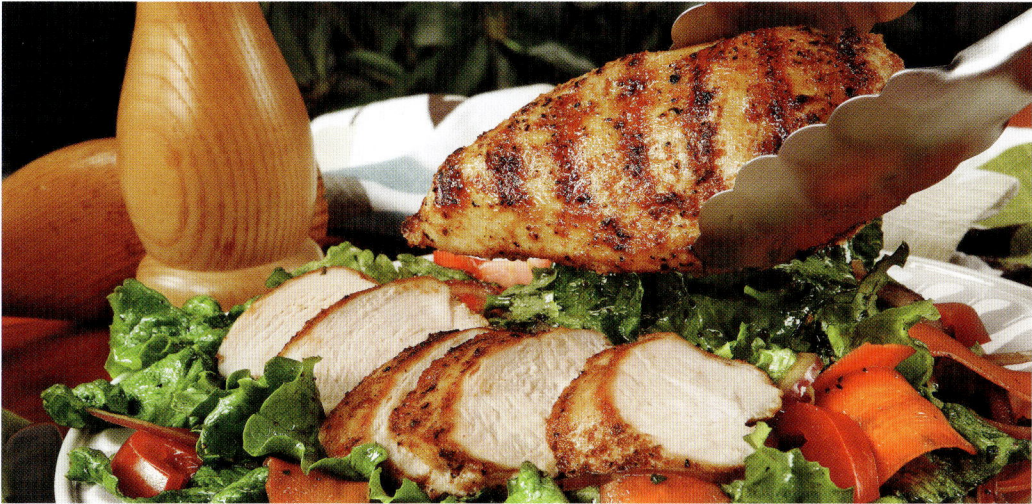

Bunter Salatteller mit Hähnchenstreifen

Zutaten:

100 g Hähnchenbrust
etwas Pflanzenfett zum Braten
Kräutersalz, mildes Paprikapulver,
frische Muskatnuss
1 Chicorée
1 Kopfsalat
1 kleine Salatgurke
einige Cocktailtomaten
½ gelbe Paprika
½ rote Paprika
ca. 50 g Sprossen
frische Gartenkräuter nach Wahl
Olivenöl
Balsamico-Essig

So wird's gemacht:

Das Hähnchenfleisch in feine Streifen schneiden und in einer Pfanne durchbraten.
Auf ein Küchenpapier zum Abtropfen legen, mit Kräutersalz, Paprika und etwas geriebener Muskatnuss würzen und dann abkühlen lassen.
Salate und Gemüse waschen, die Salatblätter abtropfen lassen oder trockenschleudern und mit dem Gemüse in kleine, mundgerechte Stücke bzw. Streifen schneiden.

Alles auf einem großen Teller hübsch anrichten, das Fleisch darauflegen, mit Sprossen und Kräutern bestreuen und mit etwas Olivenöl sowie Balsamico-Essig anmachen.

Variante:

Lassen Sie die Sprossen weg, und bestreuen Sie den Salat mit gerösteten Pinienkernen oder gerösteten Mandelblättchen. Verwenden Sie andere Salatsorten nach Ihrem Gusto, beispielsweise Rucola oder Eisbergsalat, es darf auch eine grüne Paprika sein.

///Unser Tipp ////////////////////////

Kaufen Sie am besten Produkte aus biologischem Anbau, Fleisch nach Möglichkeit vom Bio-Metzger oder direkt vom Bio-Bauernhof. Es gibt außerdem immer mehr Bauernhöfe, die den Direktverkauf von Obst, Gemüse, Salat, Eiern, Milch und Fleisch im eigenen Hofladen anbieten. Solche Lebensmittel sind nicht nur schmackhafter, sondern auch gesünder, da sie nicht behandelt sind und dadurch sehr viele Vitalstoffe enthalten.

Tomatensuppe mit Basilikum

Zutaten:

250 g kleine Suppennudeln, z. B. Muscheln
oder Buchstaben
1 kleine Zwiebel
1 TL Butter
600 g Eier- oder Fleischtomaten
300 ml Instant-Gemüsebrühe
1 Prise Natriumhydrogencarbonat (Natron)
Salz und Pfeffer
1 TL brauner Zucker
Crème fraîche oder süße Sahne
(beides fettarm!)
frische Basilikumblätter

So wird's gemacht:

Die Nudeln bissfest kochen, abseihen und beiseitestellen.
Die Zwiebel häuten und in Stücke schneiden,
in einem Topf in der Butter kurz anbraten.
Die Tomaten gründlich in warmem Wasser reinigen, in Stücke schneiden, in den Topf dazugeben und mit der Brühe auffüllen, Natron beifügen.
Alles bei geschlossenem Deckel ca. 20 Minuten
kochen lassen, dann vom Herd nehmen, kurz abkühlen lassen und mit dem Pürierstab gründlich
zerkleinern. Durch ein Sieb in einen zweiten Topf
geben, so dass nur noch Tomatenkerne und
-schalen im Sieb verbleiben. Die Suppe erneut
aufkochen, mit Salz und Pfeffer sowie braunem
Zucker abschmecken.
Etwas Nudeln und Sahne oder Crème fraîche
auf die Teller geben, mit der heißen Suppe
auffüllen, mit zerkleinerten Basilikumblättern
garnieren.

Variante:

Die Suppe kann zusätzlich mit gerösteten Voll-
korn-Weißbrotwürfeln oder Semmelwürfeln bestreut werden; anstelle der Basilikum-Garnitur
dürfen Sie klein gehackte Petersilie verwenden,
falls Sie diese gerade im Haus haben. Auch auf-
gewärmt schmeckt das Gericht am nächsten Tag
noch sehr gut.

Griechischer Salat

Zutaten:

150 g Feta
½ Salatgurke
je 10 schwarze und grüne Oliven (entsteint)
10 Cocktailtomaten
½ grüne Paprika
½ rote Paprika
1 kleine rote Zwiebel
Balsamico-Essig
Olivenöl
Kräutersalz

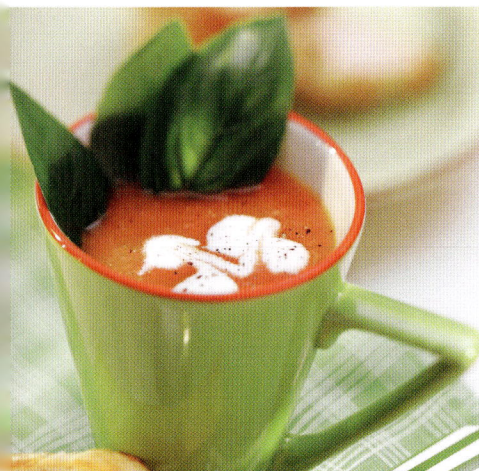

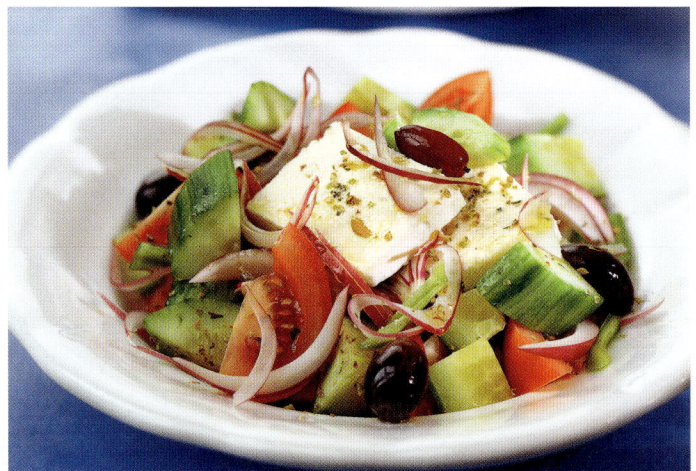

So wird's gemacht:

Den Käse in nicht zu große, mundgerechte Würfel schneiden. Die Salatgurke schälen und in Stücke schneiden, die Oliven hacken, die Tomaten waschen und halbieren, die grüne und rote Paprika waschen, entkernen und in dünne Streifen schneiden. Alles in eine Schüssel füllen, die Zwiebel in dünne Ringe schneiden und über dem Salat verteilen. Mit Essig, Öl und wenig Kräutersalz anmachen und gleich servieren.

Variante:

Wenn Sie ½ gelbe Paprika hinzufügen, wird der Salat noch bunter; Sie können natürlich frische Gartenkräuter der Saison nach Lust und Laune darüberstreuen.

■ Mediterrane Kohlsuppe

Zutaten:

1 kleine Zwiebel
2 Knoblauchzehen
etwas Pflanzenöl
1 große Fleischtomate
200 g Weißkohl
1 kleine rote Paprika
1 kleine gelbe Paprika
1 kleine Stange Sellerie
1 Karotte
100 g Brechbohnen
Instant-Gemüsebrühe
1 Zweig Thymian
1 Zweig Rosmarin
3 Salbeiblätter
ca. 10 schwarze entsteinte Oliven
Salz und Pfeffer

So wird's gemacht:

Zwiebel und Knoblauchzehen abziehen und in Pflanzenöl anschwitzen.

Die Tomate blanchieren, die Haut abziehen und die Frucht in Würfel schneiden. Den Weißkohl waschen, in schmale Streifen schneiden. Das restliche Gemüse waschen, putzen und ebenfalls in Stücke schneiden.

Das Gemüse in den Topf zu den Zwiebeln und dem Knoblauch geben und kurz andünsten. Dann mit knapp 1 l Instant-Gemüsebrühe auffüllen. Thymian, Rosmarin und Salbeiblätter zusammenbinden und in den Topf hängen. Die Suppe etwa 10 Minuten köcheln lassen, in den letzten 2 Minuten die Oliven dazugeben, mit Salz und Pfeffer abschmecken.

Variante:

Wenn Sie Weißkohl nicht so gerne mögen, können Sie je nach Geschmack auch auf Blumenkohl, Brokkoli oder Rosenkohl ausweichen. Diese Kohlsorten haben einen etwas anderen »Biss« als Weißkohlblätter, sind aber genauso gesund.

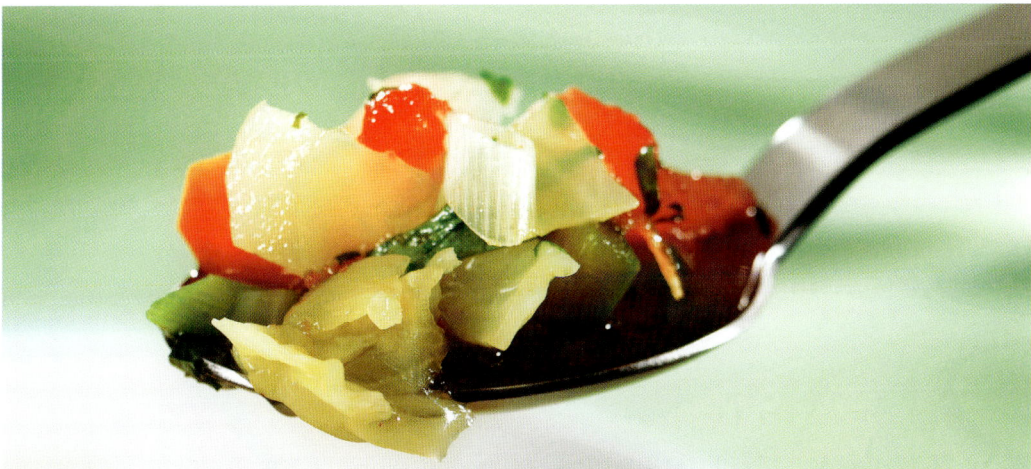

■ Thunfisch-Reis-Salat

Zutaten:

1 Tasse Naturreis, evtl. gemischt mit wildem Reis
1 rote Zwiebel
ca. 10 Cocktailtomaten
3 Essiggurken
ca. 10 entkernte schwarze Oliven
frische Gartenkräuter nach Wahl
2 Dosen weißer Thunfisch im eigenen Saft
2 EL Sonnenblumenöl oder Distelöl
2 EL Olivenöl
weißer Balsamico-Essig
Pfeffer
Kräutersalz

So wird's gemacht:

Den Naturreis kochen und abkühlen lassen.
In der Zwischenzeit die Zwiebel in kleine Würfel schneiden, die Cocktailtomaten halbieren, die Gurken sowie die Oliven klein schneiden und alles in eine Schüssel geben.
Das Ganze mit gehackten Kräutern vermischen. Den Thunfisch beifügen, Öl und Balsamico unterrühren, mit Pfeffer und Kräuterwürzsalz abschmecken.
Am Schluss den abgekühlten Reis beifügen und den Salat mindestens ½ Stunde lang im Kühlschrank durchziehen lassen. Vor dem Servieren den Salat noch einmal gründlich durchmischen.

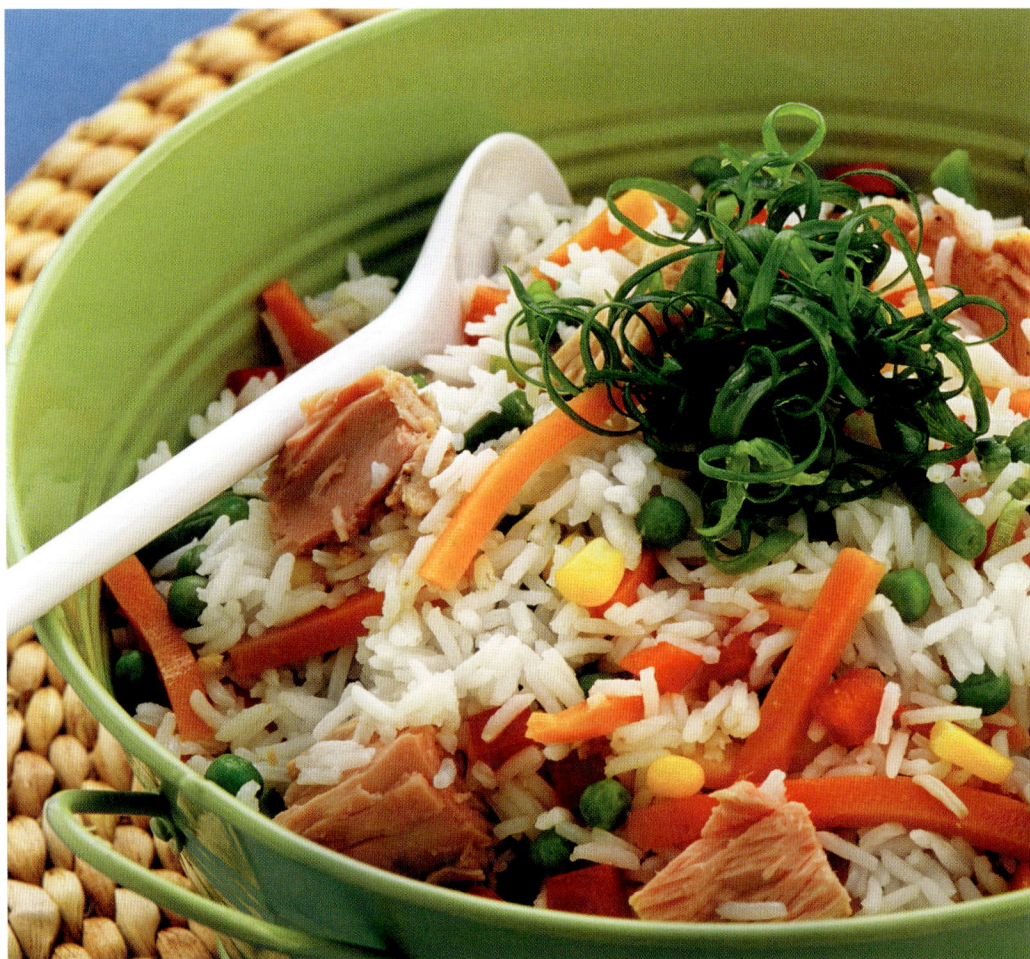

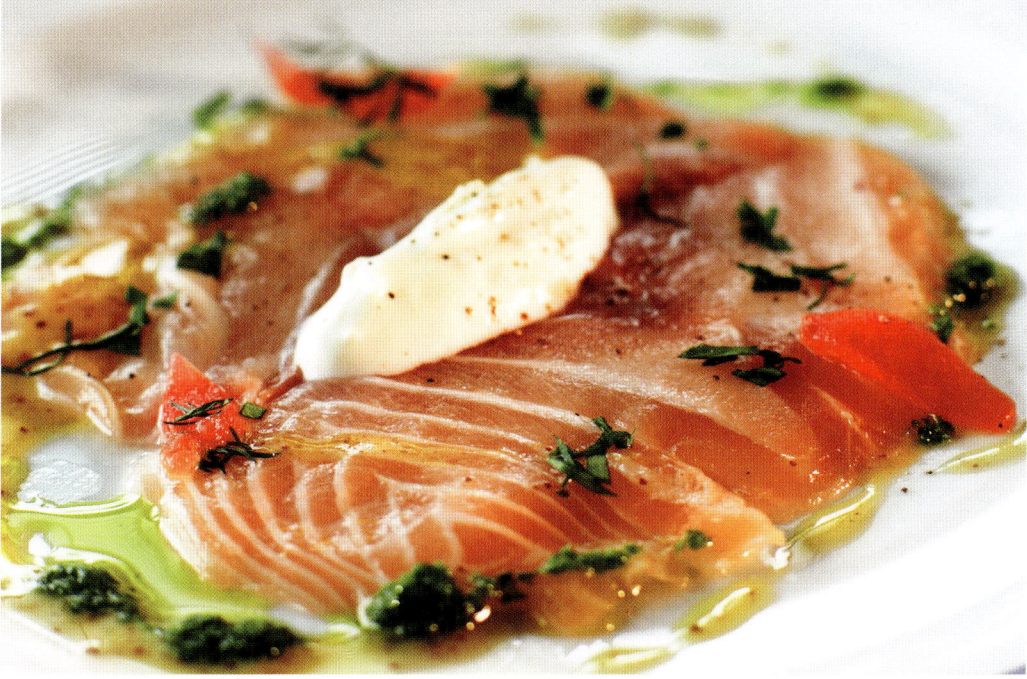

Variante:

Anstelle von Thunfisch können Sie kleine Krabben (z. B. Nordseekrabben) oder Flusskrebse in den Salat geben. Auch Lachsfiletstücke, die Sie in Würfel schneiden, in der Pfanne kurz anbraten und dann abgekühlt untermischen, passen gut dazu und liefern wertvolle Omega-3-Fettsäuren.

///Unser Tipp ///////////////////////

Wenn Sie wenig Zeit zum Einkaufen haben und sich auch nicht die Mühe machen wollen, in Ihrem Garten oder auf dem Balkon frische Kräuter zu ziehen, können Sie in Ihrer Gefriertruhe einen kleinen Vorrat an Petersilie, Schnittlauch, Basilikum und Dill anlegen. Tiefgekühlt enthalten sie kaum weniger Inhaltsstoffe als frische Kräuter und schmecken genauso aromatisch.

▌Stremellachs mit Senf-Vinaigrette

Zutaten:

4–5 EL Sonnenblumenöl
4 EL Balsamico-Essig
3 EL Feigensenf
1 Prise Salz
Pfeffer
einige Blätter roter Friséesalat
1 kleiner Bund Rucola
6–8 Kirschtomaten
250–300 g Stremellachsstücke

So wird's gemacht:

Sonnenblumenöl, Balsamico-Essig und Feigensenf mit etwas Salz und Pfeffer verrühren.
Das Gemüse waschen, die Kirschtomaten halbieren.
Salate, Tomaten und Stremellachsstücke auf Tellern anrichten, die Vinaigrette darübergeben.

Variante:

Dieses Gericht können Sie auch mit Räucherlachs zubereiten. Außerdem schmecken andere Salatsorten der Saison ebenfalls sehr gut dazu.

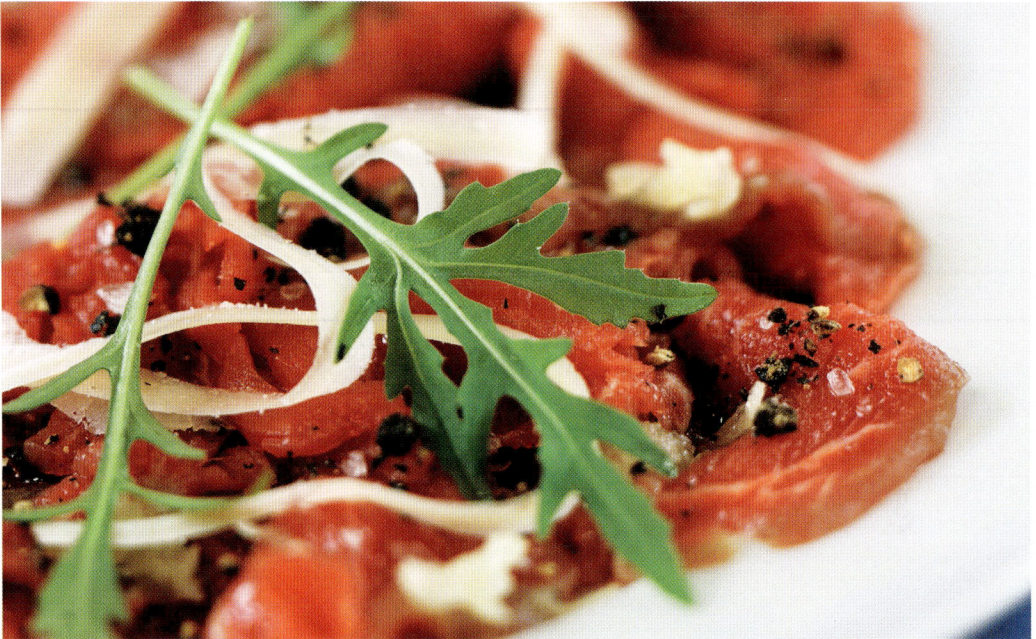

■ Rindercarpaccio

Zutaten:

200–300 g Rinderfilet
2 EL Zitronensaft
5 EL Walnussöl
1 Prise Salz
bunter Pfeffer aus der Mühle
1 kleiner Bund Rucola
30 g Parmesan am Stück

So wird's gemacht:

Das Rinderfiletstück im Eisfach anfrieren, bis das Fleisch eine gewisse Festigkeit erreicht hat. Dieses dann mit einem scharfen Messer, am besten mit einem Sushi-Messer, in hauchdünne Scheiben schneiden. Man kann das Fleisch auch vom Metzger auf diese Weise vorbereiten lassen.

Dann Zitronensaft, Walnussöl und Salz in einer kleinen Schüssel verrühren.

Den Rucola waschen, den Parmesankäse mit einer Raspel oder mit einem Spargelschälmesser in feine Späne hobeln.

Das Carpaccio auf Tellern anrichten, die Salatblätter außen herum drapieren und die Zitronen-Walnuss-Soße sowie die Parmesanraspel darübergeben. Am Schluss noch mit etwas buntem Pfeffer aus der Mühle würzen.

Variante:

Anstelle von Walnussöl können Sie ein anderes kaltgepresstes Öl nach Geschmack wählen, beispielsweise ein nussiges Kürbiskern- oder ein wertvolles Weizenkeimöl. Statt Zitronensaft passt auch eine dicke, dunkle Balsamico-Vinaigrette sehr gut.

///Unser Tipp //////////////////////

Fertige Salatdressings sind meistens mit Zucker gesüßt. Daher ist es besser, wenn Sie Ihre Salatsoße selbst herstellen, beispielsweise auf der Basis von Naturjoghurt und frischen Kräutern der Saison. Würzen Sie sparsam mit Salz und Pfeffer, die Kräuter geben dem Salat bereits ein herzhaftes Aroma.

◼ Salat mit Austernpilzen

Zutaten:

1 kleiner Kopf Lollo rosso oder Eichblattsalat

2 Tomaten

5–6 größere Austernpilze

3 EL Olivenöl

2 Schalotten

100 g Joghurt

2 EL weißer Balsamico-Essig

2 TL Honigsenf

etwas Salz und Pfeffer

So wird's gemacht:

Den Salat waschen, trockenschleudern und die Blätter ablösen.

Die Tomaten klein schneiden, die Pilze putzen (nicht waschen!) und in 1 EL Olivenöl bei starker Hitze kurz anbraten.

Währenddessen das Dressing zubereiten: Die Schalotten klein hacken und mit dem Joghurt, dem restlichen Olivenöl, dem Balsamico-Essig und dem Senf verrühren sowie mit Salz und Pfeffer abschmecken.

Den Salat auf Tellern anrichten, die Tomaten-stückchen und die Austernpilze darübergeben, am Schluss mit dem Dressing begießen.

Variante:

Natürlich können Sie beispielsweise auch Kopf-salat wählen oder Eisbergsalat, den Sie mit einer Kräuter-Vinaigrette aus Joghurt, weißem Balsa-mico-Essig und reichlich frischer Petersilie sowie frischem Schnittlauch geschmacklich abrunden. Sorgen Sie für Abwechslung bei den Salaten und Dressings, und wählen Sie, was die Saison an Frischem zu bieten hat!

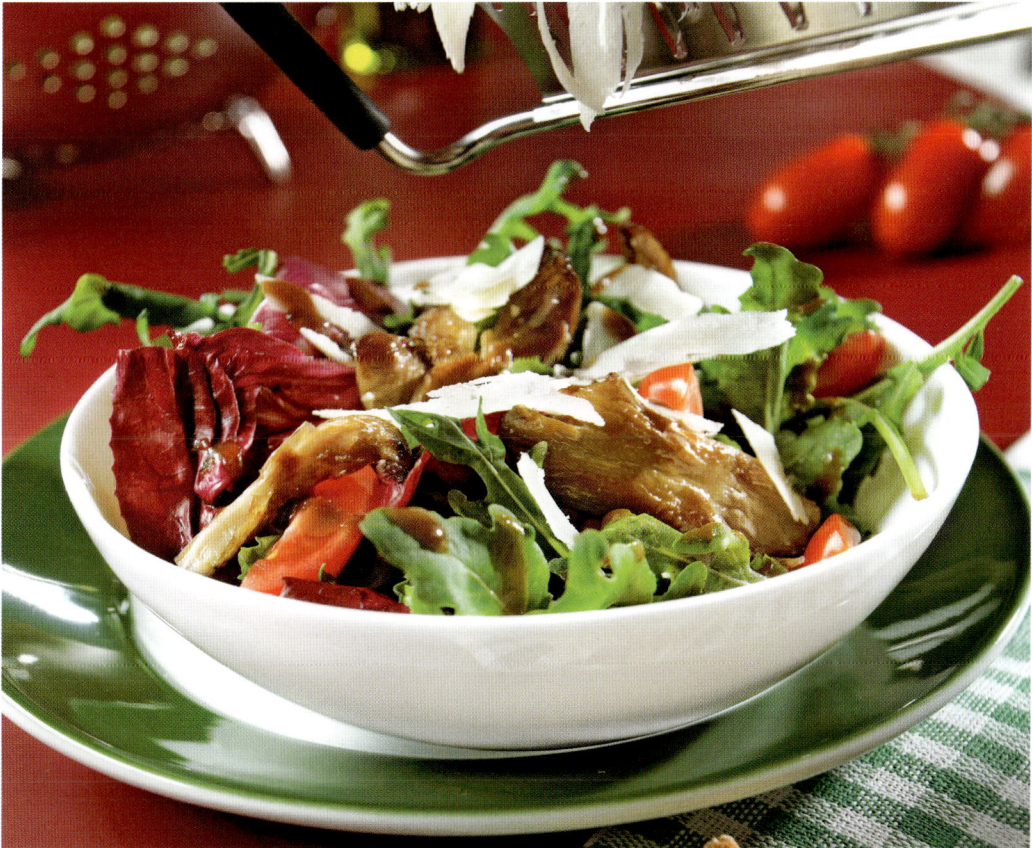

▌ Tomaten im Nachtrock

Zutaten:

2–3 große Tomaten
3 Scheiben Bergkäse
1 Scheibe Putenbrust
1 EL Petersilie
1 EL Pinienkerne
etwas Salz und Pfeffer

So wird's gemacht:

Den Backofen auf 180 °C vorheizen.
Die Tomaten waschen. Die Kappe mit einem
scharfen Messer abschneiden und die Kerne
entfernen. Die Früchte mit einem spitzen Tee-
löffel aushöhlen. Das Fruchtfleisch des Deckels
in kleine Stücke schneiden und in eine Schüssel
geben.
Zwei Scheiben von dem Käse und die Putenbrust
klein schneiden.
Die gehackte Petersilie und die Pinienkerne mit
den übrigen Zutaten in eine Schüssel füllen. Alles
gut mischen, leicht salzen und pfeffern und in die
ausgehöhlten Tomaten verteilen.

Eine kleine Auflaufform mit Margarine einfetten,
die Tomaten hineingeben und auf jede einen Streifen oder eine halbe Scheibe Schnittkäse legen.
Im Ofen nur so lange (8 bis 10 Minuten) überbacken, bis sich der Käse wie ein Rock um die
Tomaten gelegt hat und ganz leicht gebräunt ist.

Variante:

Die Pinienkerne können Sie durch Pistazien ersetzen, die Putenbrust durch mageren gekochten
Schinken.

▌ Seidentofusuppe

Zutaten:

1 Frühlingszwiebel
2 Zweige frischer Koriander
2 Knoblauchzehen
1 EL Rapsöl
2 EL asiatische Fischsoße
Instant-Gemüsebrühe
100 g Schweinehackfleisch
200 g Seidentofu
Salz und Pfeffer

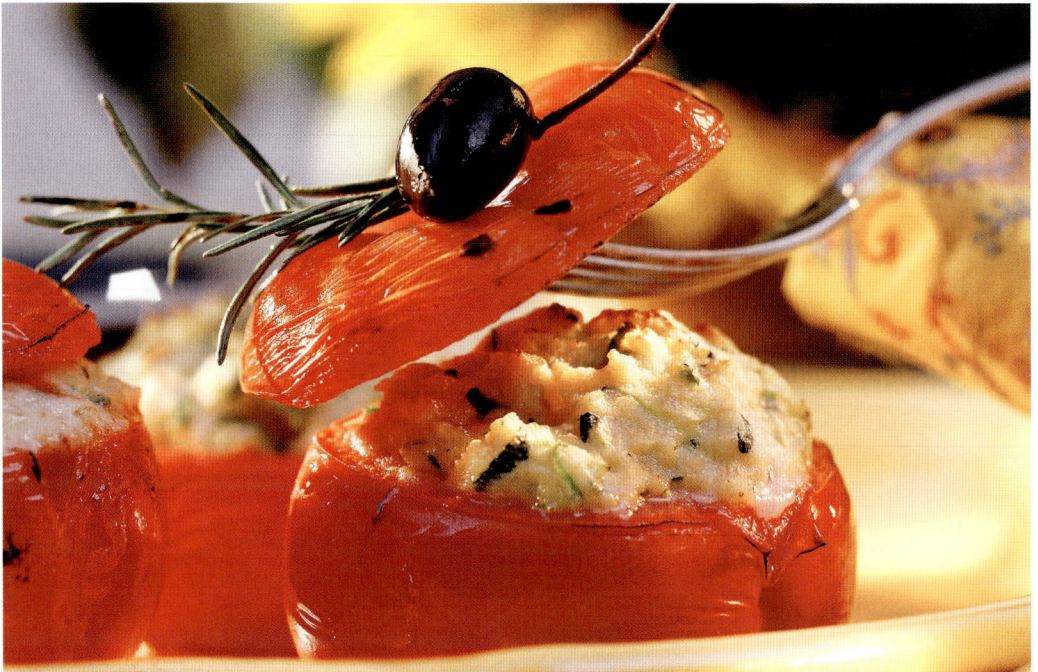

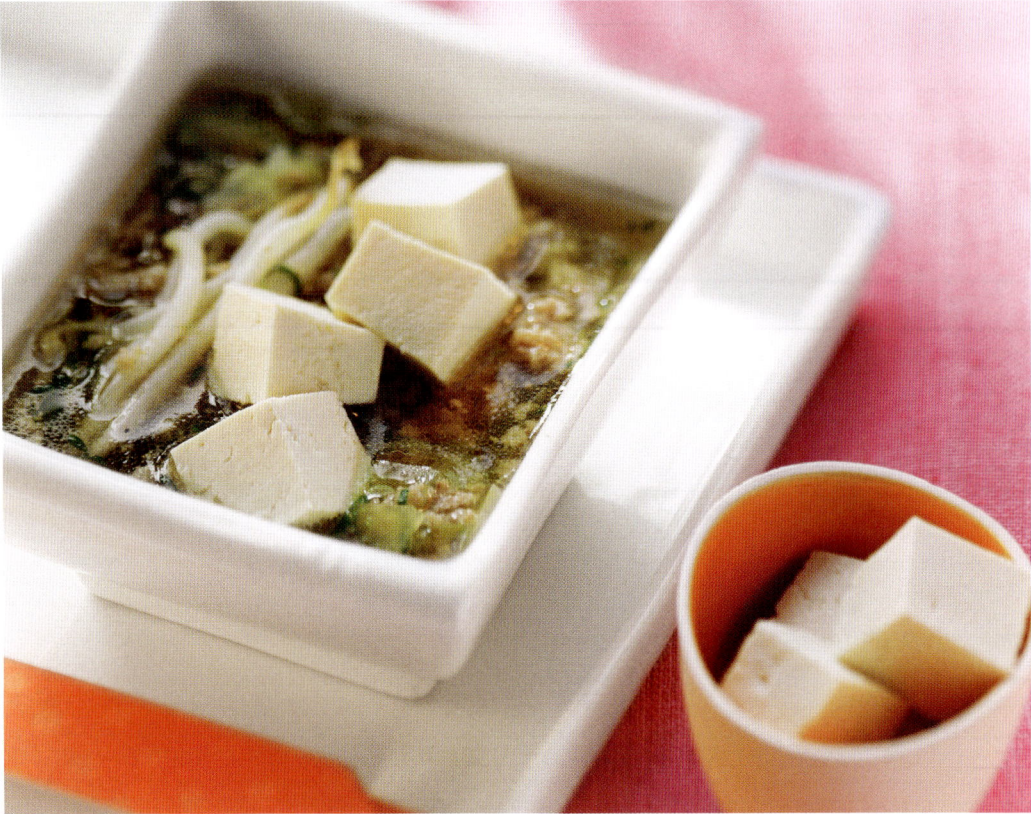

So wird's gemacht:

Die Frühlingszwiebel, den Koriander und den Knoblauch in kleine Stücke schneiden.

Den Knoblauch in etwas Rapsöl in einer Pfanne kurz anbraten und dann beiseitestellen.

Etwa ¾ Liter Wasser in einem Topf erhitzen, die Fischsoße sowie die Gemüsebrühe dazugeben. Das Hackfleisch mit Salz und Pfeffer würzen, dann mit einer Gabel von einem Brett in die Suppe schaben und alles 3 Minuten köcheln lassen.

Den Tofu in kleine Würfel schneiden, zusammen mit der Frühlingszwiebel und dem Koriander ebenfalls in die Suppe geben.

Zum Schluss noch den Knoblauch darüberstreuen.

Variante:

Falls Sie sich lieber vegetarisch ernähren wollen, lassen Sie das Hackfleisch weg und verwenden stattdessen Pilze, beispielsweise Champignons oder Shiitake-Pilze.

///Unser Tipp ///////////////////////

Asiatische Spezialitäten wie Soja-, Fisch- oder Austernsoßen, Ingwer, Kaffir- Blätter, Zitronengras, Thai-Basilikum, Korianderkraut, Currypasten, Glasnu- deln, Kokosmilch, Wasabi, Sushi-Reis und Sushi-Essig bekommen Sie in allen Asia-Läden. Aber auch in den Feinkost- regalen gut sortierter Supermärkte können Sie mittlerweile diese Zutaten finden, denn fernöstliches Schlemmen liegt sehr im Trend.

Feine Hauptgerichte

▪ Tilapia-Filets mit Reis

Zutaten:

2 Tassen Naturreis-Wildreis-Mischung

2–3 Tilapia-Filets

1 Zitrone

Salz und Pfeffer

3–4 EL Olivenöl

frischer Dill

200 g Rucolasalat

2 EL Balsamico-Essig

So wird's gemacht:

Die Reismischung nach Vorschrift kochen. Währenddessen die Fischfilets vorbereiten, mit etwas Zitronensaft beträufeln und sparsam salzen und pfeffern.

In eine Auflaufform etwas Pflanzenfett und darüber den gekochten Reis geben.

Darauf die gewürzten Fischfilets legen und diese mit etwas Olivenöl bestreichen.

Frischen Dill darüberstreuen, die Form mit einem Deckel oder einer Alufolie abdecken und alles etwa 20 Minuten bei 250 °C (Gas Stufe 3) im Ofen backen. Während der Garzeit den Rucolasalat waschen und mit Olivenöl sowie Balsamico-Essig abschmecken.

Variante:

Als Fisch ist auch Seezunge gut geeignet, anstelle von Rucolasalat können Sie je nach Lust und Laune Feldsalat mit Tomaten als Alternative wählen.

▪ Wolfsbarsch im Gemüsebett

Zutaten:

2 Wolfsbarschfilets à ungefähr 300 g

Salz und Pfeffer

1 Schalotte

3 Knoblauchzehen

3 Karotten

500 g Stielmangold

2 EL Olivenöl

1 Zweig Rosmarin

1 Zweig Thymian

ein paar Salbei- und Basilikumblätter

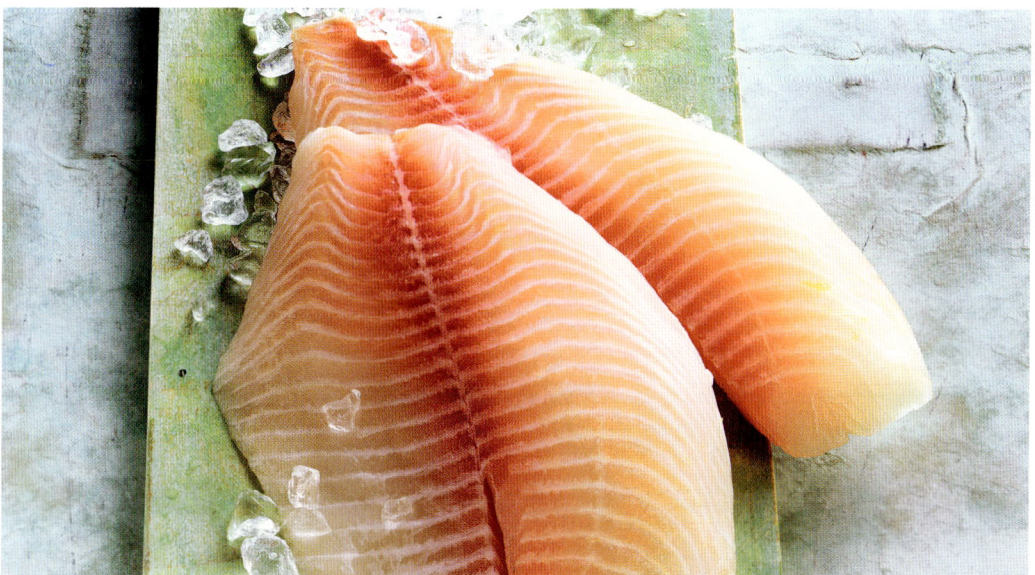

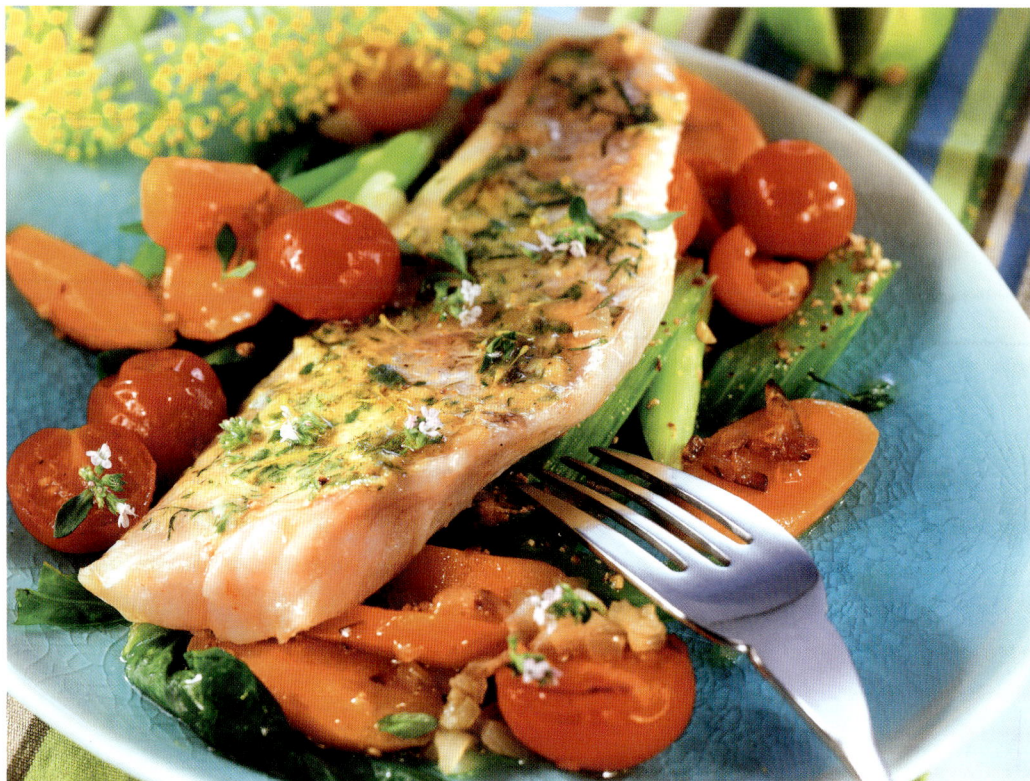

So wird's gemacht:

Die Fische kalt abspülen, trockentupfen, dann innen und außen mit Salz und Pfeffer würzen. Die Schalotte in Ringe, die Knoblauchzehen in Scheiben schneiden. Die Karotten schälen und mit dem Hobel in Streifen raspeln, den Mangold waschen und in kleine Stücke schneiden. Den Backofen auf 180 °C vorheizen. Die Mangoldstücke in heißem Salzwasser ein paar Minuten kochen. Etwas Pflanzenfett in eine Pfanne geben, Schalottenringe und Knoblauchscheibchen kurz anbraten. Die Karottenstreifen beifügen und mitdünsten. Das ganze Gemüse in einen Bräter füllen, Rosmarin, Thymian, Salbei- und Basilikumblätter zu zwei Sträußchen binden und auf das Gemüse legen. Anschließend die Fischstücke auf das Gemüsebett legen und mit etwas Olivenöl beträufeln.

In den Ofen schieben und 15 bis 25 Minuten garen.

Variante:

Den Wolfsbarsch können Sie durch eine Dorade oder eine Rotbarbe ersetzen, wenn Sie mögen. Als Gemüse passen auch Zucchini, Tomate und Fenchel gut dazu.

///Unser Tipp ////////////////////

So prüfen Sie, ob ein ganzer Fisch gar ist: Lässt sich die Rückenflosse leicht herausziehen, so ist er auf den Punkt gebraten. Lassen Sie den Fisch aber bitte nicht noch länger im Ofen, denn sonst wird er trocken.

Lammkoteletts mit Zuckerschoten

Zutaten:

250 g Zuckerschoten

3 Lammkoteletts à ca. 100 Gramm

2 Esslöffel Olivenöl

1 Zweig Thymian

1 Zweig Rosmarinkraut

1–2 Knoblauchzehen

1/8 l trockener Weißwein

Salz und Pfeffer

So wird's gemacht:

Die Zuckerschoten abspülen, putzen und halbieren. Im geschlossenen Topf ca. 12 Minuten zugedeckt dünsten, zwischendurch den Wein dazugießen.

In der Zwischenzeit die Lammkoteletts vom Fettrand befreien und dann in der Pfanne im Olivenöl knusprig braun braten.

Thymianzweig, Rosmarinkraut sowie den fein geschnitten Knoblauch zugeben und kurz mitbraten.

Mit Salz und Pfeffer abschmecken, alles auf drei Tellern anrichten.

Variante:

Anstelle der Zuckerschoten schmecken auch Buschbohnen gut zu dem Gericht.

Gemüsereispfanne mit roten Linsen

Zutaten:

1 gelbe Paprikaschote

1 rote Paprikaschote

3 Frühlingszwiebeln

1 Fleischtomate

2 kleine Karotten

3 EL Pflanzenöl

100 g Langkornreis

50 g rote Linsen

1 TL Kurkuma

2 EL Instant-Gemüsebrühe

Thai-Basilikum oder andere Kräuter nach Wahl zum Garnieren

So wird's gemacht:

Die Paprikaschoten waschen, entkernen und in Streifen schneiden. Die Frühlingszwiebeln häuten, die Tomate waschen, die Karotten schälen und alles in mundgerechte Stücke schneiden. Das Öl im Wok erhitzen, den Reis darin glasig dünsten und mit etwa 1/2 l Wasser aufgießen, die Linsen dazugeben und alles kurz aufkochen. Kurkuma und Gemüsebrühe in der Flüssigkeit auflösen, den Wok mit dem Deckel schließen und alles etwa 10 Minuten lang köcheln lassen. Dann das Gemüse dazugeben und alles etwa

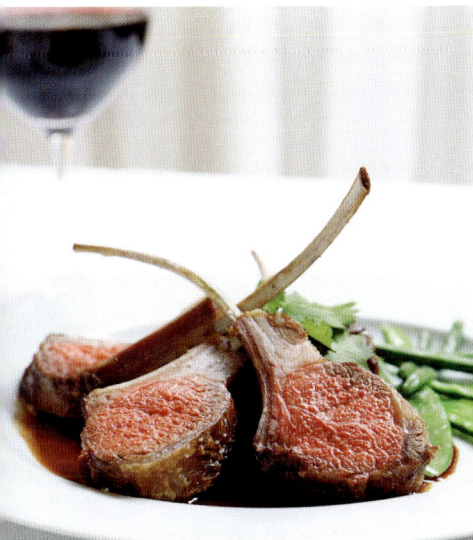

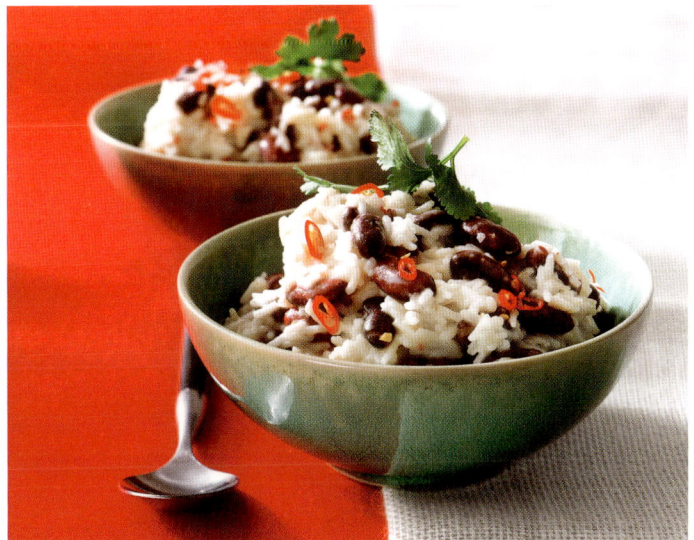

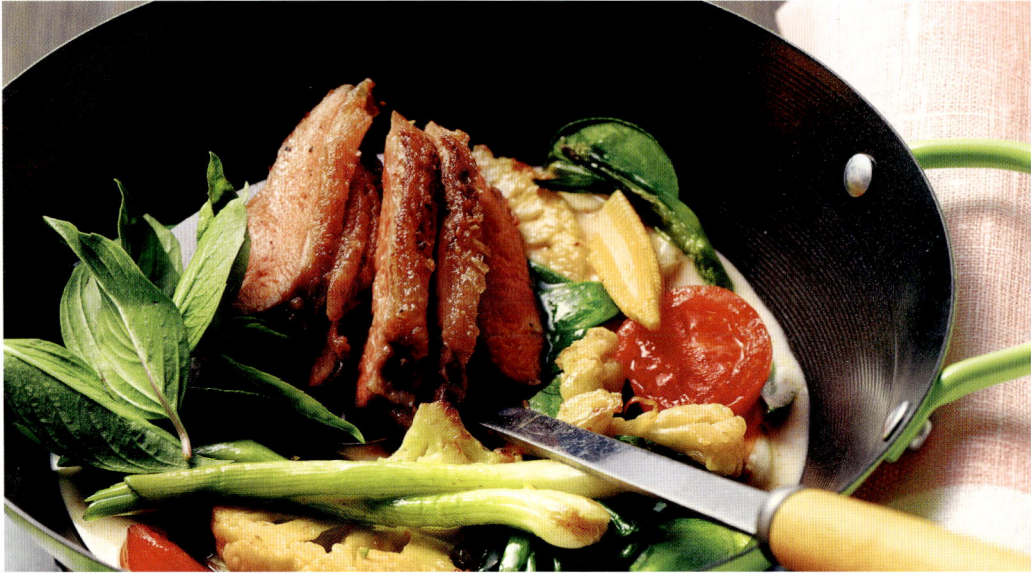

5 bis 7 Minuten lang garen lassen. Zum Schluss gezupfte Blätter des Thaibasilikums oder andere Kräuter darüberstreuen.

Variante:

Wenn Sie kein Freund von Linsen sind, können Sie auch weiße Bohnen oder Kidney-Bohnen unter das Gemüse mit dem Reis mischen.

▌Entenbrust mit grünem Spargel

Zutaten:

125 g Basmatireis
250 g Entenbrust
2 EL Ketjap Manis (süße Sojasoße)
2 EL Sushi-Essig
2 Frühlingszwiebeln
1 rote Paprikaschote
1 Karotte
20 g Shiitake-Pilze
3 EL Sonnenblumenöl
etwas Hühnerbrühe

So wird's gemacht:

Den Basmatireis nach Vorschrift kochen.
In der Zwischenzeit die Entenbrust in feine Streifen schneiden und in der Sojasoße und dem Sushi-Essig einlegen.

Gemüse und Pilze waschen und putzen, das Gemüse in Ringe und längliche Streifen schneiden, die Pilze halbieren.
Das Öl im Wok erhitzen und das Entenfleisch scharf anbraten, dann die Pilze dazugeben.
Das Fleisch an den Rand schieben und nun das gesamte Gemüse 3 bis 4 Minuten braten.
Alles mischen, bei Bedarf noch etwas Hühnerbrühe beifügen. Mit Basmatireis servieren.

Variante:

Zu diesem Gericht passt auch gut Thai-Spargel oder grüner Spargel, anstelle der Shiitake-Pilze können Sie getrocknete Mu-Err-Pilze verwenden.

///Unser Tipp ///////////////////////

Wildreis hat schwarze, längliche Körner, schmeckt leicht nussig und enthält viel Eiweiß sowie Mineralstoffe, z. B. Eisen, Kalium und Magnesium. Spülen Sie den Reis vor der Zubereitung gründlich ab. Er ist dann gar, wenn sich etwa die Hälfte der Körner geöffnet hat. Gekühlt bleibt Wildreis zwei Tage frisch.

▪ Roter Schnapper in Ingwersoße

Zutaten:

125 Basmatireis

3 Knoblauchzehen

1 Peperoni

6–8 Cherrytomaten

2 Filets vom Roten Schnapper
(ca. 200 g pro Filet)

2 EL Pflanzenöl

1 EL Zucker

2 EL Sojasoße

2 EL Austernsoße

2 EL geriebenen Ingwer

1 kleiner Bund Schnittlauch

So wird's gemacht:

Den Basmatireis nach Vorschrift kochen.

In der Zwischenzeit den Knoblauch klein hacken, die Peperoni waschen und in feine Scheiben schneiden, die Tomaten waschen und halbieren. Die Fischfilets kalt abspülen und mit einem Küchenpapier trockentupfen.

Das Öl in der Pfanne erhitzen und die Filets darin von beiden Seiten jeweils 3 Minuten braten. Den Fisch aus der Pfanne nehmen und auf eine Wärmeplatte stellen.

Nun den Zucker, die Sojasoße, die Austernsoße und den geriebenen Ingwer in die Pfanne geben, eine Tasse Wasser beifügen und die Soße 2 bis 3 Minuten köcheln lassen. Dann die Fischfilets und die halbierten Tomaten beifügen und alles noch einmal erhitzen.

Den Schnittlauch waschen und in kleine Röllchen schneiden. Die Filets mit dem Basmatireis auf den Tellern anrichten, die Soße dazugeben und mit Schnittlauchröllchen bestreuen.

Variante:

Dieses Gericht können Sie auch hervorragend mit Hähnchenbrustfilets statt mit Rotem Schnapper zubereiten. Sie können auch eine andere Fischart auswählen, etwa Seeteufel, der ein sehr festes Fleisch hat und zu den besten Speisefischen zählt. Wenn es weder Fisch noch Fleisch sein soll, schmeckt das Gericht auch mit gebratenen Tofuwürfeln.

▪ Rinderfilet mit buntem Gemüse

Zutaten:

125 g Basmatireis

300 g Rinderfilet

2 EL Sojasoße

2 EL Sushi-Essig

½ rote Paprika

½ gelbe Paprika

½ grüne Paprika

100 g frischer grüner Thai-Pfeffer

3 EL Pflanzenöl

2 EL rote Currypaste

So wird's gemacht:

Den Reis nach Vorschrift kochen.

Das Filet in Streifen schneiden, diese in einer Mischung aus Sojasoße und Sushi-Essig marinieren Die Paprika waschen, putzen und in Streifen schneiden, auch den Pfeffer waschen und in etwa 3 Zentimeter lange Stängel schneiden.

Das Öl im Wok oder in der Pfanne erhitzen, die Currypaste hineinrühren, Fleisch und Gemüse dazugeben und alles 3 bis 4 Minuten braten.

Variante:

Statt der Paprika können Sie anderes buntes Gemüse im Wok braten, z. B. dünne Lauchringe und Karottenstreifen. Auch Filet vom Schwein oder vom Lamm statt vom Rind ist geeignet.

▪ Frankfurter grüne Soße

Zutaten:

600 g Frühkartoffeln

2–3 Eier

30 g Petersilie

30 g Schnittlauch

30 g Borretsch

30 g Kerbel

30 g Pimpinelle

20 g Sauerampfer

150 g saure Sahne light

3 EL fettreduzierte Mayonnaise

1 EL Sonnenblumenöl

Salz

Pfeffer

einige Tropfen Essig zum Abschmecken

So wird's gemacht:

Die Frühkartoffeln mit etwas Salz zum Kochen bringen, die Eier je nach Größe 7 bis 10 Minuten hart kochen.

Alle Kräuter waschen und trocknen. Wo es nötig ist, die Blätter von den Stielen zupfen, dann alles fein hacken.

Saure Sahne, Mayonnaise und Sonnenblumenöl mit dem Schneebesen verrühren und mit der Kräutermischung vermengen.

Alles mit Salz, Pfeffer und wenigen Tropfen Essig abschmecken.

Die Eier schälen, halbieren, auf Tellern anrichten. Die Kartoffeln abschrecken, heiß abpellen und auch auf die Teller geben. Die Soße darüber schütten.

Variante:

Das Gericht schmeckt auch sehr gut mit Reis anstelle der Kartoffeln. Eine etwas asiatische Note bekommt das Nationalgericht aus dem Herzen Hessens, wenn frischer Koriander zugefügt wird. So mancher Freund der Frankfurter grünen Soße gibt auch noch ein bis zwei klein geschnittene Schalotten in die Soße.

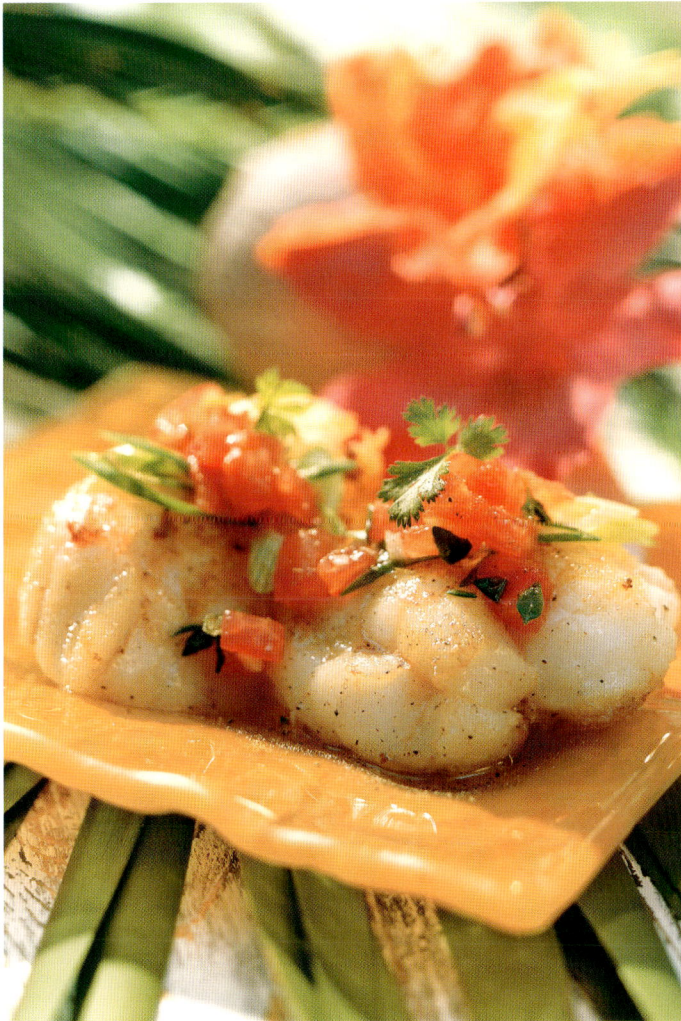

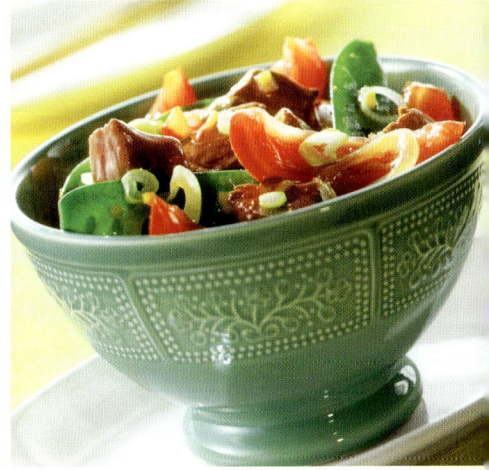

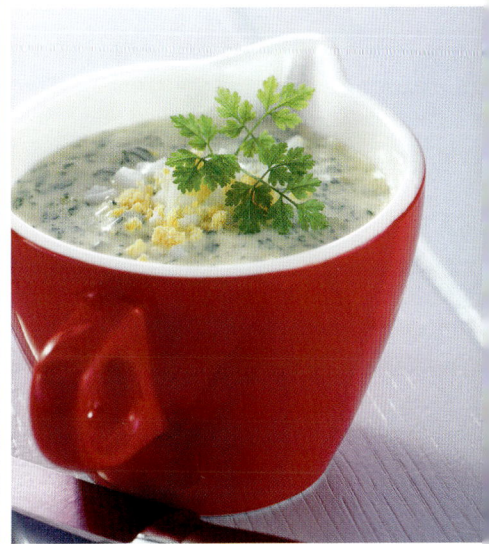

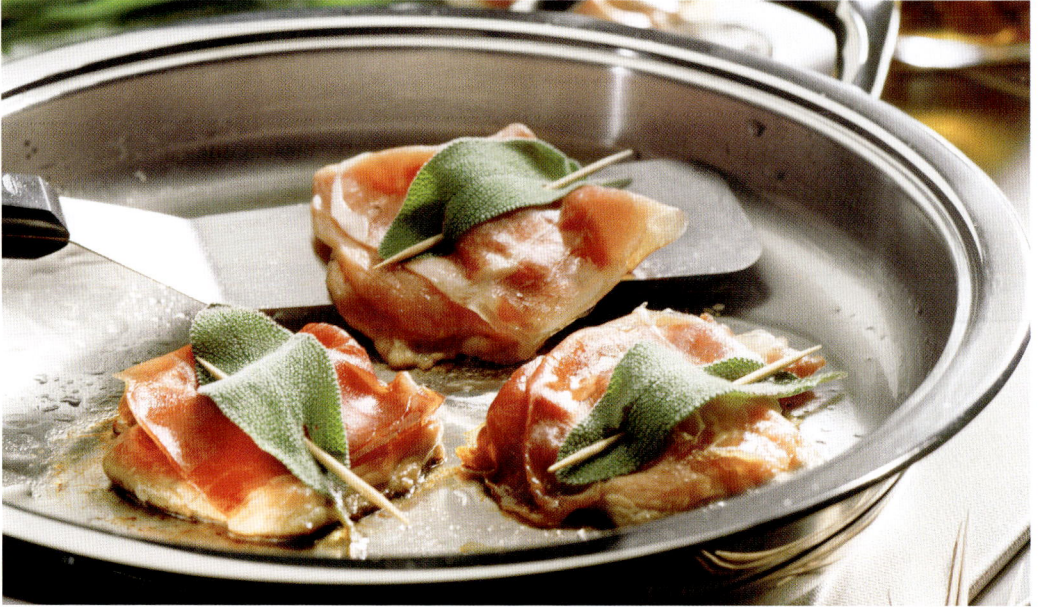

Saltimbocca alla romana

Zutaten:

125 g Reis
4 dünne Kalbsschnitzel
4 Scheiben roher Schinken
4 große, frische Salbeiblätter
2 EL Pflanzenfett zum Braten
Salz
Pfeffer aus der Mühle
1/8 l trockener Weißwein

So wird's gemacht:

Den Reis nach Vorschrift kochen.
In der Zwischenzeit die Kalbsschnitzel mit dem
Fleischklopfer ganz vorsichtig flach klopfen.
Auf jedes Schnitzel zunächst eine Scheibe
Schinken und dann ein Salbeiblatt legen, alles
mit einem Holzzahnstocher feststecken.
Das Pflanzen-Bratfett in einer großen Pfanne
zerlassen. Die Kalbsschnitzel mit der Schinkensei-
te nach unten in die Pfanne legen und 2 Minu-
ten lang braten, dann wenden und noch einmal
ca. 1 Minute lang braten.
Die Schnitzel herausnehmen und auf einer vor-
gewärmten Platte warm halten. Den Bratenfond
mit dem Weißwein ablöschen, mit Salz und
Pfeffer würzen und kurz aufkochen lassen.
Die Schnitzel auf einem Teller anrichten, die
Soße darübergießen. Dazu den Reis servieren.

Variante:

Wollen Sie für die Kalbsschnitzel eine Limetten-
soße zubereiten, dann braten Sie das Fleisch wie
oben, stellen es warm und löschen den Bratenfond mit dem Wein und zusätzlich mit dem Saft
von 1 bis 2 Limetten ab. Diese Soße geben Sie
dann über die Schnitzel.)

///Unser Tipp ///////////////////////

Soßen werden oft erst dann richtig
lecker, wenn man sie mit etwas Sahne
oder Crème fraîche verfeinert. In den
Einkaufsmärkten gibt es heute von zahlreichen Herstellern fettreduzierte Sahne
oder Crème fraîche zum Kochen mit nur
halb so viel Fett. Sie werden kaum einen Unterschied zu den fettreicheren
Produkten feststellen.

▌ Gefüllte Hähnchenbrust

Zutaten:

2 Hähnchenbrustfilets (je ca. 200 g)

150 g Mozzarella light

2 Zweige Majoran

Salz, Pfeffer

100 g Parmaschinken

⅛ Liter trockener Weißwein

2 Schalotten

2 Fleischtomaten

3 EL Olivenöl

1 kleine Dose weiße Bohnen

So wird's gemacht:

Den Backofen auf 180 °C vorheizen.
Die Hähnchenbrustfilets mit Küchenpapier abtupfen, die Sehnen ablösen und mit einem scharfen Messer eine Längstasche in das Fleisch schneiden.
Den Mozzarella in vier Scheiben teilen, jeweils zwei davon in ein Filet legen, einige Majoranblätter dazugeben und alles mit Salz und Pfeffer würzen.

Das Filet mit Parmaschinken umwickeln und mit Holzzahnstochern fixieren. Die Filets in einen Bräter legen, den Weißwein dazugießen und im Ofen bei 180° Celsius ungefähr ½ Stunde garen. Die Schalotten klein schneiden, überbrühen, häuten und die Tomaten würfeln.
Das Olivenöl in der Pfanne erhitzen, die Schalotten darin anschwitzen, die Tomaten und dann die Bohnen dazugeben.
Alles 4 bis 5 Minuten garen, anschließend das Fleisch aus dem Ofen nehmen und auf den vorgewärmten Tellern anrichten. Den Weißweinsud zur Tomaten-Zwiebel-Bohnen-Mischung füllen und neben den Hähnchenfilets auf den Tellern platzieren.

Variante:

Anstelle von Majoran können Sie Thymian und/oder Basilikum verwenden, und wenn Sie keine weißen Bohnen mögen, fügen Sie am Schluss klein geschnittene Zucchini bei. Für die Füllung können Sie aber auch den Mozzarella mit Basilikum-Pesto bestreichen oder Kräuter dazugeben.

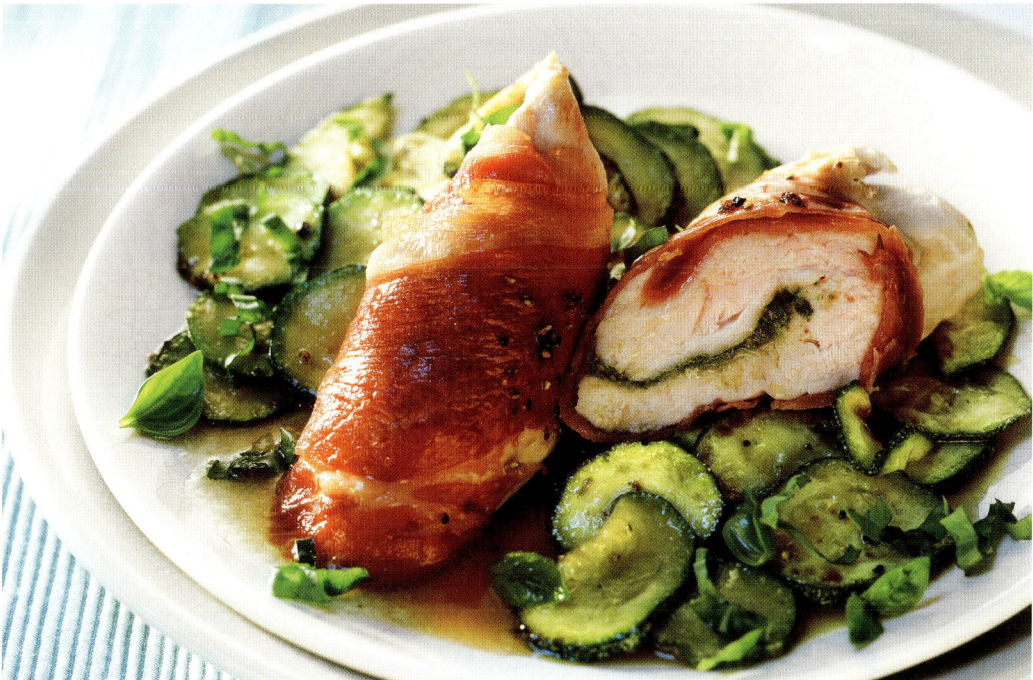

▪ Safranreis mit Salat

Zutaten:

1 kleine Zwiebel

20 g Pflanzenfett

20 ml trockener Rotwein

½ bis ¾ l Gemüsebrühe

1 Briefchen Safranfäden

30 g frisch geriebener Parmesankäse

1 grüner Salat

Balsamico-Essig

kalt gepresstes Walnussöl

So wird's gemacht:

Die Zwiebel häuten und fein hacken, das Pflanzenfett in eine Kasserolle geben, die Zwiebeln darin bei mittlerer Hitze andünsten, aber nicht braun werden lassen. Den Wein angießen, alles weitergaren, bis die Flüssigkeit weitgehend verkocht ist. Den Reis zugeben und unter Rühren ca. 2 Minuten andünsten.

Mit einer Schöpfkelle die Brühe angießen, alles einkochen lassen und den Vorgang wiederholen, bis der Reis nach etwa 10 Minuten halb gar ist.

Die Safranfäden in der übrigen Brühe auflösen, zum Reis geben und noch etwa 20 Minuten köcheln lassen, bis der Reis noch »al dente« ist. Etwas Pflanzenfett und Parmesan unter das Risotto mischen, zugedeckt für einige Minuten ziehen lassen.

Währenddessen den Salat waschen, die Blätter trockenschleudern, mit Essig und Öl anmachen und zu dem Reis servieren.

Variante:

Safran ist ein besonderes Gewürz mit einem ganz eigenen Geschmack, das seine Liebhaber hat, für manche aber zu dominant ist.

Wer dieses Gewürz umgehen möchte, kann das Risotto nach Belieben abändern und beispielsweise im Herbst frische Steinpilze dazugeben, die gleich am Anfang zusammen mit der Zwiebel angedünstet werden.

Im Frühjahr ist grüner Spargel eine ausgezeichnete Zutat für ein Risotto. Als Beilage können Sie beispielsweise auch Gurken- und Tomatensalat servieren.

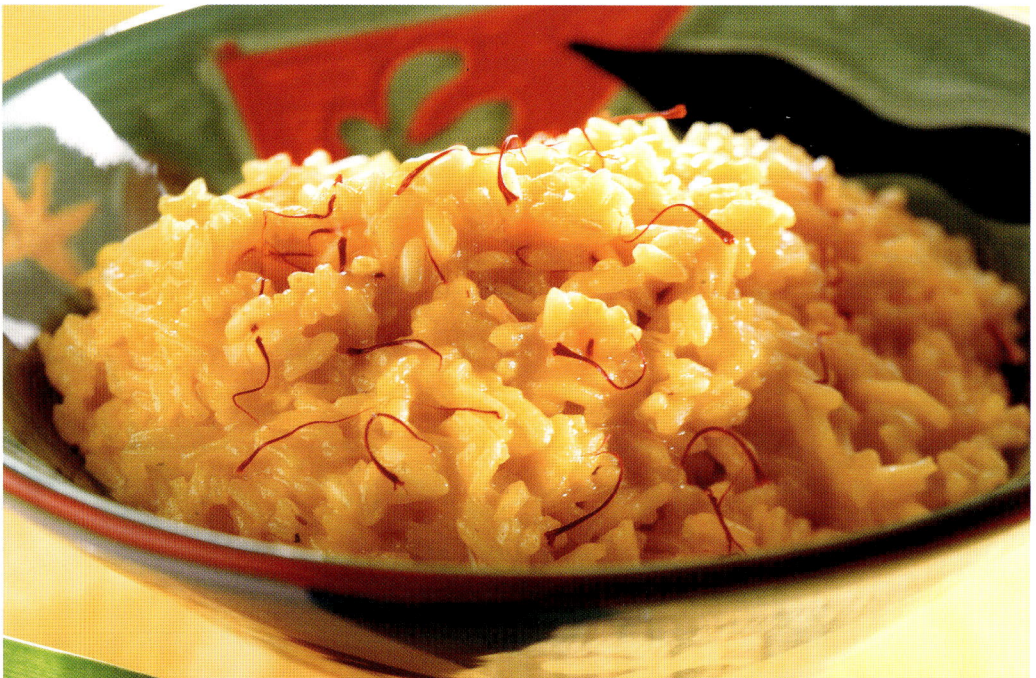

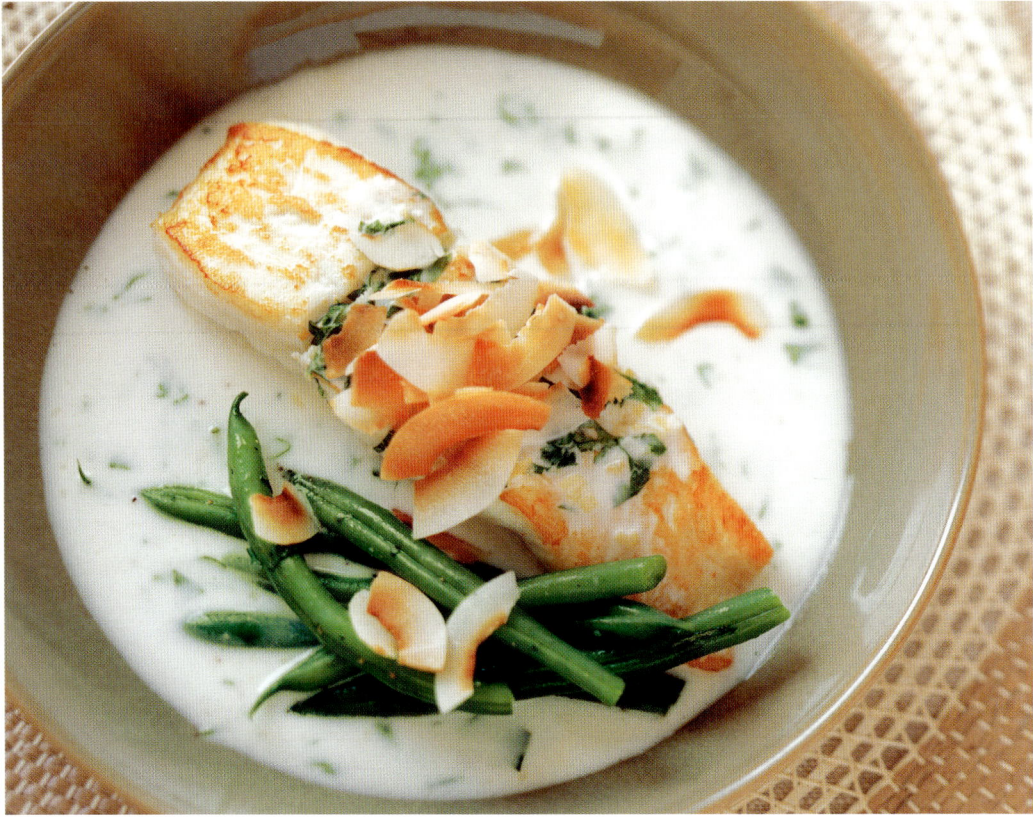

■ Heilbutt mit Estragon-Senf-Soße

Zutaten:

300–450 g Heilbuttfilet

3 EL Zitronensaft

Salz und Pfeffer zum Abschmecken

1 Bund frischer Estragon

4–6 kleine Frühkartoffeln

2–3 EL Olivenöl

60 g fettreduzierte Crème fraîche

2 EL Dijon-Senf

So wird's gemacht:

Das Heilbuttfilet waschen und trockentupfen, auf beiden Seiten mit Zitronensaft, Salz und Pfeffer würzen.

Den Estragon waschen, die größeren Stängel abschneiden, das Kraut klein hacken.

Die Frühkartoffeln waschen und im Dampfkochtopf 7 bis 10 Minuten garen.

Das Öl in eine größere beschichtete Pfanne geben und erhitzen, das Heilbuttfilet von beiden Seiten darin braten, bis es durch und außen leicht gebräunt ist. Dann den Fisch aus der Pfanne nehmen und warm stellen.

Die Crème fraîche in den Bratensud einrühren, den Senf dazugeben und zusammen mit dem gehackten Estragon untermischen.

Die Soße kurz aufkochen lassen und warm stellen. Die Kartoffeln pellen, zusammen mit dem Fisch auf den Tellern anrichten und die Soße darübergeben.

Variante:

Sehr lecker schmeckt auch Kabeljau- oder Rotbarschfilet zu der Estragonsoße. Wenn Sie keinen frischen Estragon bekommen, können Sie ersatzweise getrockneten verwenden. Auch dieser darf nicht zu lange mitkochen!

Gefüllte Paprikaschoten

Zutaten:

100–150 g Rundkornreis
¾ Liter Fleischbrühe
2–3 gelbe und/oder rote Paprikaschoten
1 Bund Petersilie
½ Bund Basilikum
3–4 eingelegte Sardellenfilets
2 Knoblauchzehen
30 g frisch geriebener Parmesan
30 ml Olivenöl
1 Prise Salz
etwas Pfeffer

So wird's gemacht:

Den Reis etwa mit der Hälfte der Fleischbrühe zum Kochen bringen und wie das Risotto (siehe Seite 112) garen. Dann nach und nach die restliche Brühe angießen.

Währenddessen die Paprikaschoten waschen, jeweils den Deckel abschneiden und aufheben, die inneren Trennwände der Schoten und die Kerne mit einem spitzen, scharfen Messer vorsichtig herauslösen.

Die Kräuter waschen und klein hacken. Die Sardellen kalt abspülen, um überschüssiges Salz zu entfernen, dann in kleine Stücke schneiden. Den

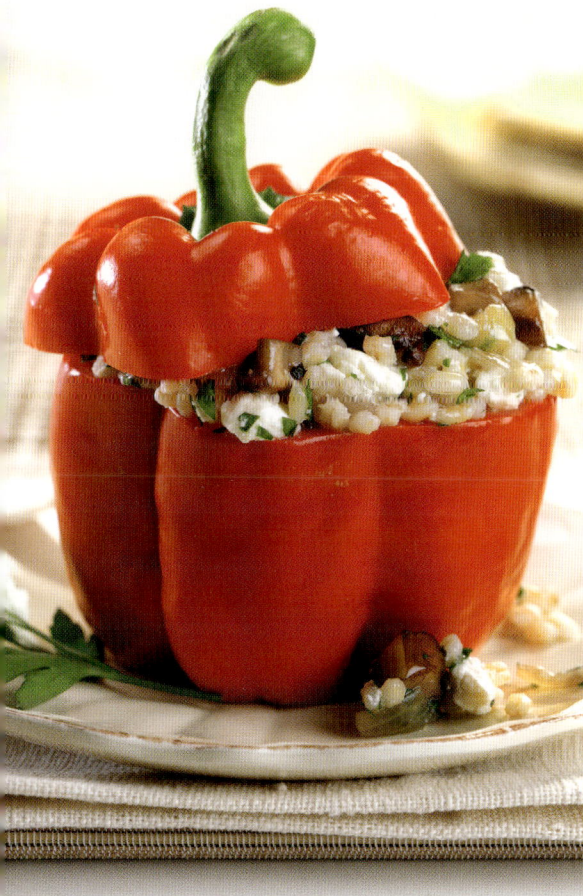

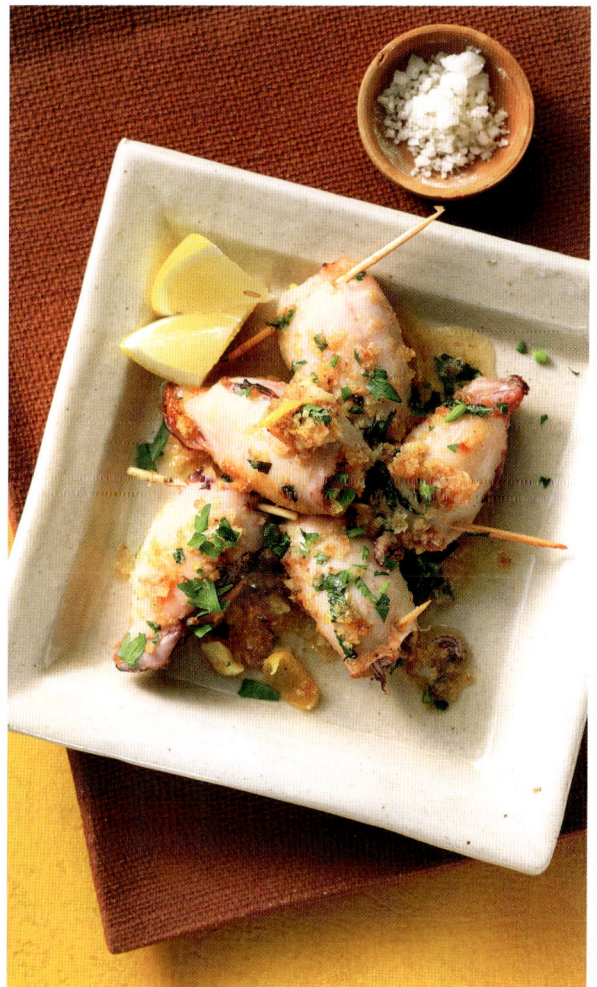

Knoblauch fein hacken und den Backofen auf
180 °C vorheizen.

Den abgekühlten Reis mit den Kräutern, den
Sardellen, dem Knoblauch, dem Parmesan und
2 EL Olivenöl mischen, mit Salz und Pfeffer abschmecken und in die Schoten füllen.

Eine feuerfeste Form mit dem restlichen Öl aus-
streichen. Die Schoten wieder mit dem Deckel
verschließen, aufrecht in die Form setzen und in
den heißen Ofen schieben. Die gefüllten Paprika
zirka 35 Minuten garen, bis sie (fast) weich sind.

Variante:

Wenn Ihnen der kräftige Geschmack von Sardellen nicht zusagt, lassen Sie diese weg. Stattdessen können Sie ca. 200 g Hackfleisch untermischen, das Sie vorher in etwas Olivenöl kurz
anbraten. Es passt sehr gut zu dem Reis. Anstelle
von Basilikum bietet sich auch Majoran als wür-
zendes Kraut an.

///Unser Tipp ////////////////////////

Naturbelassenes Olivenöl ist sehr gut
zum Dünsten, Schmoren und Braten
geeignet. Sein würziges Aroma verleiht
den Speisen eine ganz besondere Note.
Aufgrund seines hohen Anteils an einfach ungesättigten Fettsäuren bleibt es
auch bei Hitzeeinwirkung relativ stabil.
Zudem enthält es viele natürliche Fett-
begleitstoffe wie z. B. Tokopherole (Vitamin E). Sie schützen das Öl zusätzlich vor
zersetzenden Oxidationsprozessen beim
Kochen. Während das berühmte »extra
vergine« aus der ersten (Kalt-)Pressung
sich besonders gut für Salate oder als gesunde Zugabe für bereits fertig gekochte
Speisen eignet, darf es zum Schmoren
und Anbraten ruhig ein raffiniertes Olivenöl sein. Dieses ist zwar nicht ganz so
hochwertig, aber man kann es höher erhitzen und es ist (wie manchmal er-
wünscht) neutraler im Geschmack.

▌Gefüllte Tintenfische

Zutaten:

125 g Reis
ca. 800 g mittelgroße Tintenfischkörper
2 Knoblauchzehen
3–4 eingelegte Sardellenfilets
1 kleiner Bund Petersilie
1 kleiner Bund Basilikum
4 EL Olivenöl
2 EL Zitronensaft
100 ml trockener Weißwein
Zitronenscheiben zum Garnieren

So wird's gemacht:

Den Reis nach Vorschrift garen, wenn er fertig ist,
warm stellen.

In der Zwischenzeit die Tintenfische waschen
und trockentupfen. 100 bis 150 g grob zerkleinern.

Den Knoblauch schälen, die Sardellen kalt abspülen, die Stängel der Petersilie abschneiden.
Basilikum, Petersilie, Knoblauch und Sardellen
im Mixer fein zerkleinern.

Die Masse in eine Schüssel geben, 2 EL Öl und
den Zitronensaft untermischen, mit Salz und
Pfeffer abschmecken.

Die Tintenfische damit füllen, gegebenenfalls mit
Küchengarn zunähen. Dann den Backofen auf
220° Celsius vorheizen.

Die Kalamari in eine feuerfeste Form geben, das
restliche Öl mit Weißwein mischen und angießen.
Die Tintenfische im heißen Ofen etwa 30 Minuten braten, bis sie weich und schön gebräunt
sind.

Die Fische und den Reis auf die Teller verteilen,
die Soße darübergeben und mit Zitronenscheiben garnieren.

Variante:

Anstelle der Sardellen können Sie für die Füllung
auch Kapern und schwarze, entsteinte Oliven
wählen. Tintenfische sind in unseren Breiten nur
selten wirklich ganz frisch zu bekommen. In größeren Supermärkten erhalten Sie aber tiefgekühl-
te Tintenfischkörper, die Sie nach dem Auftauen
gut für dieses Rezept verwenden können.

Ihr Zwei-Wochen-Speiseplan

Hier haben wir Ihnen einen Ernährungsplan in ausgewogener Mischung für 14 Tage zusammen-gestellt, an dem Sie sich orientieren können, wenn Sie mögen.

Er dient selbstverständlich nur als Empfehlung, Sie können ihn nach Ihren Geschmacksvorlieben variieren, den Zwischendurchhappen am Vor-mittag oder am Nachmittag einnehmen und vor allem die Mittags- und Abendmahlzeit austau-schen. Oder vielleicht möchten Sie auch lieber erst kurz vorher entscheiden, was Sie am nächs-ten Tag auf den Tisch bringen, und sich nicht be-reits im Vorfeld festlegen?

Das alles bleibt natürlich ganz Ihnen überlassen, fühlen Sie sich frei!

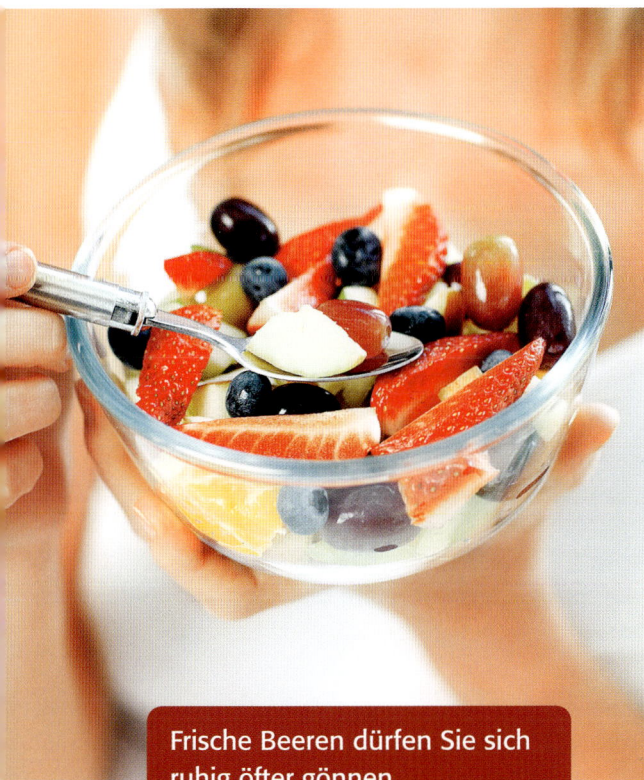

Frische Beeren dürfen Sie sich ruhig öfter gönnen.

▮ Woche 1

Montag
In der Früh: Süße Knäckebrote
Zwischendurch: Crostini mit Käse
Mittags: Mango-Shrimps-Salat
Abends: Gemüsereispfanne mit roten Linsen

Dienstag
In der Früh: Nuss-Müsli
Zwischendurch: Bunter Salatteller mit Dips
Mittags: Mediterrane Kohlsuppe
Abends: Roter Schnapper in Ingwersoße

Mittwoch
In der Früh: Vollkorntoast mit Fruchtjoghurt
Zwischendurch: Avocado-Schiffchen
Mittags: Stremellachs mit Senf-Vinaigrette
Abends: Entenbrust mit grünem Spargel

Donnerstag
In der Früh: Quarkcreme mit Waldbeeren
Zwischendurch: Tramezzini mit Schinken und Gemüse
Mittags: Griechischer Salat
Abends: Saltimbocca alla romana

Freitag
In der Früh: Allgäuer Guten-Morgen-Toast
Zwischendurch: Aprikosenquark
Mittags: Tomaten im Nachtrock
Abends: Wolfsbarsch im Gemüsebett

Samstag
In der Früh: Sanddornfrühstück
Zwischendurch: Bunte Käse-Spieße
Mittags: Thai-Hühnersuppe
Abends: Safranreis mit Salat

Sonntag
In der Früh: Vollkornscheiben mit Kräutercreme
Zwischendurch: Amaranth-Ecken
Mittags: Tomatensuppe mit Basilikum
Abends: Rinderfilet mit buntem Gemüse

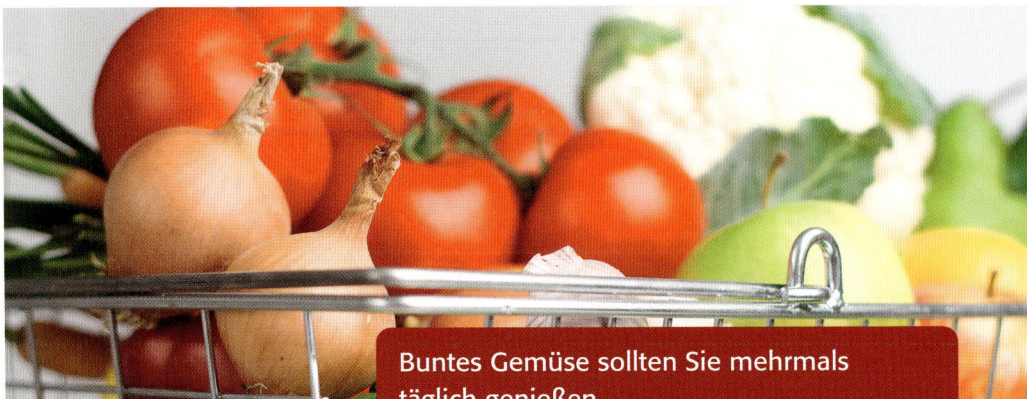

Buntes Gemüse sollten Sie mehrmals täglich genießen.

Woche 2

Montag
In der Früh: Apfel-Hafercreme
Zwischendurch: Gefüllte Gurken
Mittags: Thunfisch-Reis-Salat
Abends: Frankfurter grüne Soße

Dienstag
In der Früh: Sättigendes Vollwertfrühstück
Zwischendurch: Zimt-Buttermilch
Mittags: Vegetarischer Glasnudelsalat
Abends: Tilapia-Filets mit Reis

Mittwoch
In der Früh: Pumpernickel mit Frühlingsquark
Zwischendurch: Reiswaffeln mit Mandelcreme
Mittags: Bunter Salatteller mit Hähnchenstreifen
Abends: Gefüllte Paprikaschoten

Donnerstag
In der Früh: Haselnuss-Quark-Brote
Zwischendurch: Obst und Nüsse
Mittags: Seidentofusuppe
Abends: Gefüllte Hähnchenbrust

Freitag
In der Früh: Bunte Vollkorn-Sandwichs
Zwischendurch: Vollkornkeks mit Hagebutte

Mittags: Salat mit Austernpilzen
Abends: Heilbutt mit Estragon-Senf-Soße

Samstag
In der Früh: Fitness-Müsli
Zwischendurch: Hagebuttenkaltschale mit Knusperflocken
Mittags: Rindercarpaccio
Abends: Gefüllte Tintenfische

Sonntag
In der Früh: Fantasia-Knäckebrote
Zwischendurch: Obstsalat mit frischem Ingwer
Mittags: Garnelen-Gemüse-Suppe
Abends: Lammkoteletts mit Zuckerschoten

///Unser Tipp ///////////////////////

Manche Gerichte wie zum Beispiel Thunfisch-Reis-Salat lassen sich sehr gut schon am Abend vorher teilweise zubereiten, sodass Sie sie am nächsten Tag dann nur noch rasch fertigstellen müssen.
Kaufen Sie außerdem, wenn möglich, für mehrere Tage ein, das spart Ihnen viel Zeit und Arbeit.

Bewegen Sie sich schlank!

Setzen Sie am besten Ihr Vorhaben gleich in die Tat um. Gehen Sie es mit Spaß und Freude an, denn das stärkt Ihre Durchhaltekraft und unterstützt ein schnelles Erreichen Ihres Vorhabens. Räumen Sie eine Zeitnische für Ihr Training frei, damit Ihnen nicht gleich anfangs etwas »dazwischenkommt«.

Mit guter Planung schneller zum Ziel

Nehmen Sie sich Stift und Papier zur Hand, und notieren Sie sich die wichtigsten Punkte, um Ihr individuelles Trainingsprogramm problemlos in den Alltag zu integrieren. Visualisieren Sie Ihre vitale Zukunft: Wann möchten Sie am liebsten trainieren? Und welche Ausstattung steht Ihnen zur Verfügung? Wählen Sie am besten feste Trainingszeiten, und legen Sie Ihre Ziele schriftlich fest. Zum Beispiel: »Ich möchte in vier Wochen eine schlankere Taille.« Hängen Sie sich ein Foto von früher auf, als Sie noch in »Form« waren, oder hängen Sie eine zu eng gewordene Hose im Schrank ganz vorne hinein, damit Sie täglich mit Vorfreude an Ihr Ziel erinnert werden.

■ Wahl der Trainingszeit

Die Trainingszeit sollten Sie ganz nach Ihren individuellen Bedürfnissen festlegen. Wenn Sie zu den Menschen gehören, die morgens bereits schwungvoll aus dem Bett steigen, wird Ihnen das Training nach dem Aufstehen sicherlich leicht fallen. Fühlen Sie sich aber erst abends munter und motiviert, sollte die Wahl für Ihre Trainingszeit natürlich auf die späteren Stunden fallen. Im

Idealfall beginnen Sie den Tag mit 20 bis 30 Minuten Ausdauertraining, z. B. einer kleinen Fahrrad- oder Walking-Runde, und beenden den Tag mit einer der nachfolgenden Kräftigungsübungen. Vermeiden Sie es jedoch, direkt nach einer Mahlzeit Sport zu treiben. Gönnen Sie Ihrem Magen noch zwei bis drei Stunden Ruhe, bevor Sie sich der körperlichen Tätigkeit widmen.

■ Ausstattung und Equipment

Training muss nicht teuer sein. Hauptsache, die Kleidung ist bequem. Wenn Sie jedoch ein neues Trainingsoutfit motiviert, sollten Sie sich nicht zu rückhalten. Beim Ausdauertraining ist festes Schuhwerk Pflicht. Die Kräftigungsübungen können Sie auch gerne ohne Turnschuhe ausführen. Verwenden Sie für Übungen auf dem Boden eine Gymnastikmatte oder eine große weiche Decke als Unterlage. Für die eine oder andere Übung können Sie die Trainingsintensität durch das Verwenden von zusätzlichem Equipment steigern. Hierfür benötigen Sie 0,5- bis 1-Kilogramm-Hanteln, alternativ bieten sich auch Wasserflaschen mit 0,5 bis 1 Liter oder mehr Inhalt an. Vielleicht wollen Sie sich auch für Ihr Walking-Training zwei XCO-Trainer® leisten, auch diese können Sie als Hantelersatz verwenden.

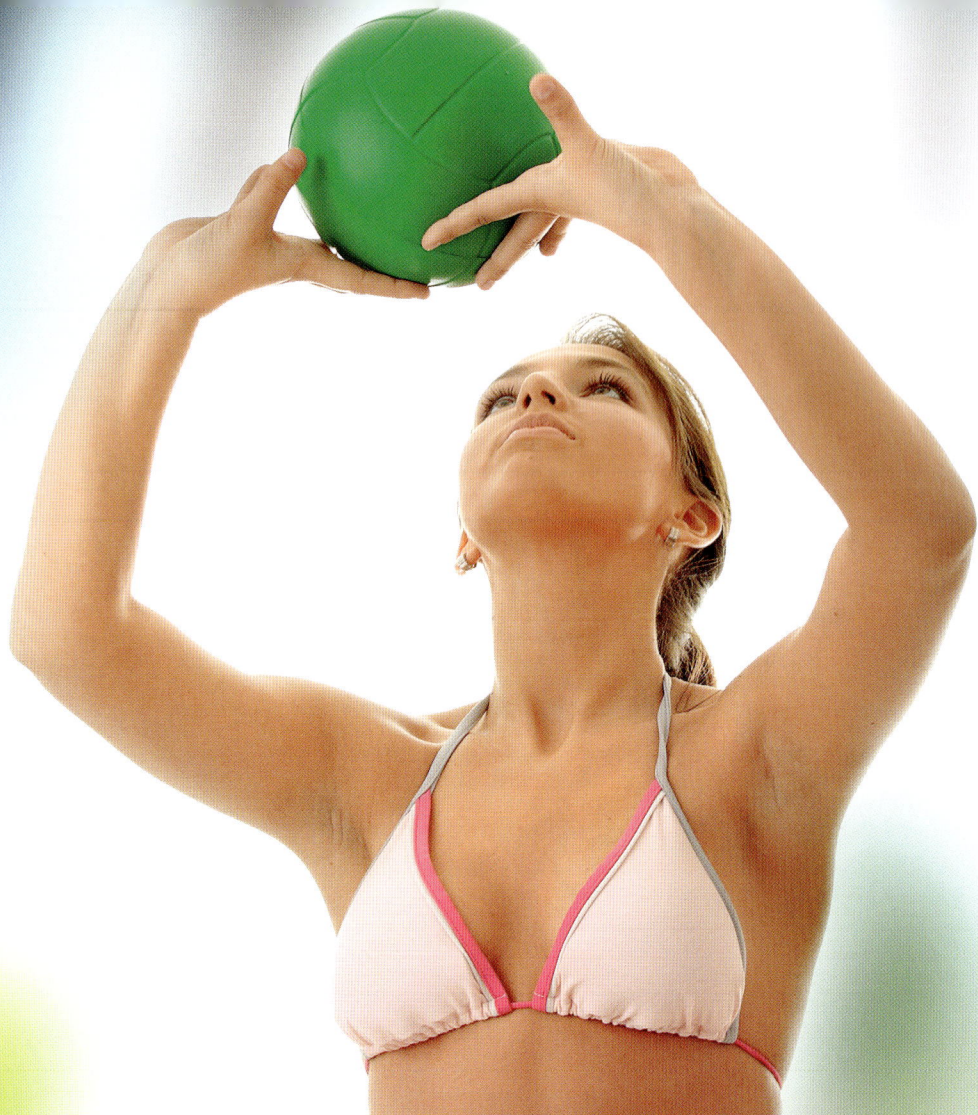

Regelmäßiges Training formt rasch die Figur – bis hin zum gewünschten Ziel.

Mit instabilen Unterlagen erhöhen Sie ebenfalls die Intensität einer Übung. Geräte wie z. B. AIREX® Balance Pad, SISSEL® Balanced Board, TOGU® Jumper oder MFT Fun Disc eignen sich hierfür hervorragend. Aber ebenso tut es auch eine zusammengerollte Gymnastikmatte oder Decke.

■ Gut zu wissen

Die Mischung macht's! Der Körper passt sich laufend neuen Reizen an. Das hat den Vorteil, dass Ihnen bestimmte Übungen irgendwann leichter fallen. Der Nachteil ist leider, dass sich nach einer gewissen Zeit trotz Erhöhung der Wiederholungszahl scheinbar kein sichtbarer Erfolg mehr einstellen will. Um dem Körper immer wieder neue Reize zu bieten, sollten Sie nach etwa acht Wochen unterschiedliche Trainingsvarianten der Grundübungen ausprobieren. Sobald Sie spüren, dass sich bei einer Übungsmethode nichts mehr tut, wechseln Sie diese. So wird bei Ihnen sicher auch nie Langeweile aufkommen!

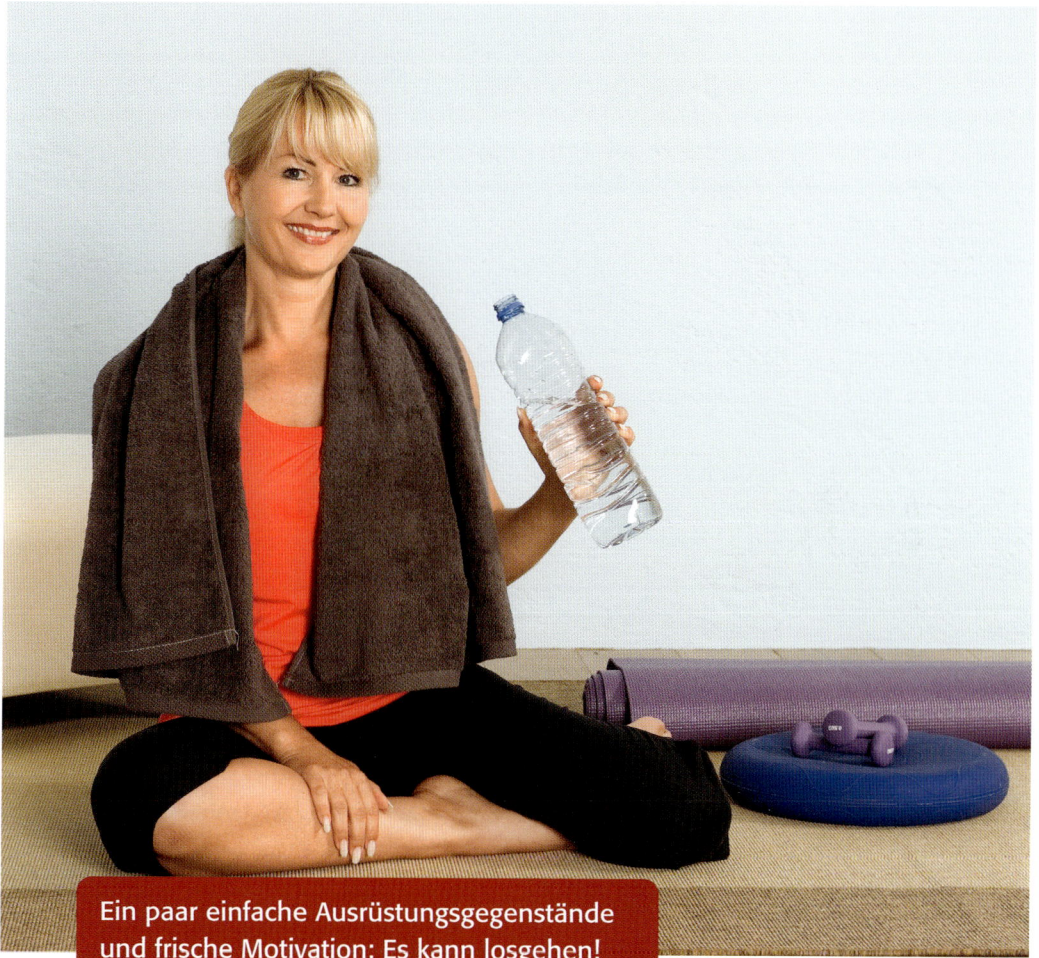

Ein paar einfache Ausrüstungsgegenstände und frische Motivation: Es kann losgehen!

Am Puls der Zeit

Denken Sie daran, Ihr Ziel lautet nicht »hochroter Kopf und Atemlosigkeit«! Denn heute wissen wir, weniger ist mehr. Die richtige Intensität für Ihr Ausdauertraining verrät Ihnen Ihre Kommunikationsfähigkcit. Sic sollten stets in der Lage sein, sich über das schöne Wetter oder andere Tagesaktualitäten zu unterhalten. Wenn Sie sich nicht unbedingt einem Spiroergometrietest unterziehen möchten, können Sie Ihren Trainingspuls für Ihren Fettverbrennungsbereich auch selbst berechnen. Das Ergebnis sollte Ihnen jedoch nur als Orientierung dienen, da in dieser Formel keine individuellen Faktoren wie Körpergewicht, Leistungszustand etc. berücksichtigt werden:

Die »Strauzenberg-Formel« ist unkompliziert und ermittelt die Trainingsherzfrequenz für ein Fettstoffwechseltraining anhand Ihres Alters und einer maximalen Herzfrequenz von 160. Bringen Sie hierzu Ihr Lebensalter von 160 in Abzug. Untrainierte ziehen zusätzlich fünf bis zehn Herzschläge ab.

Bei einem Alter von 38 Jahren empfiehlt sich z. B. ein Trainingspuls von 122 bzw. 112 bis 117 bei einem Untrainierten.

///Durchhalten /////////////////////

Ein paar leicht zu befolgende Tipps helfen dabei, dass es auch mit Ihrer Durchhaltekraft klappt:

/ Beginnen Sie sofort mit dem Training, und starten Sie mit Übungen, die Ihnen gut gefallen und die Ihnen vielleicht schon bekannt sind.

/ Versuchen Sie, Ihre Übungszeit fest einzuplanen. Bereits 5 Minuten täglich reichen für Ihr Kräftigungsprogramm schon aus und lassen sich einfach in den Tagesablauf integrieren. Bei einer regelmäßigen Trainingszeit stellt sich der Körper bald darauf ein und entwickelt schon Stunden vorher eine beständig wachsende Leistungsbereitschaft.

/ Nehmen Sie die Schwung bringenden Nachwirkungen Ihrer positiven Veränderung in Sachen Bewegungsbilanz bewusst wahr. Integrieren Sie Ihr Ausdauertraining in Ihr Leben, wie das Zähneputzen und Haare kämmen.

Aufwärmen davor und Dehnen danach

Wenn Sie Ihre Kräftigungsübungen im Anschluss an Ihr Ausdauertraining ausführen, ist Ihr Körper bereits optimal erwärmt und mobilisiert.
Bereiten Sie ansonsten Ihren Körper mit leichten Lockerungsübungen auf das Krafttraining vor.
So werden die Gelenke geschmiert und die Muskulatur besser durchblutet.
Sie müssen hierfür nicht schweißnass werden oder aus der Puste kommen. Bewegen Sie sich einfach locker zu einem Ihrer Lieblingssongs, rekeln und strecken Sie sich in alle Richtungen und schütteln Sie Arme und Beine leicht aus. Sie werden eine leichte Erwärmung Ihres Körpers spüren und sich mit den Kraftübungen sicherer und aktivierter fühlen.

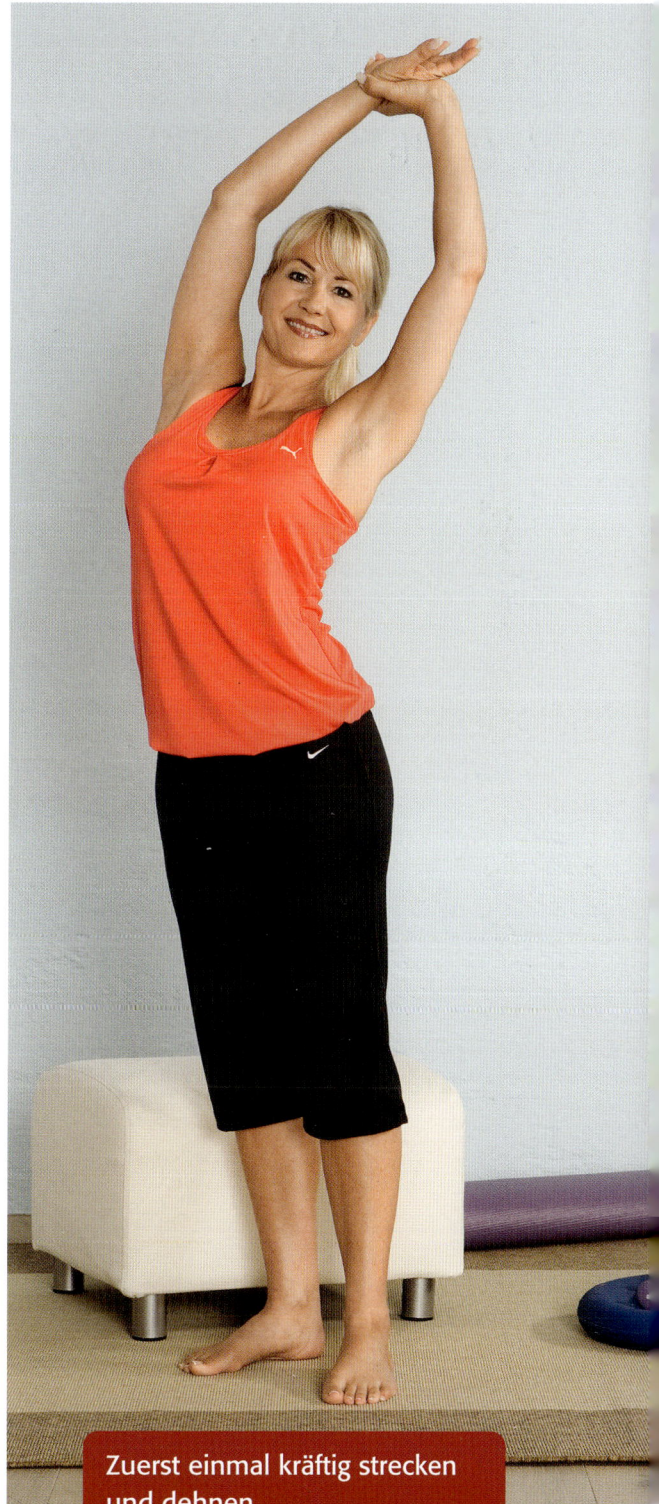

Zuerst einmal kräftig strecken und dehnen …

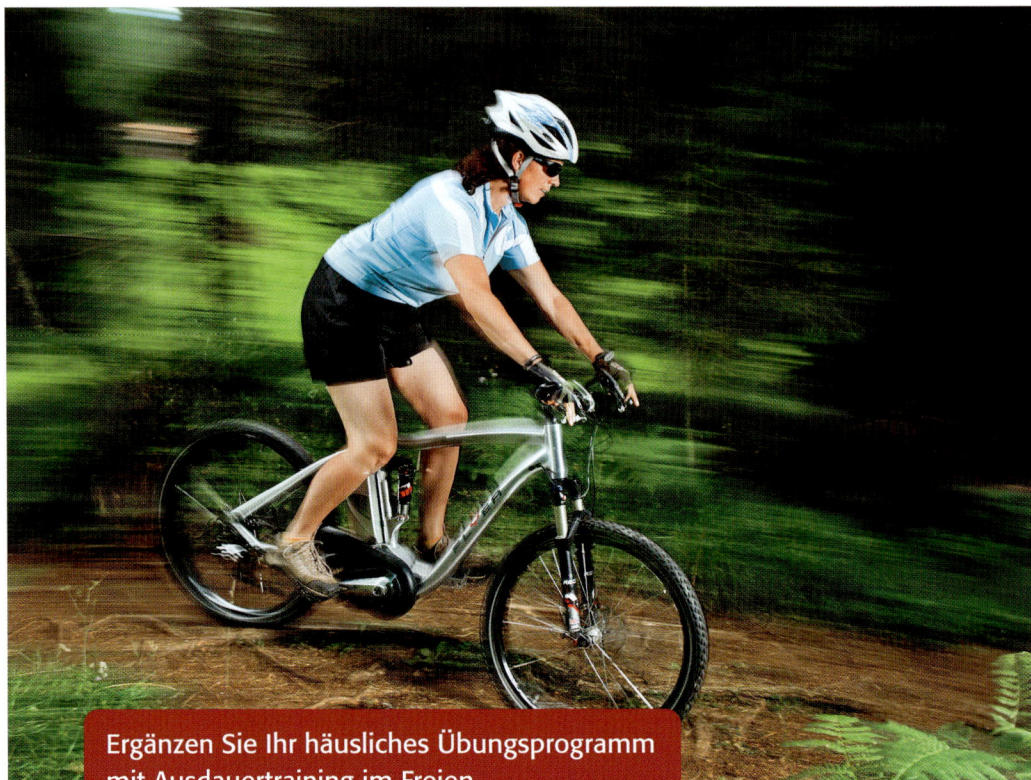

Ergänzen Sie Ihr häusliches Übungsprogramm mit Ausdauertraining im Freien.

Um die Muskulatur geschmeidig zu erhalten, sind einfache Dehnübungen oder verschiedene Yoga-Positionen die beste Alternative. Dadurch können Sie einen entspannten Abschluss für Ihr Training anfügen.

Während Sie trainieren, zieht sich die arbeitende Muskulatur zusammen und mit leichten Dehnübungen gönnen Sie Ihrer Muskulatur, sich wieder lang strecken zu dürfen. Außerdem werden durch das Training entstandene Stoffwechselendprodukte rascher abtransportiert, und der Körper kann sich somit wieder schneller regenerieren. Wenn Sie einmal keine Zeit für ein zusätzliches Stretchingprogramm haben, macht das allerdings auch nichts. Sie müssen Ihre Muskeln nicht nach jeder Trainingseinheit dehnen. Auch ein nur gelegentliches Stretching nutzt Körper und Seele. Legen Sie einfach hin und wieder eine

kleine Yogaübungseinheit ein, oder dehnen Sie sich im Alltag zwischendurch durch Rekeln und Strecken von Armen, Oberkörper und Beinen in alle Richtungen.

Bevor Sie nun gleich loslegen dürfen, hier noch die wichtigste Trainingsregel überhaupt, die Sie für ein erfolgreiches Training beachten sollten: Betrachten Sie Ihren Körper nicht mit Feindseligkeit! Sie haben nur den einen, und eine negative Einstellung bremst die Effektivität!

Tolle Übungen für eine Woche

Nachfolgende Übungen bieten Ihnen ein umfassendes Wochenprogramm für ein zeitsparendes, aber effektives Muskeltraining.

Jede der Übungen hat eine ganz bestimmte Muskelgruppe als Trainingsschwerpunkt, Sie stärken damit aber dennoch den gesamten Körper. Auf diese Weise profitieren Sie von einer hohen Trainingsdichte und verbrauchen in kurzer Zeit mehr Energie.

Führen Sie täglich eine Übung aus, so trainieren Sie in einer Woche alle wichtigen Muskelgruppen, die Ihren Fettstoffwechsel in Schwung bringen werden.

Gehen Sie zusätzlich dreimal in der Woche Ihrem Lieblings-Ausdauertraining nach, und genießen Sie die Veränderungen, wenn sich Ihr Körper und der gesamte Organismus an das »neue Leben« anpassen.

///Was Sie beachten sollten!/////

Als Ungeübter sollten Sie zunächst mit einer Übung beginnen und bei dieser bleiben, bis Sie sich in der Übungsausführung sicher sind. Bei auftretenden Rücken- oder Gelenkbeschwerden während einer Übung sollten Sie nochmals sichergehen, ob Sie diese richtig ausführen.

Ansonsten brechen Sie diese sofort ab, und kontaktieren Sie einen Arzt oder Physiotherapeuten. Dies gilt für Einsteiger gleichermaßen wie für Fortgeschrittene.

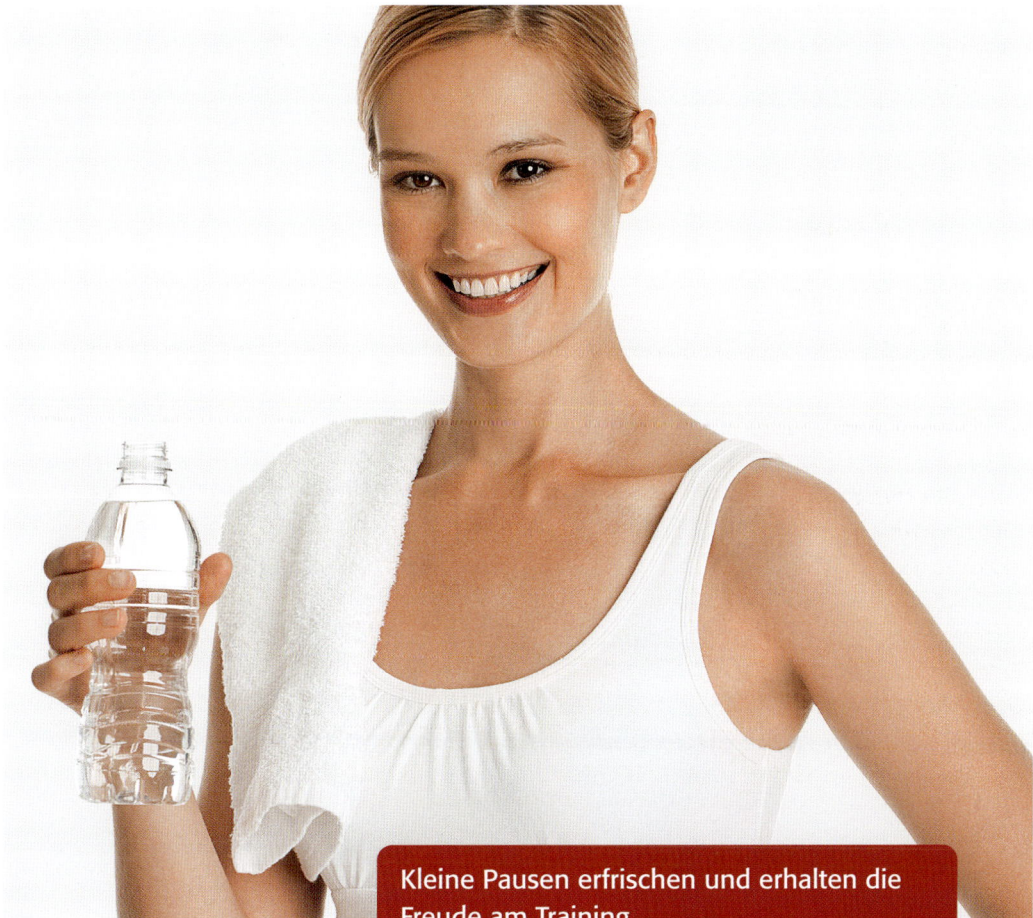

Kleine Pausen erfrischen und erhalten die Freude am Training.

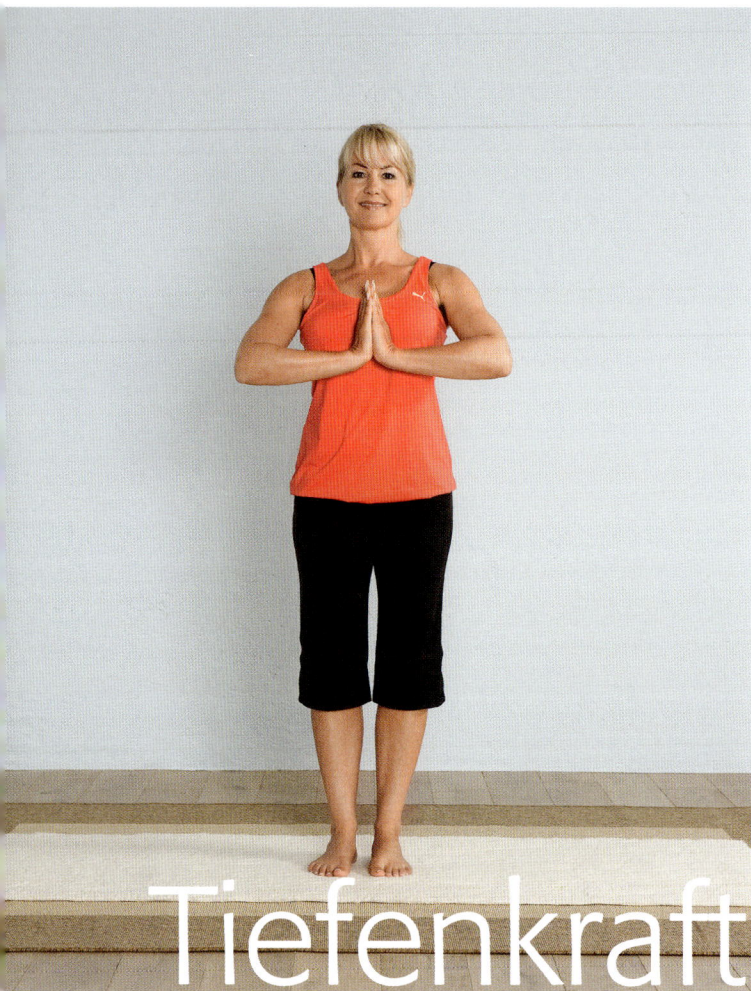

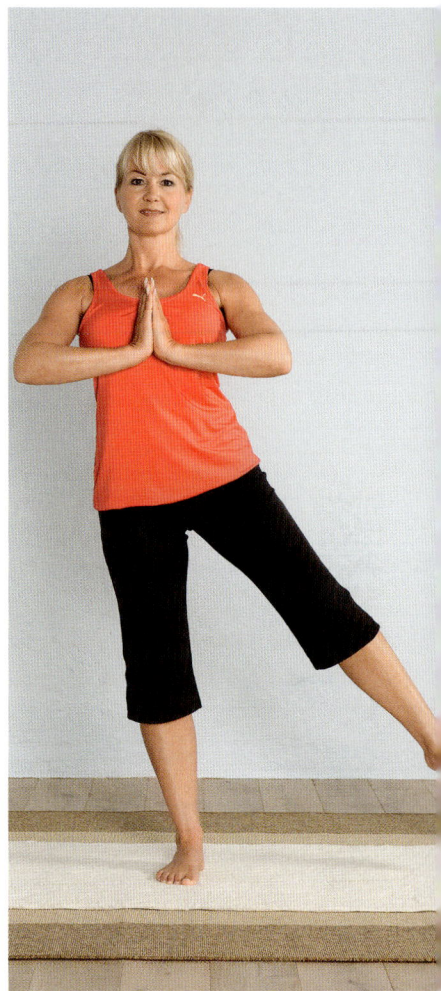

Tiefenkraft

Jetzt werden die Fettdepots wach gerüttelt: Kondition, Koordination und die Kraft der tiefen Bauchmuskulatur werden hier trainiert. Sie benötigen für die Grundübung kein Equipment, und Sie können sie überall und jederzeit ausführen. Schütteln Sie die überflüssigen Pfunde an Bauch und Taille einfach weg, und spüren Sie den Energiekick der Übung.

1

Stellen Sie sich aufrecht und hüftbreit hin. Legen Sie Ihre Handflächen vor dem Brustbein aneinander. Die Ellenbogen zeigen jeweils rechts und links nach außen. Ziehen Sie beide Schulterblätter in Richtung Gesäß und den Bauchnabel zur Wirbelsäule. Spannen Sie Ihre Bauchmuskulatur ganz fest an, und führen Sie nun beide Arme blitzschnell abwechselnd wenige Zentimeter zur linken und rechten Seite. Die Unterarme und Hände bleiben währenddessen auf Brusthöhe.

☑ Stellen Sie sich vor, Sie halten einen Shaker zwischen Ihren Händen, den Sie ganz schnell nach rechts und links schütteln, um den Inhalt gut durchzumixen.

☑ Führen Sie diese kleinen Bewegungen so schnell wie möglich aus. Versuchen Sie dabei Ihren Rumpf und das Becken ganz stabil zu halten. Für diese Stabilisation ist vor allem Ihre Bauchmuskulatur verantwortlich.

☑ Atmen Sie während der schnellen Bewegung ruhig und gleichmäßig weiter. Sie werden spüren, wie Ihre Atmung tiefer wird.

☑ Beginnen Sie mit einer »Schüttelphase« von 10 Sekunden, und versuchen Sie sich nach und nach bis auf 60 Sekunden zu steigern.

Führen Sie die Übung 3- bis 4-mal aus.

VARIATION MIT EQUIPMENT

Leichter wird die Übung, wenn Sie sie auf einem Stuhl oder Hocker aufrecht sitzend ausführen. Setzen Sie sich hierzu auf die vordere Kante. Sie spüren beide Sitzbeinhöcker gleichermaßen auf der Sitzfläche. Achten Sie darauf, dass Ihre Fersen etwas vor den Knien aufgestellt sind, um einen spitzen Winkel und damit eine unnötige Belastung in den Kniegelenken zu vermeiden. Behalten Sie die aufrechte Körperhaltung während der Übung bei. Intensiver wird die Übung, wenn Sie sich auf eine instabile Unterlage stellen oder zwei Hanteln in die Hände nehmen.

SCHWIERIGE VARIATION

Erhöhen Sie die Intensität der Übung, indem Sie Gleichgewicht und Koordination zugleich herausfordern. Dadurch müssen die tiefen Schichten Ihrer Muskulatur noch mehr arbeiten, und Sie verbrennen mehr Energie.

2

Heben Sie während der Übungsausführung ein Bein zur Seite an, und halten Sie es in dieser Position. Versuchen Sie, Ihr Becken dabei ganz stabil zu halten, indem Sie das Steißbein in Richtung Kniekehlen ziehen. Halten Sie auch hier eine »Schüttelphase« von 10 bis 60 Sekunden durch, und wechseln Sie anschließend die Beinseite. Wiederholen Sie die Übung insgesamt 3- bis 4-mal je Seite.

UNSER TIPP

Der menschliche Körper will es sich in jeder Situation so einfach wie möglich machen. Durch diese explosiven Bewegungen entsteht eine kleine Stresssituation im Körper. Er sucht sich eine Ausweichhaltung, um den Stress zu verringern. Beobachten Sie daher Ihre Körperhaltung aufmerksam, und behalten Sie die aufrechte Position bei. Vermeiden Sie es zum Beispiel, Ihre Schultern nach oben zu ziehen und dass Ihr Oberkörper nach vorn oder zur Seite ausweicht. Mit einer korrekten Übungsausführung trainieren Sie effizienter und vor allem auch gesünder.
Zudem trainieren Sie Ihrem Körper diese unbewussten Ausweichhaltungen ab und werden so im Alltag mehr Energie für andere Dinge übrig haben. Und mit einer entspannten und aufrechten Körperhaltung sehen Sie vitaler aus.

Pendel

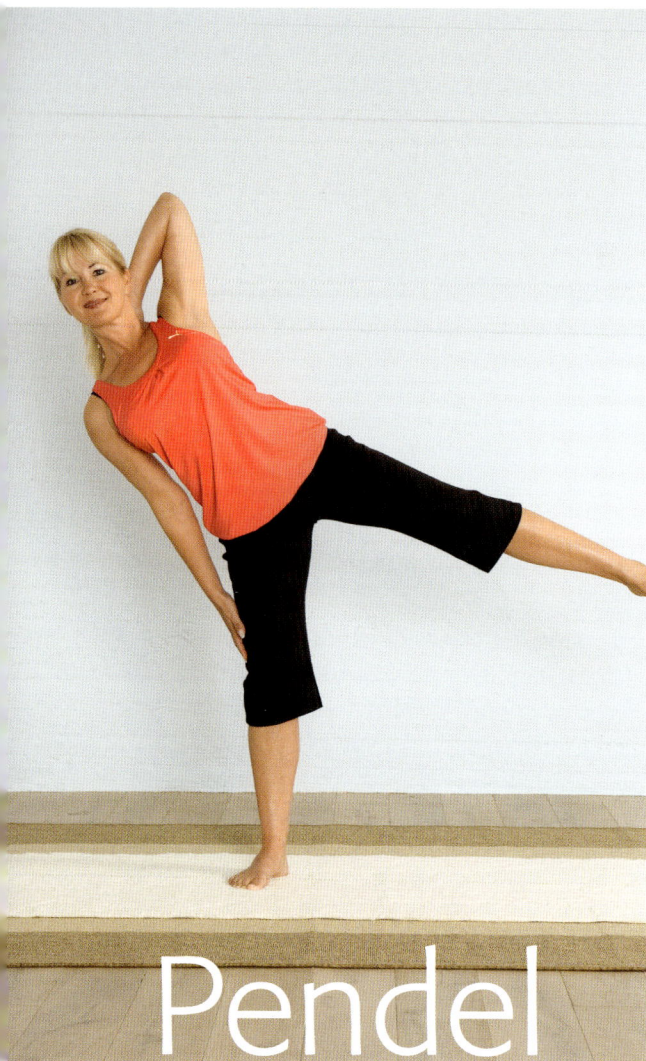

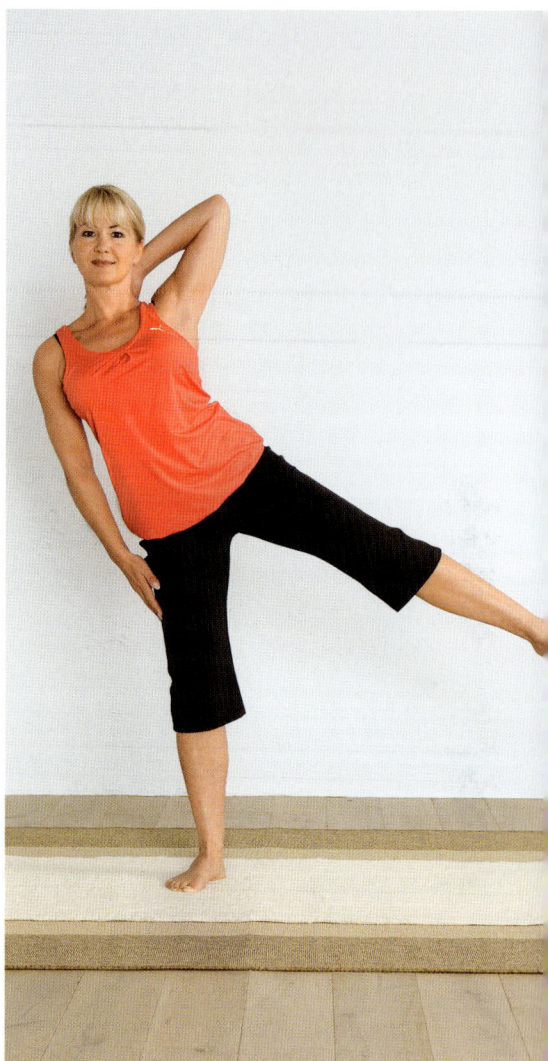

Diese Übung garantiert einen straffen Bauch und eine
schlanke Taille. Sie kräftigt die seitliche Rumpfmuskulatur,
und der Ganzkörpereinsatz formt Ihre Silhouette.
Für eine höhere Intensität wählen Sie eine instabile
Unterlage oder Zusatzgewichte wie Hanteln bzw.
Wasserflaschen.

1

Stellen Sie sich aufrecht und hüftbreit hin. Verlagern Sie Ihr Gewicht auf das rechte Bein, und heben Sie das linke ausgestreckt zur Seite an.

☑ Der linke Fuß befindet sich hier auf einer Höhe mit dem rechten Knie. Das Standbein bleibt leicht gebeugt. Halten Sie das Becken stabil, das Steißbein zieht zu den Kniekehlen.

☑ Legen Sie die linke Hand an den Hinterkopf. Der Ellenbogen zeigt nach außen.

☑ Neigen Sie nun den Oberkörper zur rechten Seite, bis sich die rechte Hand auf Höhe der rechten Kniekehle befindet. Die Fingerspitzen ziehen nach unten zum Boden.

2

Aktivieren Sie Ihre seitliche Rumpfmuskulatur, und führen Sie den Oberkörper zurück in die aufrechte Stellung. Das seitlich angehobene Bein behält seine Position bei. Neigen Sie den Oberkörper dann wieder zur rechten Seite.

☑ Wiederholen Sie dies 10-mal, und wechseln Sie anschließend die Seite.

Führen Sie je Seite drei Durchgänge aus.

Atmen Sie aus, wenn Sie den Oberkörper aufrichten, und atmen Sie ein, wenn Sie den Oberkörper zur Seite neigen.
Sie können spüren, wie Ihre seitliche Rumpfmuskulatur arbeitet. Ziehen Sie Ihren Bauchnabel zur Wirbelsäule, um auch die quere Bauchmuskulatur intensiv zu trainieren.

EINFACHE VARIATION

Führen Sie die Übung wie oben beschrieben aus, legen Sie jedoch die Hand statt an den Hinter-

kopf entspannt auf Ihr Brustbein. Der Ellenbogen zeigt diagonal zur Seite. Achten Sie darauf, dass Ihre Schultern nicht nach vorne hängen und Sie dadurch im oberen Rücken rund werden. Ziehen Sie bewusst beide Schulterblätter nach hinten unten in Richtung Gesäß. Erleichtern Sie die Übung, indem Sie das zur Seite angehobene Bein auf einem kleinen Hocker abstellen. So bleiben Sie im Gleichgewicht und können sich ganz auf die Aktivierung Ihrer seitlichen Rumpfmuskulatur konzentrieren.

SCHWIERIGE VARIATION

Erhöhen Sie die Intensität der Übung, indem Sie sich auf eine instabile Unterlage stellen, wie eine zusammengerollte Decke, Gymnastikmatte oder ein AIREX® Balance Pad. Zudem können Sie eine 1- bis 1,5-kg-Hantel oder eine 1- bis 1,5-Liter-Wasserflasche in der Hand des nach unten ausgestreckten Armes halten. Dieses Zusatzgewicht gilt es entgegen der Erdanziehungskraft mit dem Oberkörper in die aufrechte Position zu bringen. Das sollte allein Ihre Bauchmuskulatur bewältigen – arbeiten Sie ohne Schwung.

SO WIRD'S OPTIMAL

☑ Weichen Sie mit Ihrem Oberkörper weder nach vorn oder hinten noch nach rechts oder links aus.

☑ Konzentrieren Sie sich auf einen stabilen Rumpf, den Sie durch eine aktive Bauchmuskulatur erreichen. Dadurch wird es Ihnen auch leichter fallen, Ihr Gleichgewicht zu halten.

☑ Ziehen Sie Ihre Schulterblätter in Richtung Gesäß.

☑ Bleiben Sie in Nacken, Schultern und Kiefer entspannt.

☑ Lassen Sie das Standbein leicht gebeugt.

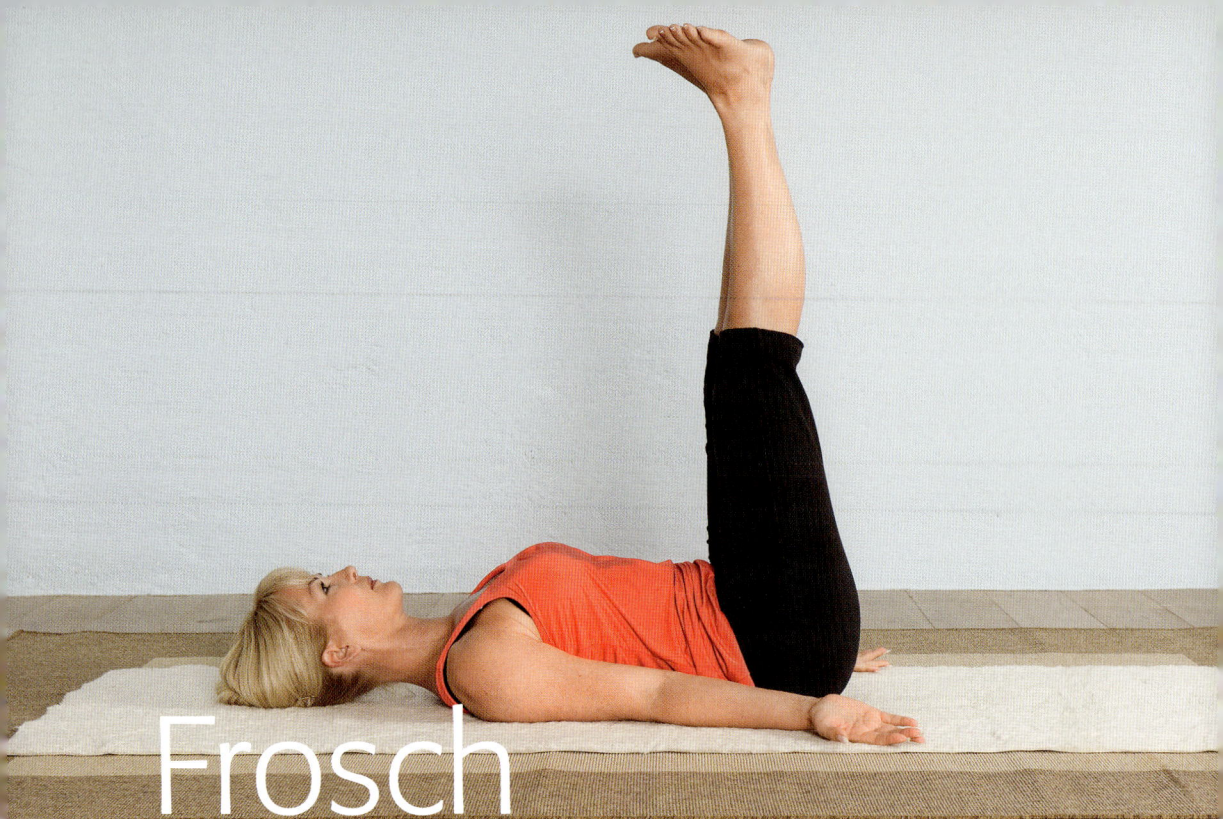

Frosch

Mit dieser Übung bekommen Sie keine Froschschenkel, sondern straffe Beininnenseiten. Lesen Sie sich die Beschreibung aufmerksam durch, damit Sie korrekt trainieren. Sie können die Übung auch bequem während Ihres Fernsehabends ausführen – zumindest jede Werbepause bietet sich an.

1

Gehen Sie in die Rückenlage, und heben Sie ein Bein nach dem anderen lang gestreckt nach oben an. Die Oberschenkel befinden sich nun im 90-Grad-Winkel zum Oberkörper, und die Knie schweben senkrecht über dem Becken. Legen Sie beide Arme bequem rechts und links neben dem Oberkörper ab, oder legen Sie die Hände am Hinterkopf an, und öffnen Sie die Arme zur Seite, sodass beide Ellenbogen nach außen zeigen.

☑ Pressen Sie die Fersen aneinander, und drehen Sie die Beine aus der Hüfte heraus leicht nach außen, sodass sich die Beininnenseiten berühren. Ihre Fußsohlen zeigen dabei parallel zur Decke, die Fußzehen jeweils nach rechts und links außen: Die Füße bilden ein kleines »V«.

☑ Ziehen Sie das Kinn Richtung Halswirbelsäule, und achten Sie auf einen langen Rücken. Ziehen

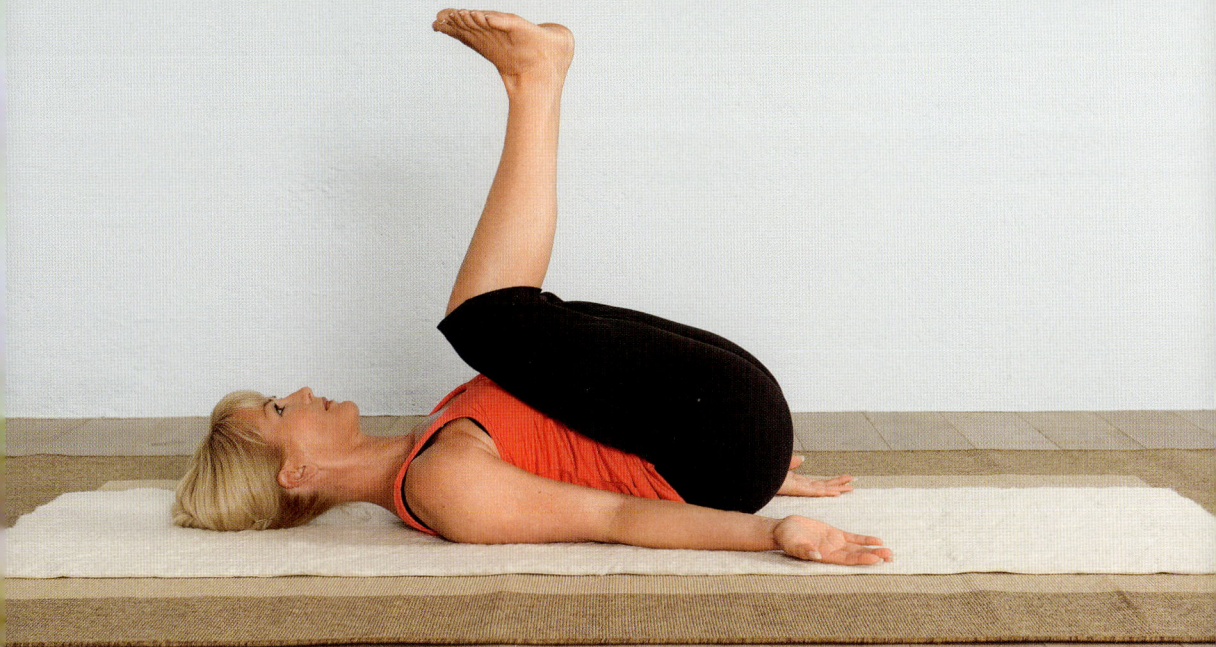

Sie den Bauchnabel zur Wirbelsäule, und drücken Sie Ihre Lendenwirbelsäule sanft gegen den Untergrund.

☑ Wenn Sie Probleme mit dem unteren Rücken haben, können Sie Ihre Hände zur Unterstützung unter das Gesäß legen.

2

Beugen Sie nun beide Beine gleichzeitig in Richtung Oberkörper, während Sie die Knie zu den Achselhöhlen ziehen. Ihre Fußsohlen zeigen auch hier weiterhin parallel zur Decke. Die Füße bilden immer noch das kleine »V«. Stellen Sie sich vor, ein voll beladenes Tablett auf den Fußsohlen zu balancieren.

☑ Strecken Sie anschließend die Beine wieder lang aus, und gehen Sie zurück in die Ausgangsposition. Achten Sie darauf, dass Sie die Beininnenseiten schließen und die Füße weiterhin in der »V«-Position halten.

☑ Wiederholen Sie das Ganze 10- bis 20-mal, und machen Sie anschließend eine kleine Pause. Ziehen Sie hierzu beide Beine geschlossen zum Oberkörper, und umgreifen Sie Ihre Beine mit den Armen. Schaukeln Sie zur Lockerung Ihres Rückens zu den Seiten nach links und rechts.

Wiederholen Sie die Übung noch 2-mal.

BLEIBEN SIE RÜCKENFREUNDLICH!

Wenn Sie Probleme mit dem unteren Rücken haben, positionieren Sie beide Hände unter dem Gesäß. Legen Sie hierzu die Zeigefinger und Daumen aneinander, und legen Sie Kreuz- sowie Steißbein in die dadurch entstandene Rautenform. Alternativ können Sie auch eine Gymnastikmatte oder Decke zusammenrollen und Kreuz- bzw. Steißbein damit unterpolstern. Ebenso können Sie ein kleines Kissen oder ein zusammengelegtes Handtuch unter den Kopf legen, um die Halswirbelsäule entspannt in ihrer natürlichen Form in Verlängerung zur Wirbelsäule zu halten.

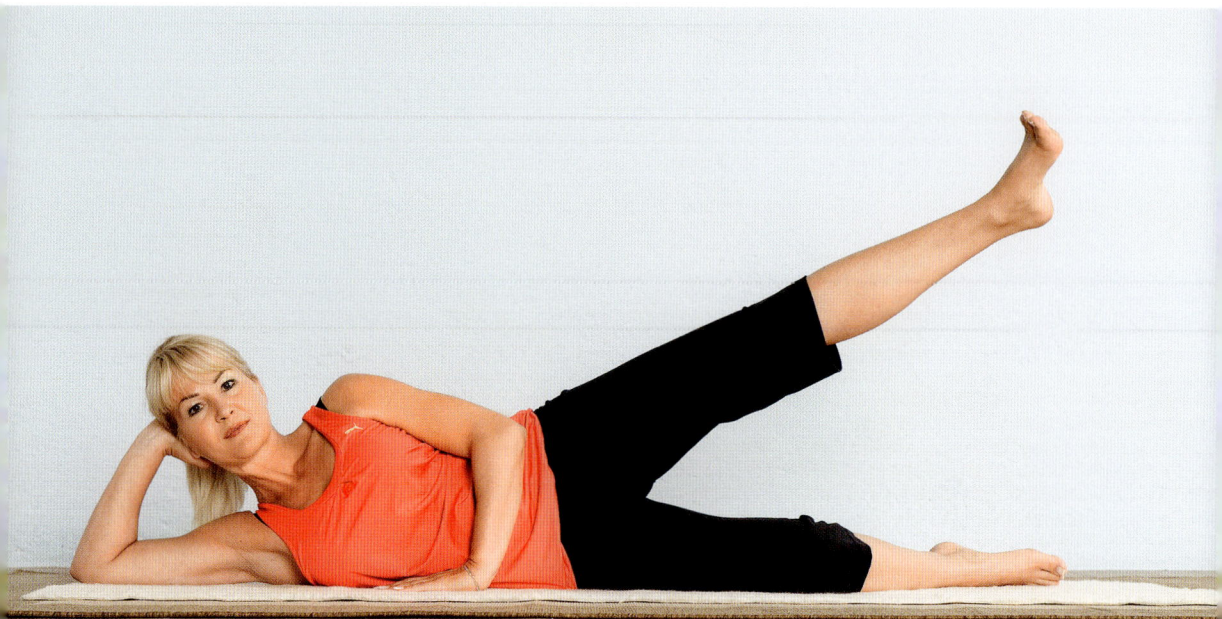

Reiterhosen-Killer

Mit dieser Übung können Sie den wenig charmanten Begriff »Reiterhosen« bald aus Ihrem Wortschatz streichen. Sie wirkt so intensiv, wie sie sich auch anfühlt. Behalten Sie, obwohl Sie liegend üben, die Bauchspannung bei, so trainieren Sie gleichzeitig Ihre Bauchmuskulatur und schulen Ihre Oberkörperhaltung.

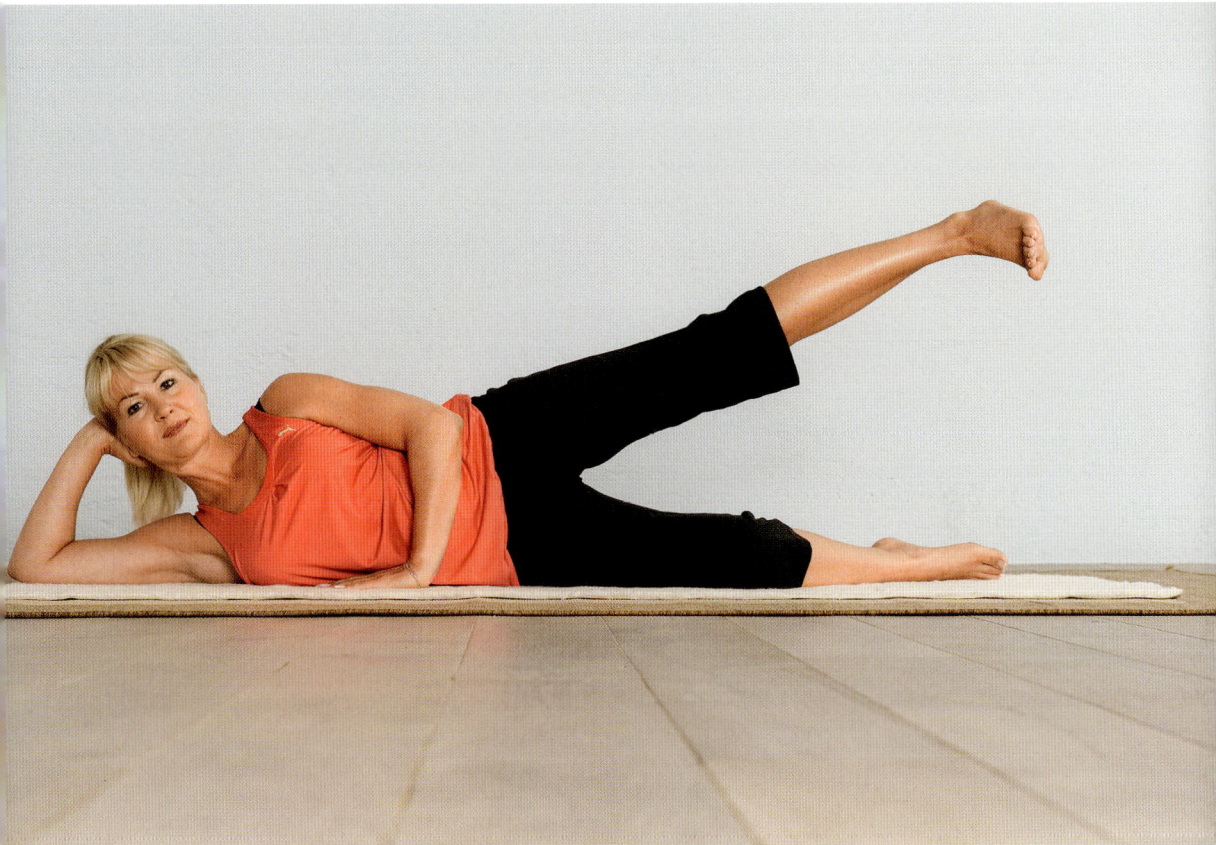

1

Gehen Sie in die Seitlage, und winkeln Sie beide Beine leicht an. Füße, Gesäß und Schultern liegen auf einer Linie, die Beine übereinander. Legen Sie den Kopf in die untere Hand. Stützen Sie sich mit dem oberen Arm vor dem Oberkörper ab und heben Sie das obere Bein vom unteren ab. Heben und senken Sie dieses zum »Warmwerden« 8-mal, und halten Sie es dann in der angehobenen Position.

2

Drehen Sie hier nun das Bein nach innen, die Fußzehen zeigen in Richtung Boden und die Ferse diagonal hoch zur Decke. Aktivieren Sie hierbei auch Ihre Bauchmuskulatur, um den Oberkörper stabil zu halten. Die Drehbewegung passiert aus dem Hüftgelenk heraus, nicht nur aus dem Fußgelenk. Achten Sie darauf, dass Sie mit dem Becken nicht nach vorne kippen. Lassen Sie das Knie ganz leicht gebeugt.

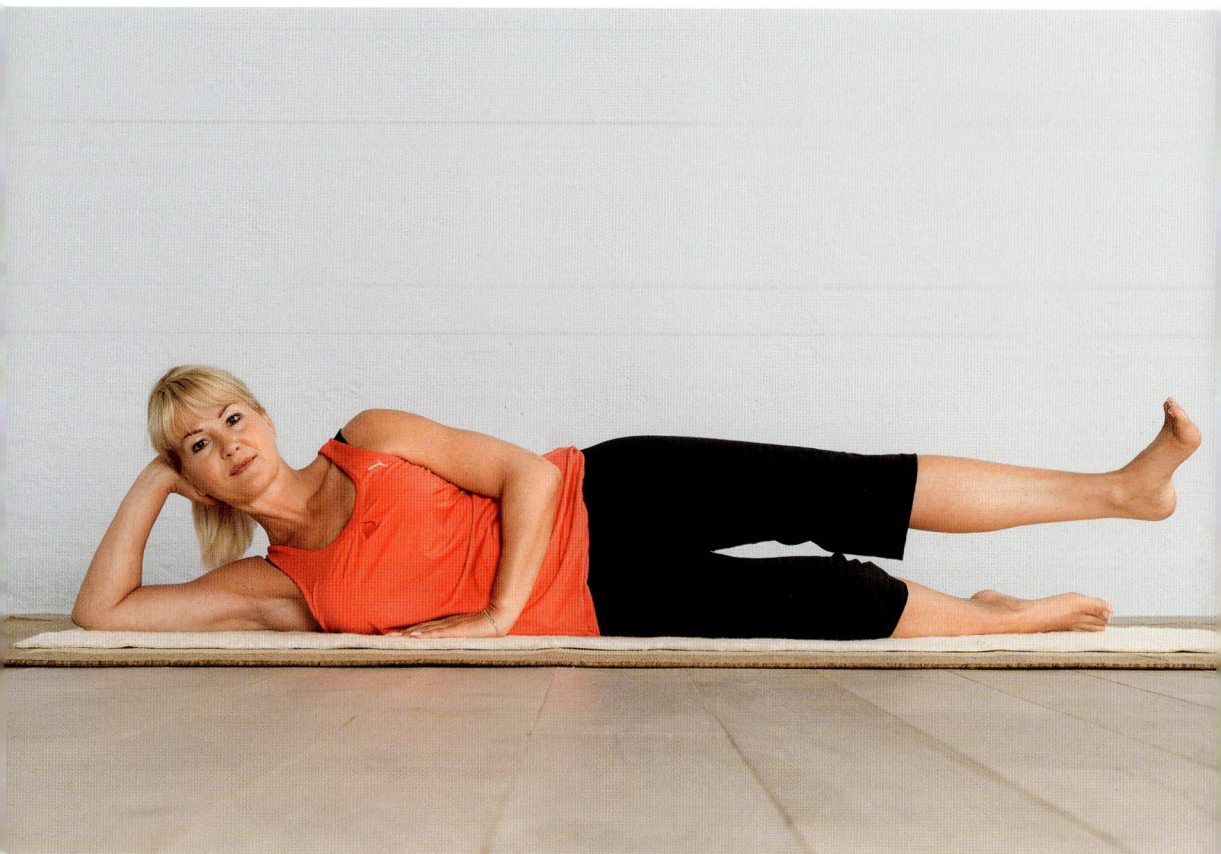

3

Drehen Sie das Bein nach außen, die Fußzehen zeigen diagonal hoch zur Decke und die Ferse zum Boden. Senken Sie das Bein gleichzeitig etwas tiefer.

Der Oberschenkel dreht hier aus dem Hüftgelenk heraus nach außen. Das Knie bleibt weiterhin leicht gebeugt. Achten Sie darauf, dass Sie mit dem Becken nicht nach hinten kippen. Lächeln Sie während der Übungsausführung, dann wird Ihnen diese viel leichter gelingen.

4

Wiederholen Sie diesen Bewegungsablauf, während das Bein sich langsam dem unteren Bein nähert, bis es sich schließlich parallel zum Boden befindet.

☑ Drehen Sie das Bein wieder 4-mal ein und aus und heben Sie es gleichzeitig wieder genauso langsam an. Nach dem vierten Ein- und Ausdrehen befindet sich das Bein wieder in der angehobenen Ausgangsposition.

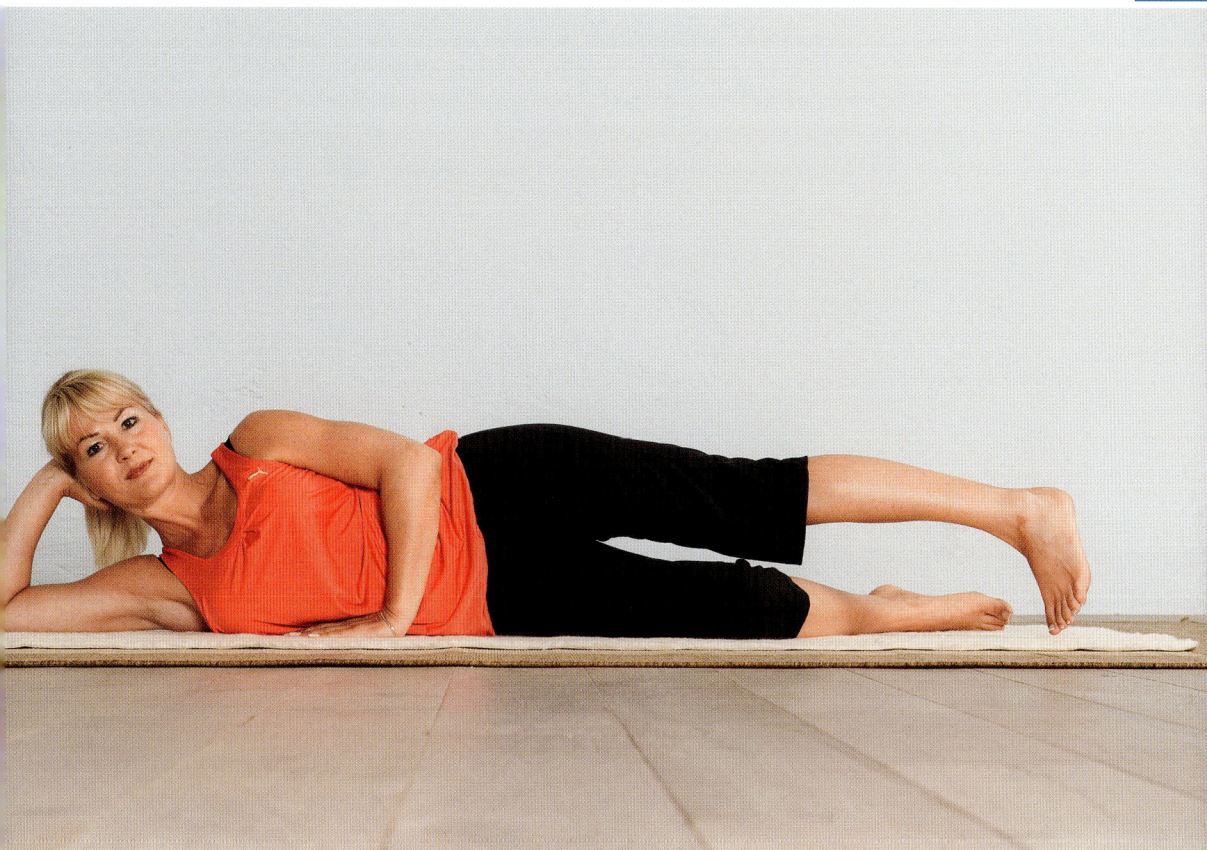

☑ Heben und Senken Sie das Bein in Verbindung mit der Drehbewegung 5- bis 10-mal. Das entspricht insgesamt 40 bis 80 Drehbewegungen.

☑ Legen Sie das Bein anschließend auf dem unteren wieder ab, und massieren Sie sanft den schmerzenden Muskel. Wechseln Sie dann die Seite.

Wiederholen Sie die Übung je Bein insgesamt 3-mal.

SCHWIERIGE VARIATION

Legen Sie sich seitlich mit der Taille und Hüfte auf eine instabile Unterlage, und halten Sie während der Übungsausführung auch das untere Bein in der Luft. Ziehen Sie den Bauchnabel zur Wirbelsäule. Das kräftigt zusätzlich Ihre gesamte Bauchmuskulatur und die Beininnenseite Ihres unteren Beines.
Herausforderung ist es hier, nicht nach vorne oder hinten umzukippen, denn der aufgestützte Arm darf bei dem Balanceakt nicht mithelfen.

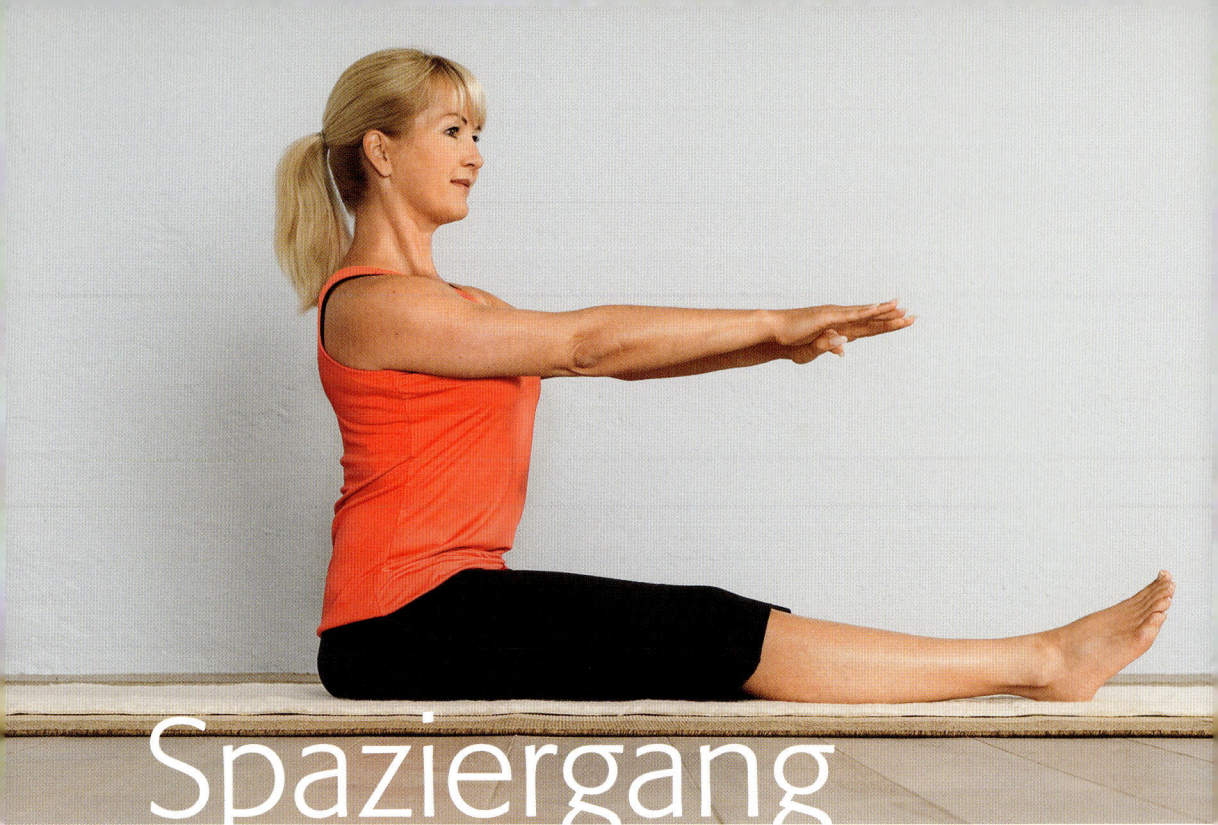

Spaziergang

Die Übung klingt harmloser, als sie ist. Neben einer Kräftigung der Gesäßmuskulatur wird auch Ihr Gewebe aufgrund der sanften Massagewirkung besser durchblutet und dadurch gestrafft. Die aufrechte Haltung während der Übung fordert zudem als positiven Nebeneffekt auch Ihre Bauchmuskulatur heraus.

1

Setzen Sie sich aufrecht auf den Boden, und strecken Sie beide Beine hüftbreit lang nach vorne aus. Die Knie bleiben leicht gebeugt, und die Fußzehen zeigen nach oben. Strecken Sie beide Arme auf Schulterhöhe nach vorne aus, und verklinken Sie die Hände.

☑ Ziehen Sie das Kinn nach hinten zur Halswirbelsäule, den Hinterkopf nach oben zur Decke und die Schulterblätter in Richtung Gesäß.

☑ Halten Sie das Brustbein stolz abgehoben.

2

Spannen Sie nun Ihre Gesäßmuskulatur ganz fest an, dadurch nähern sich die Sitzbeinhöcker zueinander an. Heben Sie das Becken auf der rechten Seite an, und setzen Sie es etwas nach vorne wieder ab. Die rechte Gesäßhälfte befindet sich nun etwas vor der linken.

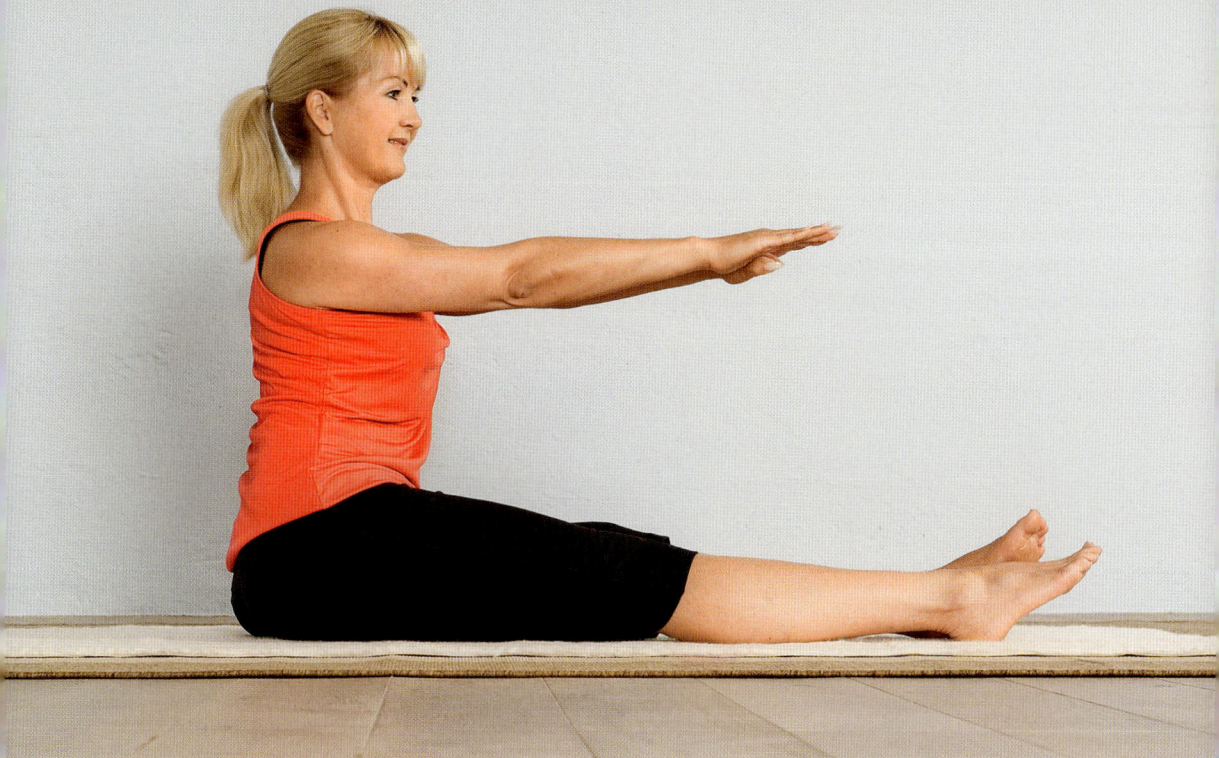

☑ Heben Sie das Becken auf der linken Seite nun ebenfalls an, und setzen Sie es ebenfalls nach vorne ab.

☑ Wiederholen Sie dies zehn weitere Male. Durch diese Abfolge spazieren Sie so allmählich vorwärts durch den Raum.

☑ Führen Sie im Anschluss die Bewegungsfolge rückwärts aus, um wieder zu Ihrer Startposition zurückzukehren. Beginnen Sie auch hier mit der rechten Seite. Wieder angekommen, starten Sie zu einer neuen Übungsfolge, mit der linken Seite beginnend.

☑ Der Oberkörper bleibt immer stabil und aufrecht. Neigen Sie sich nicht nach vorn.

☑ Die Gesäßmuskeln sollten immer angespannt bleiben. Wenn Sie Ihre Sitzbeinhöcker unangenehm spüren, ist Ihre Spannung zu gering.

Wiederholen Sie die Übung insgesamt 3-mal.

UNSER GEHEIMTIPP

Ein wohltrainierter Po sorgt für eine vitale und attraktive Ausstrahlung. Da vor allem bei Frauen der Po dazu neigt, Reserven für »schlechtere Zeiten« anzusammeln, bedarf diese Zone besonderer Aufmerksamkeit. Nur zum darauf Sitzen also viel zu schade – wo er sich doch in fast jeder Alltagssituation trainieren lässt:

Keinen Platz zum Spazieren, aber trotzdem Lust zu trainieren? Dann führen Sie die Übung an Ort und Stelle aus, wo Sie sich gerade befinden. Spannen Sie jede Gesäßhälfte einzeln im Wechsel an. Wiederholen Sie dies 10-mal je Seite. Spannen Sie im Anschluss beide Gesäßhälften gleichzeitig an, und lösen Sie die Spannung gleich wieder. Wiederholen Sie dies ebenfalls 10-mal. Anschließend spannen Sie jeweils nur eine Gesäßhälfte 10-mal an. Führen Sie diese Übungsfolge insgesamt 3-mal aus. Diese Variante können Sie auch liegend am Strand oder im Stehen in der Warteschlange im Supermarkt ausführen.

Skifahrer

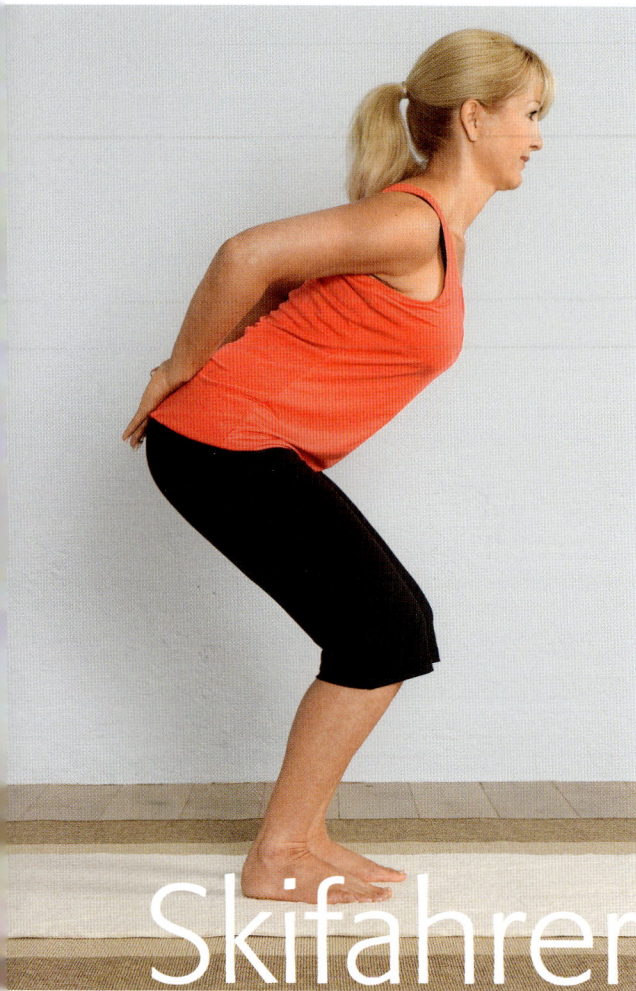

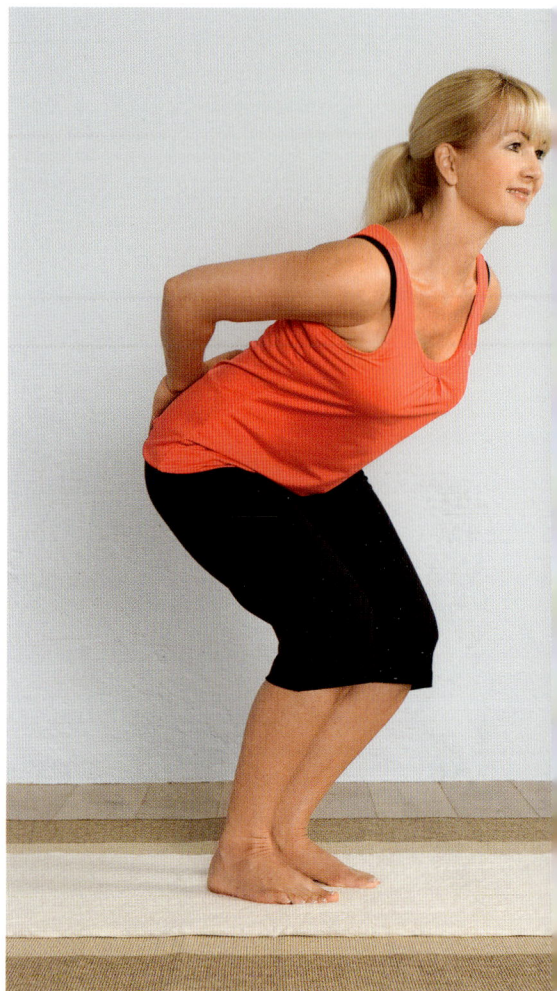

Mit dieser Übung werden Sie nicht nur auf der Piste
eine gute Figur machen, sondern auch im nächsten
Badeurlaub. Hierbei wird der Po aus jeder Winkelposition
trainiert. Hören Sie nicht auf, wenn es anfängt unangenehm zu werden, denn genau dann beginnen Sie mit
dem Training. Trainieren Sie schon oder bewegen Sie
sich noch?

1

Nehmen Sie den aufrechten und hüftbreiten Stand ein. Verlagern Sie das Gewicht auf die Fersen. Setzen Sie Ihr Gesäß mit dem Ausatmen nach hinten unten, bis die Oberschenkel fast parallel zum Boden ausgerichtet sind. Spannen Sie die Gesäßmuskulatur fest an. Achten Sie auf eine aktivierte Bauch- und Rückenmuskulatur, und beugen Sie Ihren Oberkörper aus der Hüfte in einem 45-Grad-Winkel nach vorn.

☑ Halten Sie den Rücken gerade, das Brustbein angehoben, und schieben Sie die Schulterblätter nach hinten unten in Richtung Gesäß. Der Kopf bleibt in Verlängerung zur Wirbelsäule, so bleibt der Nacken lang.

☑ Beide Knie sind parallel ausgerichtet und befinden sich über Ihren Füßen. Schieben Sie die Fersen fest in den Boden.

☑ Legen Sie Ihre Hände bequem auf dem unteren Rücken ab. Die Arme bleiben leicht angewinkelt, die Ellenbogen zeigen entspannt nach rechts und links außen.

2

Beginnen Sie nun kleine wippende Bewegungen auszuführen, als würden Sie auf Skiern einen steilen Abhang hinuntersausen. Verlagern Sie nach etwa 8 kleinen Wippbewegungen das Gesäß mehr zur linken Seite, und wippen Sie auf dieser Seite fleißig weiter. Sie sollten Ihre linke Gesäßhälfte nun etwas stärker spüren als die rechte. Mit weiterem Wippen werden Sie die Anstrengung nicht mehr ignorieren können. Halten Sie dennoch durch.

☑ Versuchen Sie, das 30 bis 60 Sekunden durchzuführen, das entspricht etwa 30 bis 60 kleinen Wippbewegungen. Wechseln Sie anschließend ohne Pause über die Mitte zur rech-

ten Seite. Hier sollten Sie ebenfalls 30 bis 60 Sekunden durchhalten.

☑ Beenden Sie die Übung mit 8 kleinen Wippbewegungen in der Mitte, und lockern Sie im Anschluss Beine und Gesäß aus.

☑ Wiederholen Sie die Übung insgesamt 3-mal je Seite.

SCHWIERIGE VARIATION

Stellen Sie sich mit einem Fuß auf eine Stufe, kleine Kiste oder eine instabile Unterlage. Führen Sie die kleinen wippenden Bewegungen wie beschrieben 30 bis 60 Sekunden zur Seite des erhöht positionierten Beines aus. Wechseln Sie anschließend die Seite, der andere Fuß steht auf der Erhöhung. Wiederholen Sie die Übung insgesamt 3-mal je Beinseite.

SO WIRD'S OPTIMAL

☑ Bleiben Sie mit dem Oberkörper aufrecht, sodass Sie während der Übungsausführung nicht direkt auf den Boden unter Ihnen blicken, sondern auf einen weit entfernt liegenden Punkt auf dem Boden.

☑ Beide Schulterblätter ziehen in Richtung Gesäß und das Kinn nach hinten zur Halswirbelsäule und der Hinterkopf nach oben, weg von den Schultern.

☑ Verlagern Sie Ihr Gewicht mehr auf die Fersen. So bleiben die Knie in jeder Ausführungsposition über den Füßen. Wenn Sie die Knie nach vorne über die Fußzehen hinausschieben, belasten Sie die Kniegelenke unnötig.

☑ Atmen Sie während der Übungsausführung gleichmäßig weiter.
Aufgrund der instabilen Position werden Sie auch Ihre Bauchmuskulatur intensiver spüren.

Wandstütz

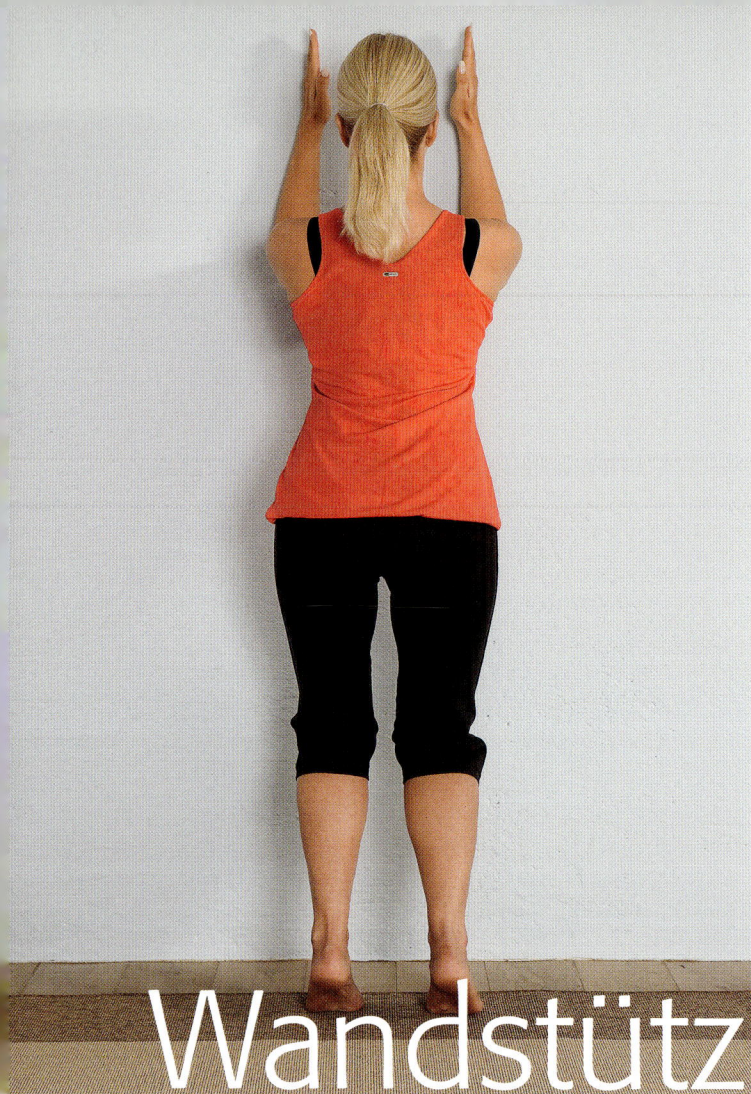

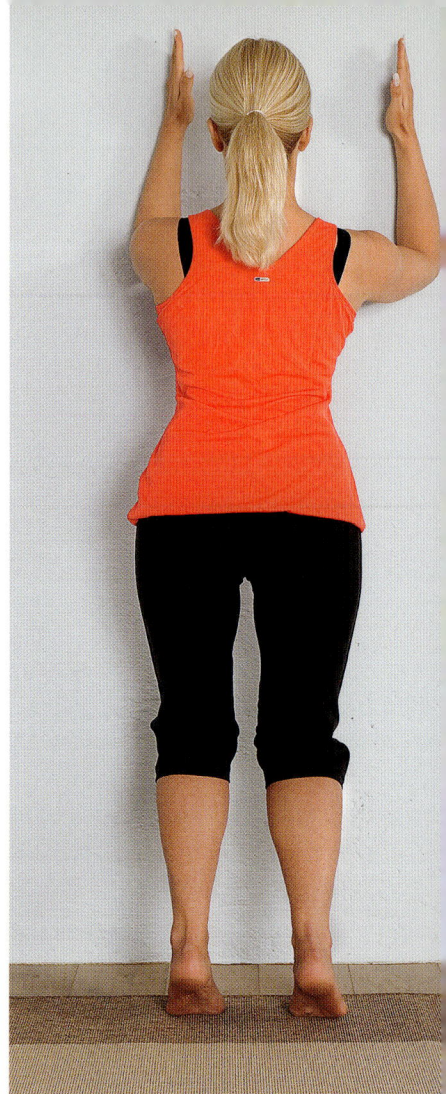

Mit dieser Übung werden die Oberarme gestrafft und der Oberkörper gekräftigt. Gleichzeitig werden vor allem auch die Brust-, Bauch- und Rückenmuskeln trainiert. Diese großen Muskelgruppen verbrauchen im trainierten Zustand viel Energie, was Ihren Ruheumsatz erhöhen wird. Gleichzeitig profitieren Sie von einer vitaleren Körperhaltung. Führen Sie die Übung nur auf rutsch-festem Untergrund oder mit rutschfestem Schuhwerk aus.

1

Stellen Sie sich hüftbreit vor eine Wand, und platzieren Sie Ihre Unterarme, schulterbreit und parallel zueinander, an der Wand. Gehen Sie nun einen Schritt zurück, während Sie sich mit den Unterarmen weiterhin an der Wand abstützen. Sie stehen nun diagonal an die Wand gestützt, und Ihre Ellenbogen befinden sich senkrecht unter den Schultern.

☑ Die Handflächen zeigen zueinander, die Daumen liegen obenauf.

☑ Die Knie sind leicht gebeugt und die Fersen etwas vom Boden angehoben.

☑ Ziehen Sie die Schulterblätter in Richtung Gesäß, um den Nackenbereich zu entlasten.

2

Spannen Sie Ihre Bauch- und Brustmuskulatur an, und heben Sie nun den rechten Unterarm von der Wand ab, um ihn wenige Zentimeter weiter nach rechts wieder abzusetzen. Heben Sie den rechten Unterarm anschließend wieder an, um ihn wieder zurück in der Ausgangsposition zu positionieren. Die Unterarme befinden sich nun wieder in der schulterbreiten Ausgangsposition.

☑ Halten Sie Ihren Oberkörper stabil: Der Abstand zwischen Schulter und Beckenknochen sollte auf beiden Seiten immer gleich bleiben.

☑ Führen Sie die Bewegung auch mit der linken Seite aus: Heben Sie den linken Unterarm an, um ihn wenige Zentimeter weiter nach links wieder abzusetzen. Heben Sie den linken Unterarm anschließend wieder an, um ihn wieder zurück zur Ausgangsposition zu bringen.

☑ Atmen Sie mit dem Heben des Unterarms ein und mit dem Absetzen aus.

☑ Lassen Sie den Kopf nicht hängen! Ziehen Sie das Kinn nach hinten zur Halswirbelsäule und den Hinterkopf nach oben, weg von den Schultern.

☑ Bleiben Sie im Rumpf stabil. Mit einem von der Halswirbelsäule bis zum Becken gerade und lang ausgerichteten Oberkörper wird Ihnen die Übung viel leichter fallen.

☑ Wiederholen Sie das Ganze 5- bis 10-mal je Arm, und richten Sie sich dann auf. Kreisen Sie zur Lockerung leicht Ihre Schultern.

Führen Sie die Übung insgesamt 3-mal aus.

SCHWIERIGE VARIATION

Ganz anders und um einiges intensiver fühlt sich die Übung auf dem Boden an. Gehen Sie in den Vierfüßlerstand. Sammeln Sie hier Ihre ganze Kraft, und strecken Sie ein Bein nach dem anderen lang nach hinten aus. Stellen Sie die Fußballen hüftbreit auf. Ihr Blick geht in Richtung Boden. Halten Sie den Nacken lang, indem Sie das Kinn nach hinten Richtung Halswirbelsäule und den Hinterkopf nach oben, weg von den Schultern, ziehen. Stützen Sie sich nun auf Ihre Unterarme auf, die Ellenbogen befinden sich unter Ihren Schultern. Führen Sie die Bewegungsfolge wie oben beschrieben aus. Achten Sie darauf, dass Ihre Rückseite vom Kreuzbein bis zur Halswirbelsäule eine gerade Linie bildet. Atmen Sie gleichmäßig während der Übungsausführung. Wiederholen Sie das Ganze 5-mal je Arm, und erholen Sie sich im Anschluss im Vierfüßlerstand. Führen Sie anschließend noch zwei weitere Durchgänge der Übung aus.
Anfangs können Sie hier auch die Knie auf dem Boden absetzen, achten Sie dann aber darauf, dass sich Oberkörper- und Beckenposition nicht verändern. Auch mit aufgestützten Knien bildet Ihre Rückseite vom Kreuzbein bis zur Halswirbelsäule eine gerade Linie.

Stichwortverzeichnis

Empfehlenswerte Literatur

HESEKER, HELMUT UND BEATE: Nährstoffe in Lebensmitteln: Die große Energie- und Nährwerttabelle. Umschau Buchverlag, Frankfurt am Main, 2007

KALTENTHALER, BIRGIT: Nie wieder Stress!: Das Rundum-Wohlfühlprogramm für entspannte Momente. Knaur Verlag, München, 2008

KALTENTHALER, BIRGIT: STOP – Schluss mit Stress. Knaur Verlag, München, 2008

KONOPKA, PETER: Sporternährung. BLV Buchverlag, München, 2009

TATAY, SIMONE: Das Speck-weg-Buch. BLV Buchverlag, München, 2010

THÖMMES, FRANK/SASSE, ANDREAS: Das XCO Power-Training. BLV Buchverlag, München, 2008

Hilfreiche Adressen

Eine Ausbildung zum Fachtrainer für Spiroergometrie kann absolviert werden bei:
Academy of Sports GmbH
71522 Backnang
www.academyofsports.net

Folgende Ärzte und Institute bieten Spiroergometrietests an:
Institut für Sportmedizin im Kinikum Nürnberg
90471 Nürnberg

Praxis Dr. med. Dietmar Schubert
89584 Ehingen

Zudem bieten inzwischen auch viele Fitnessstudios Spiroergometrietests an.

Über die Autorinnen

Dr. Heike Bueß ist Ärztin und arbeitet als Journalistin für Printmedien und TV. Sie hat bereits zahlreiche Ratgeber veröffentlicht, ist als Moderatorin von Gesundheitsseminaren und Wissenschaftstagungen tätig und tritt als Expertin für Gesundheits- und Familienfragen regelmäßig im Bayerischen Fernsehen auf. Sie beschäftigt sich intensiv mit dem Dauerthema »Abnehmen«.

Simone Tatay ist mehrfach ausgebildete Trainerin für Fitness, Gesundheit und Ernährung. Als Ausbilderin und Personal Trainerin hält sie Vorträge über funktionelle Trainingsmethoden und gesunde Ernährung mit dem Ziel der Gewichtsreduktion und Vermeidung von Cellulite.

Bibliographische Information der Deutschen Nationalbibliothek

Die Deutsche Nationalbibliothek verzeichnet diese Publikation in der Deutschen Nationalbibliografie; detaillierte bibliografische Daten sind im Internet über http://dnb.d-nb.de abrufbar.

BLV Buchverlag GmbH & Co. KG
80797 München

© 2011 BLV Buchverlag GmbH & Co. KG, München

Bildnachweis: A1pix: S. 23; Fath, Bethel: S. 5 u., 64, 120, 121, 124, 126, 127, 128, 130, 131, 132, 133, 134, 135, 136, 138; Fotolia (Thorsten Schon): S. 90 re.; Gettyimages: S. 4 o. + Mitte, 5 o., 7, 8, 10, 12, 21, 27, 28, 31, 48, 53, 58, 69, 75; Pressedienst Fahrrad: S. 122; Seer, Ulli: S. 62; Shutterstock: S. 1, 2/3, 7, 4 o., 9, 11, 15, 19, 25, 26, 33, 34, 39, 40, 41, 42, 44, 45, 47, 50, 51, 55, 56, 60, 67, 71, 72, 73, 74, 77, 78, 116, 117, 119, 123; Stockfood: S. 5 Mitte, 80, 81, 82, 83, 84, 85, 86, 87, 88, 89, 90 li., 91, 92, 93, 94, 95, 96, 97, 98, 99, 100, 101, 102, 103, 104, 105, 106, 107, 109, 110, 111, 112, 113, 114; Ullstein Bild: S. 14

Wir danken dem Systemed Verlag für die freundliche Genehmigung, die LOGI-Pyramide abzubilden. Weitere Bücher zum Thema finden Sie unter www.systemed.de

Umschlaggestaltung: Kochan & Partner, München
Umschlagfotos:
  Vorderseite: shot-shop.com/crazy_mother
  Rückseite: Gettyimages

Lektorat: Maritta Kremmler, Dr. Marion Ónodi
Herstellung: Angelika Tröger
Layoutkonzept Innenteil: Kochan & Partner, München
DTP: Satz+Layout Fruth GmbH, München

Printed in Germany
ISBN 978-3-8354-0663-6

Hinweis
Das vorliegende Buch wurde sorgfältig erarbeitet. Dennoch erfolgen alle Angaben ohne Gewähr. Weder Autorinnen noch Verlag können für eventuelle Nachteile oder Schäden, die aus den im Buch vorgestellten Informationen resultieren, eine Haftung übernehmen.

Einfach, intensiv, wirkungsvoll: das Schnellprogramm

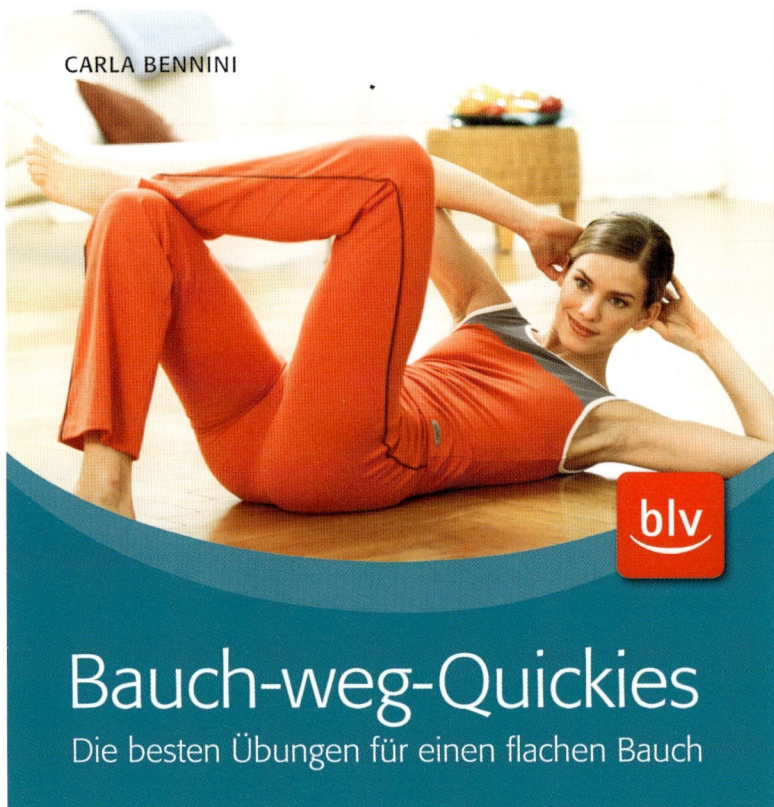